Dr. med. Marco Caimi
Peter d'Aujourd'hui

LebensPower®Jetzt!

Das Betriebshandbuch für Menschen

A & O des Wissens

Überarbeitete 2. Auflage
Die 1. Auflage erschien 2000 bei ÄQUIEDITION

ISBN 3-905327-17-1

Photos: Marco Caimi
Konzept und Grafiken: Peter d'Aujourd'hui, Puls AG, Basel
Printed in Germany

INHALTSVERZEICHNIS

Vorwort der Verfasser

> *"Die medizinischen Kosten lassen sich nicht begrenzen, weil es kaum moralische Einvernahmen darüber gibt, wann man die medizinische Betreuung ablehnen darf. Die Entscheidung nein zu sagen, und zwar ehrlich und unter Wahrung der persönlichen Integrität ist vielleicht die tiefgründigste und am schwersten zu beantwortende moralische Frage, der sich unsere Gesellschaft in den kommenden Jahren wird stellen müssen."*
>
> *Dr. George A. Beller, University of Virginia, und Gregory Pence, University of Alabama*

Wir erblicken mit 100% Organfunktion das Licht dieser Welt – körperlich und geistig. Davon können wir 70% verlieren, ohne etwas zu verspüren. Die Leistungsfähigkeit nimmt zwar stetig ab, die Treppen werden immer steiler, der Atem immer kürzer, der Bauch immer grösser, aber es geht uns oberflächlich gesehen noch gut.

Wir führen jährliche Höflichkeitsbesuche zur Pflege der Beziehung beim Hausarzt durch – check-ups genannt. Dieser entdeckt dann immer wieder kleinere Ungereimtheiten wie z.B. erhöhtes Cholesterin oder erhöhte Blutdruckwerte, was man bei Gelegenheit nachkontrollieren müsse. Zudem würde es uns nicht schaden, wenn wir uns etwas mehr bewegen würden.

Wir gelobigen, seine Ratschläge ernst zu nehmen, dabei frohlocken wir bereits im Sessel des süssen, auch fortwährend geplanten Nichtstuns, da ja nichts Ernsthaftes vorliegt. Der Zeitmangel legitimiert uns zusätzlich, in unserer Komfort-Zone zu verharren. Sollte doch mal was sein, wird es der Onkel Doktor mit seinen Gehilfen im Spital wieder hinkriegen. Schliesslich verfügen wir über Spitzenmedizin und dafür bezahlen wir ja auch nicht zu knapp. Freie Fahrt für freie Bürger auf der Autobahn gesundheitlicher Selbstzerstörung mit Vignette, bezahlt durch die Kassenprämien. Die hochgelobte Eigenverantwortung endet dort, wo ein steter persönlicher körperlicher und mentaler Einsatz gefordert wäre. Lifestyle-Medikamente für bald alle Wünsche unter

Check-ups sind jährliche Höflichkeitsbesuche beim Hausarzt

und oberhalb der Gürtellinie suggerieren uns unendliche Machbarkeit unserer individuellen Bedürfnisse – offenbar fehlt nur noch die Pille für gesunden Menschenverstand.

“Es geht mir gut!” Die Amerikaner sprechen von den berühmten letzten Worten (“The famous last words!“). Spüren wir etwas ernsthaftes, ist es oft schon zu spät, mehr als 70% der Organfunktion ist eingebüsst. Herzanfall, Schlaganfall, Krebs – die Geisseln der Menscheit wären oft zu verhindern oder um Jahre voller Leistungsfähigkeit, Selbständigkeit und Lebensqualität hinauszuschieben.

Die herkömmliche Gesundheitsaufklärung, gehalten in einem Ton der Rück- und Nachsicht ohne einschneidende Konsequenzen, hat versagt – auf der ganzen Linie: Es wird mehr geraucht (insbesondere das weibliche Geschlecht hat diesbezüglich einen grossen Nachholbedarf!) und gesoffen als je zuvor, die Konsumenten legaler und illegaler Drogen werden immer jünger, Antidepressiva, Tranquilizer und – Ironie einer polaren Idiotie – Aufputschmittel verzeichnen Rekordumsätze. Aus dem Boden dieses chemischen Saatgutes gedeiht der zusätzlich aufgepropfte ultimative Kick von Adventure- und High-Risk-Sportarten, der längst nicht mehr vor wohlstandsverwahrlosten Stadtkids halt macht, sondern auch midlife-crisis geplagte Zeitgenossen erfasst. Denn sie wissen nicht, was sie tun – auf der Suche dem Sinn eines zunehmend oberflächlichen Lebens. Life is easy – morgens stürze ich mich an einem Gummiseil befestigt eine Brücke hinunter, nachmittags treibe ich in den Fluten einer Schlucht – Hauptsache, ich muss mich nicht mit mir auseinandersetzen.

Wer Ihnen andererseits empfiehlt, lediglich etwas mehr Gartenarbeit zu verrichten, eine Haltestelle vorher auszusteigen oder statt den Aufzug die Treppen zu benützen, etwas mehr Gemüse und Obst zu essen und sich ab und zu zu entspannen, ist für den vorzeitigen Verlust von Leistungsfähigkeit, Lebensfreude und Selbständigkeit sowie für Ihr vorzeitiges Ableben mitverantwortlich.

Wir sind nicht zum Sitzen, sondern zum Laufen konzipiert. Doch täglich missbrauchen wir unser dynamisches Körper-Konzept statisch.

Längst sind wir zum Homo curvatus sedans mutiert, zum sitzenden Krümmling. Verkümmerung unserer Herz-Kreislauf-Funktionen sowie schmerzhafte und teure Beschwerden am Bewegungsapparat sind der hohe Preis eines gesellschaftlichen Lebens am kinetischen Nullpunkt.

Unsere Gesundheitskommunikation ist anders. Sie sucht nicht den schnellen Kick für wenige Sekunden oder Alibi-Konditionstraining in Form sanften Unkrauthackens, sie will Ihre LebensPower aktivieren – rund um die Uhr. Dafür werden Sie sich während der ganzen Lektüre dieses Buches mit sich auseinandersetzen müssen. Wir werden Ihnen nahetreten – manchmal vielleicht zu Nahe für Ihren Geschmack. Anecken ist beabsichtigt und hat bei uns Methode. Nur wer wachgerüttelt ist kommt ins Handeln. "Abgerundete" Konzepte für Gewichtsverlust, Entspannung und Wohlbefinden – zusammengefasst in einem verbalen Abfallprodukt namens Wellness, zu entsorgen als Sondermüll und daher noch allgegenwärtig – gibt es wie Sand am Meer. Sie sind alle unverbindlich und ziellos, geschaffen für die grosse Masse derjenigen, die träge in einem Sumpf von Hedonismus und passivem Konsumwahn hockt, unfähig, sich selbst daraus zu lösen, Verantwortung delgierend an staatlich legitimierte und selbsternannte Heiler. Allein die Tatsache, dass Sie bis hierher gelesen oder das Buch vielleicht bereits gekauft haben (danke, Sie unterstützen damit einen guten Zweck: uns!), zeigt, dass Sie über dieser schlaffen Masse geistig und körperlich verfetteter und handlungsunfähiger Zeitgenossen stehen und Ihren persönlichen Erfolg auch zum Wohle Ihrer Umgebung wollen. Willkommen im Club!

Längst sind wir zum Homo curvatus sedans, zum sitzenden Krümmling, mutiert

Wir zeigen Ihnen den Weg – unseren Erfolgsweg –, welcher auf vier Erfolgsfaktoren beruht. Diese sind eng miteinander verflochten und funktionieren nur als Einheit:

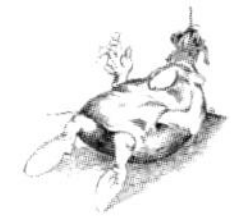

Mentale LebensPower
Ernährung für Sieger
Kraft für einen starken Auftritt
Ausdauer, um dort durchzustarten, wo andere aufgeben

Ihre LebensPower ist in Ihnen in einem Schrank eingeschlossen. 3 Schlüssel gibt es, um die Schranktüre zu öffnen – für Ihren beruflichen und persönlichen Erfolg:

- Lesen (am besten mit diesem Buch beginnen!)
- Seminare besuchen (anmelden, siehe Buchende!)
- Sofort ins Handeln kommen
  (was Sie nicht sofort, dass heisst innerhalb von 48 Stunden umsetzen, werden Sie nie oder viel zu spät umsetzen!)

Warnung:

„Die öffentliche Meinung ist die Dirne unter den Meinungen"
Marie von Ebner-Eschenbach

Alte Denkmuster können durch den Inhalt dieses Buches gefährdet werden!

Dieses Buch und das dazugehörige Seminar wird für Sie der Anstoss zu einem neuen Leben sein. Wenn es in Ihnen etwas ausgelöst hat, schenken Sie es weiter, aber nur an Menschen, die Sie lange gesund, leistungsfähig, selbständig und voller LebensPower um sich haben wollen.....Vor den übrigen sollten Sie es besser einschliessen!

Lassen Sie uns zum Schluss noch eine gewagte, aber realistische Behauptung aufstellen:

> "Die medizinischen Kosten lassen sich doch begrenzen – sogar drastisch. Dieses in diesem Buch vorgestellte Konzept hilft, konsequent angewandt, 90% der Krankheiten zu verhindern, zum Verschwinden oder zu wesentlicher Besserung zu bringen."

Wir sind überzeugt, dass Sie nach wenigen Wochen Anwendung mit uns einer Meinung sein werden!

Basel, im Herbst 2000

Peter d'Aujourd'hui und Marco Caimi

Danksagung

Unser Dank gehört all denen, die uns auch in schwierigen Phasen ihre Unterstützung ausgesprochen haben, insbesondere aber **Luc Naegeli** und **Peter D.Blaser** für die kritische Durchsicht zahlreicher Textpassagen, **Robert Peirer** und **media design** für das gewohnt sorgfältige Layout sowie **Maja d'Aujourd'hui** und **Andrea Ritz** für das Modelling.

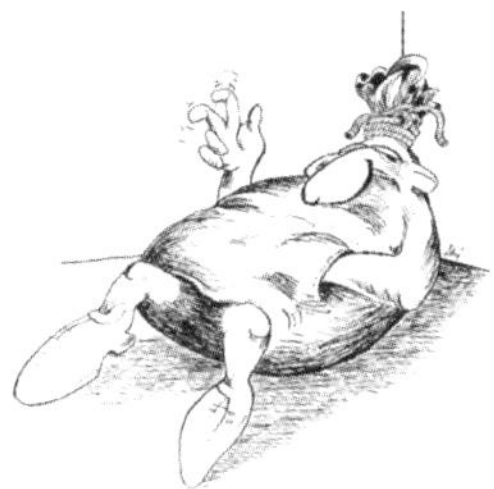

Widmung

Dieses Buch ist unseren treuen Begleiter, engstem Mitarbeiter und nahem Freund Schlaffi Schlaffsack gewidmet. Er hat es wirklich verdient, endlich ernst genommen und von ganzem Herzen geliebt zu werden. Zumal uns zu Ohren gekommen ist, dass er von vielen Menschen mit den wüstesten Namen, wie "innerer Schweinehund" usw., beschimpft wird. Sollten Sie auch zu diesen Wüstlinginnen und Wüstlingen gehören, so möchten wir Ihnen nahelegen, Freundschaft mit Schlaffi zu schliessen. Er hat es wirklich verdient und es wird ausschliesslich zu Ihrem persönlichen Wohle sein.

Die Autoren Marco Caimi und Peter d'Aujourd'hui

Danksagung zur 2. Auflage

Unser Dank gilt in erster Linie all denjenigen, die eine zweite Auflage innert so kurzer Zeit überhaupt ermöglichten: Den Lesern der ersten Auflage! Unter Ihnen waren viele, die uns spontan aufbauende Kritik, aber auch viel Begeisterung über das Buch kommunizierten und uns damit neue Kraft verliehen haben, in unserem manchmal frustrierenden Kampf gegen die Windmühlen der gängigen „Gesundheits"aufklärung, seien es die Medien oder andere Meinungsbildner, weiterzufahren. Besonders gefreut hat es uns, dass zahlreiche Leser uns aufgrund der Lektüre persönlich kennenlernen wollten, sei es in einem Seminar oder in unseren Beratungssprechstunden.

Ein spezieller Dank an Gabor Szirt für die aufmerksame Durchsicht des Buches unter maledivischen Palmen und seinem engagierten Kampf gegen den Druckfehlerteufel sowie an Wolfgang Ahrendt für das Lektorat und an den Verlag A & O des Wissens für die Bereitschaft, das Buch neu aufzulegen.

Bekanntlich ist das feed-back the breakfast of the champions. Lassen Sie uns weiterhin Ihre Meinungen, Kritik und Anregungen zukommen. Herzlichen Dank!

ÄQUILIBRIS SEMINARE AG
Hirschgässlein 30
4051 Basel
Tel. 0041 61 225 92 77
Fax0041 61 225 92 49

e-mail: seminare@aequilibris.ch

E

LEBENSPOWER JETZT!

"Was wir am nötigsten brauchen, ist ein Mensch, der uns zwingt, das zu tun, was wir können."

Ralph Waldo Emerson

Einführung

Das LebensPower®-Erfolgskonzept nach dem ÄQUILIBRIS®-Prinzip versteht sich als das weltweit beste persönliche Lebenskonzept. Der methodische Weg zur LebensPower® verknüpft sich permanent mit vier, eng miteinander verbundenen und verflochtenen Erfolgspfeilern. Doch ein Weg – auch ein methodisch abgesicherter – kann nur dann stimmig sein, wenn er für "mich" stimmt. Für uns ÄQUILIBRIS®-Autoren stimmt dieser Weg zu 100%. Wir er-leben ihn täglich selbst und möchten ihn auch niemals mehr missen. Es ist daher ein authentischer Weg, eine klar definierte Richtung, die es sich aus verschiedenen Gründen zu gehen lohnt. Jeder Mensch funktioniert individuell und eigen. Er bringt, je nach Lebenszyklus, einen unterschiedlich gefüllten Erlebnis- und Erfahrungsrucksack mit, gute, aber auch behindernde Altlasten.

Vom Traum zum Ziel

Kennen Sie Gedanken wie diese auch?
"Ach, wie schön wäre es doch, wenn ich dies und das wäre, hätte, erreichen könnte... etc."
Diese Gedanken sind noch Ihre Träume. Werden Sie konkreter, fordernder, dann wandeln sich Träume in Wünsche.
"Ich würde doch ganz gerne endlich einmal... oder ich hätte dies und jenes doch nun wirklich gerne..."
Sind Ihre Träume bereits zu konkreten Wünschen gereift, dann wird es Zeit sich mit klaren Zielen und Strukturen zu befassen. Auch zu wissen, wann Sie Ihren Wunsch erreicht haben wollen.

Wichtig dabei ist einzig, dass Sie sich im klaren sind, was Sie wirklich erreichen und verändern wollen, welchen Traum Sie träumen, welchen Wunsch Sie haben und welches klare Ziel Sie vor Augen haben.
So ein Ziel könnte beispielsweise lauten:

"Ich will erfolgreich sein, erfolgreich in der Beziehung, der Gesundheit, im Freundeskreis, im Beruf und in materiellen, finanziellen Dingen" oder
"Ich will mehr vom Leben haben, mehr LebensPower und mehr Spass" oder

"Ich will zu meinem idealen Körpergewicht finden, eine tolle Figur haben und behalten können" oder
"Ich will glücklich und gesund mein Leben geniessen" etc.

Haben Sie einmal in Ihrem Traum in Ihr ganz persönliches Ziel gewandelt, bitte schreiben Sie sich das auf. Wenn Sie bereits den Wunsch haben, den New York-Marathon zu laufen, dann schreiben Sie sich bitte auf, wann Sie starten wollen und welche Zwischenziele Sie bis dahin erreichen möchten. Das ist von entscheidender Bedeutung. Als heute möglicherweise noch völlig untrainierter Mensch, können Sie schwerlich bereits in 14 Tagen die Strecke von 42,195km in der vorgegebenen Zeit laufen. Dazu müssen Sie sich Zwischenziele stecken.

LEBENSPOWER-TIPP

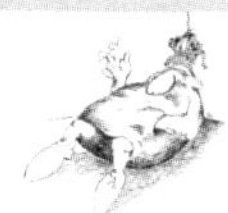

- Denken Sie nach, welches Ihr grosser Traum ist, formulieren Sie ihn als Wunsch, setzen Sie Zwischenziele und beginnen Sie diese innert den nächsten 48 Stunden umzusetzen. Egal wie gross Ihr erster Schritt ist – wichtig ist nur, dass Sie daran glauben und ihn auch machen!

Niemals wird dir ein Wunsch gegeben, ohne dass dir dazu die Kraft verliehen wird, ihn auch umsetzen zu können.

Es mag allerdings sein, dass du dich dafür anstrengen musst.

Richard Bach

Vier Erfolgspfeiler bringen Ihr Leben ins Gleichgewicht!

Das ÄQUILIBRIS-Prinzip sucht (und findet!) das Gleichgewicht zwischen Körper, Geist und Seele. Ihre ganze LebensPower baut sich auf dem gleichmässigen Zusammenspiel der folgenden vier Erfolgssäulen auf:

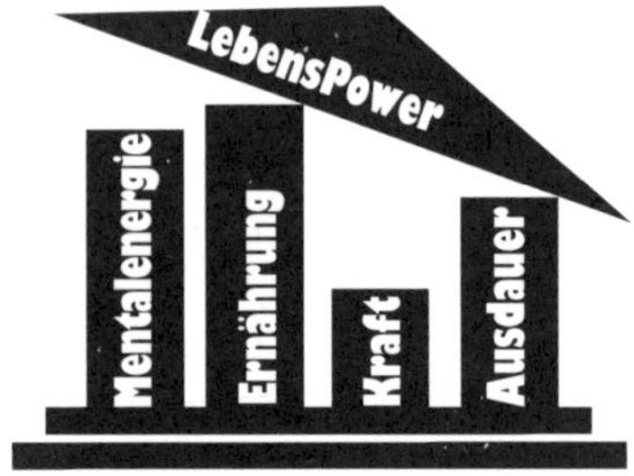

Hoppla! Bei diesem Gebäude hat der Baumeister ziemlichen Pfusch geleistet. Der “Baumeister”, liebe Leserin, lieber Leser, der sind Sie!
Einen Vorwurf kann man Ihnen sicher nicht machen, denn die umfassenden Kenntnisse zu einem besseren, stabileren Bau sind ganz einfach nicht bei allen vorhanden.

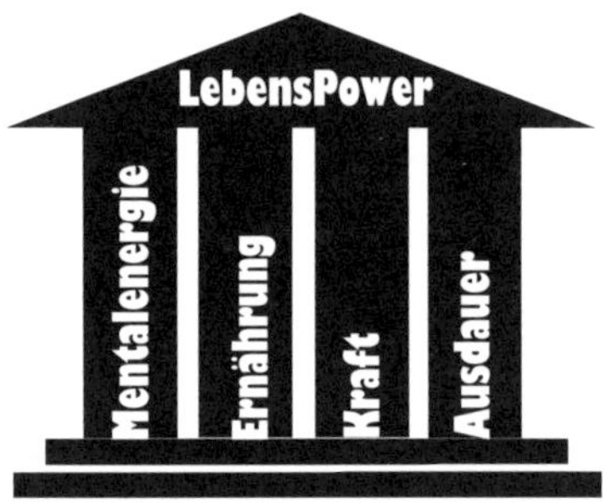

Wie wärs damit? Denken Sie nicht auch, dass dieses Gebäude viel stabiler ist? Dürfen wir uns bei Ihnen als Architekten empfehlen? Wir können Ihnen aber nur den Bauplan geben, bauen müssen Sie Ihr stabiles Gebäude selbst!

Erwachsen kommt in diesem Fall von Er-wacht...!

Den Bauplan für das Fundament und die Aufrichtung erhalten Sie durch das vorliegende Buch, an unserem 2-Tages-Seminar “LebensPower Jetzt” lernen Sie das Gebäude auch bewohnbar zu machen.

1. Erfolgssäule Ausdauer

Die erste Erfolgssäule knüpft an der täglich oft unbedacht gemachten Frage "wie geht's" an. Es ist doch interessant, dass der Volksmund meist sehr direkt in seinen Botschaften ist. Einzig, wir haben uns so an alles gewöhnt, nehmen den Sinn gar nicht mehr wahr. Mit "Wie geht's?" möchten wir doch ursprünglich wissen "sind Sie noch in Bewegung?" oder sind Sie etwa gehunfähig geworden, sind sie vielleicht bereits erstarrt, todgeweiht? Ausdauer könnte man auch als des Menschen vergessene Fähigkeit bezeichnen. Noch nie so erfolgreich wie heute bemühen wir uns, sie überflüssig zu machen. Die meisten von uns haben es geschafft:
Die durchschnittliche Belastungsdauer bei anstrengenden körperlichen Aktivitäten liegt bei Nordamerikanern aber auch bei uns Mitteleuropäern bei 15 Sekunden! Alles, was länger dauert, wird automatisiert und apparativ erledigt.
Auch das Arbeitsumfeld hat sich verändert: Körperliche Arbeit ist weitgehendst Geschichte, es entstehen praktisch nur noch Sitz-Arbeitsplätze, der ursprünglich bewegte Mensch mutiert zum Homo curvatus sedans, zum sitzenden Krümmling mit allen zivilisatorischen Folgeerscheinungen.
1850 entfielen 99% des Bruttosozialproduktes auf körperliche Arbeit, heute noch 6%.

Die erste Erfolgssäule Ausdauer zeigt Ihnen auf, wie Sie mit geringstem Trainingsaufwand ein Maximum an LebensPower erlangen können. Lassen Sie sich von der frohen Botschaft begeistern, dass Sie alleine durch lustbetontes Laufen Ihre Körperchemie so nachhaltig verändern können, dass Sie fortan beispielsweise auf sämtliche Diäten verzichten können und wieder kreative Denkprozesse einsetzen.

1850 entfielen 99% des Bruttosozialproduktes auf körperliche Arbeit, heute noch 6%

Laufen Sie, um wieder normal zu werden!

Denn Laufen ist auch Ihre Urbewegung (von wegen nicht gut für die Gelenke und ähnlichem ärztlich verbreitetem Unfug).

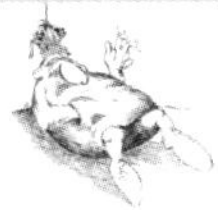

- "Bewegt sein", ist viel einfacher als Sie sich das jetzt noch denken können und hat eine Fülle von positivsten Nebenwirkungen, die Sie alle begeistern werden.

2. Erfolgssäule Ernährung

Nahrungsgewohnheiten und –auffassungen haben sich in den letzten Jahren dramatisch verändert. Lange anerkannte medizinische Diäten erwiesen sich als wissenschaftlich nicht mehr halt- und vertretbar. Ängste über Lebensmittelverseuchungen (legale und illegale!), Grenzwertdiskussionen und Fehlinformationen haben in weiten Bevölkerungskreisen zu neuroseähnlichen Störungen geführt. Die zunehmende Zahl alimentär bedingter Schäden und Erkrankungen lässt den Ruf nach alternativen Ernährungskonzepten immer lauter werden. Viele Empfehlungen nationaler Ernährungsgesellschaften dienen gerade mal dazu, erhebliche Mangelerscheinungen in der breiten Masse zu vermeiden. Wir zählen Sie nicht dazu, sondern versuchen, Sie über diese hinauszuheben. Ansonsten würde sich weder Zeit, noch Geld für dieses Buch oder einen Seminarbesuch lohnen. Was sonst nur Spitzenstars des öffentlichen Lebens zugute kommt, steht auch Ihnen zu:

Optimales Körpertuning – Froh- statt Drohmedizin!

Oder glauben Sie noch ernsthaft, dass sich ein Michael Schuhmacher oder eine Martina Hingis noch mit Drohwerten wie Cholesterin, Harnsäure oder Leberwerten auseinandersetzen?

Die zweite Erfolgssäule ist für alle Gourmets unter uns eine wahre Offenbarung. Hätten Sie je gedacht, dass Sie inskünftig Ihr Lieblingshobby, das Essen und Trinken, gezielt als Turbo für Ihren gesamten Organismus einsetzen können? Dass Sie durch das richtige Essen, richtig zubereitet und richtig gegessen, dann zu Höchstleistungen auflaufen können, wenn andere abschlaffen? Ein oftmals gedankenlos vollzogener "Füllprozess" plötzlich zum persönlichen und gezielt einsetzbaren PowerCharger werden kann, der Sie zum uneinholbaren Sieger macht?

Essen kann zum physischen und mentalen PowerCharger werden

LEBENSPOWER-INFO

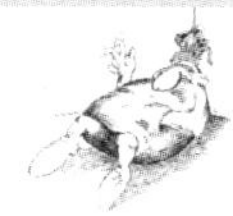

- Essen, Trinken und Bewegung sind unzertrennliche Freunde.

3. Erfolgssäule Kraft

Die dritte Erfolgssäule lässt Sie bald einmal spielerisch leicht, wie eine Feder, eine Treppe hinauf hüpfen (auch eine ganz lange). Ja das ist möglich, denn verlorene Muskulatur ist geschlechtsunabhängig in jedem Alter wieder zurückgewinnbar. Erinnern Sie sich noch, wie Sie als Kind jede Gelegenheit wahrgenommen hatten, um über kleine Mauern zu springen oder darüber zu balancieren? Je mehr Muskulatur Sie wieder zurückholen, desto leichter fällt Ihnen Ihr ganzes Leben.

Gönnen Sie sich einen starken Auftritt!

Wann sind Sie das letzte Mal über einen Zaun balanciert?

LEBENSPOWER-INFO

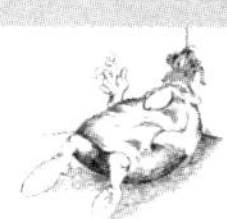

- Ihre Muskulatur ist der Motor, für den Essen und Trinken den Treibstoff darstellt. Es ist allerdings entscheidend, dass Sie Ihren Ferrari nicht plötzlich mit Heizöl volltanken, denn unter diesen Umständen kann auch einem Ferrari die Lust nach Bewegung abhanden kommen!

4. Erfolgssäule Mentalenergie

Die vierte Erfolgssäule offeriert Ihnen ein Bouquet ausgesuchter Mentaltechniken, die es Ihnen jederzeit ermöglichen zur Ruhe zu kommen, sich selbst zu motivieren, Übersicht auszustrahlen und wieder von innen heraus zu lächeln.

> Das, was jemand von sich selbst denkt, bestimmt sein Schicksal.
>
> Mark Twain

Sie finden in diesem Kapitel auch eine Antwort, wie Sie mit der Angst vor dem Versagen umgehen können.

LEBENSPOWER-INFO

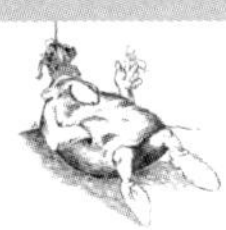

- Das routinemässige Zusammenspiel von Bewegung, Ernährung, Kraft und gekonnter Mentaltechnik lässt LebensPower zu Ihrem persönlichen und höchst erfolgreichen Lebenskonzept werden.

Unsere Lage ist kritisch

Wir wollen kein belehrendes Drohfingerbuch schreiben, dennoch bleibt es uns nicht erspart, ein rabenschwarzes Kapitel zu eröffnen. Zuerst hatten wir beabsichtigt, den gesamten Text auf einen schwarzem Hintergrund zu drucken, begriffen aber schnell, dass wir durch die Überzeichnung diesem destruktiven Kapitel zu viel Gewicht verleihen würden. Hier ist es, unscheinbar auf unschuldigem weissem Hintergrund, unverfänglich erst, aber mit der Zeit ganz schön happig. Diesem Kapitel messen wir eine sogenannte Büchsenöffnerqualität bei, es soll mithelfen, Sie in Ihrem zukünftigen Tun zu unterstützen, Sie zu befähigen, eine möglichst schnelle Umsetzung anzustreben. Es ist immer von grossem Vorteil, wenn man weiss, warum man eine gute Sache "auch" noch tut.

Keine Angst, wenn wir an dieser Stelle konzentriert über unsere Umwelt, unser Umfeld und über unsere Verhaltensmuster schreiben.
Sehen wir das Ganze als Lernprozess an und drehen es ins Positive.

> Entschlossenheit im Unglück ist immer der halbe Weg zur Rettung.
>
> Johann Heinrich Pestalozzi

Stellen wir uns also dieser Herausforderung.

100% ON?

Gemäss dem Bundesamt für Statistik zählen die Schweizerinnen mit einem Alterdurchschnitt von 84 Jahren zu den ältesten Europäerinnen. Nur noch die Japanerinnen werden mit durchschnittlich 87 Jahren um drei Jahre älter. Die Schweizer Männer stehen in Europa mit 74 Jahren auf dem 4. Platz. Vor ihnen liegen die Isländer, die Schweden und die Griechen.
Haben Sie sich nicht auch schon einmal die Frage gestellt, was denn der Quatsch mit Umwelt, deren Verschmutzung und anderer linksgrün orientierter Propaganda soll? Die Menschheit wird ja bedeutend älter als noch vor 100 Jahren. Da war doch die Luft noch rein und nicht von Industrie- und Autoabgasen verpestet, Stress galt als noch nicht erfunden, Fitnessclubs und Trimm-dich-Pfade auch nicht. Mag sein, dass es damals Epidemien gab, die einen Grossteil der Menschen dahinraffen konnten.
Wenn wir uns diese Frage stellen, dann müssen wir uns im selben Atemzug auch fragen, zu welchem Preis wir heute älter werden. Dr. Walter Bortz bemerkt dazu treffend und bissig:

> "Wir leben zu kurz und sterben zu lange".

Wir stellen heute ganz andere Anforderungen an unser Leben, als wir es noch vor 100 Jahren getan hätten. Wir wollen schliesslich mit 70 Jahren körperlich und geistig gleich fit sein wie die 40-jährigen. Dieser Traum ist absolut legitim und auch realisierbar. Lassen Sie sich eine Teilnehmerliste vom Ironman in Hawaii, einem der härtesten Langdistanz-Triatlons der Welt, geben. Sie werden vermutlich mit Erstaunen feststellen, dass dort nicht nur einige über 70-jährige am Start stehen, sondern diese auch als Finisher das Ziel erreichen. Zur Erinnerung: 3,8km Schwimmen im offenen Ozean, 180km Radfahren und zum Abschluss ein ganzer Marathon, also 42,195km als Sahnehäubchen auf dem Dessert.

"Setze dir Grenzen und du hast sie."

Richard Bach

Der Negativ-Count-Down beginnt mit 30

Wir Menschen werden, wie im Vorwort schon erwähnt, mit 100% Organfunktionen geboren. Bereits ab dem 30.Lebensjahr beginnen wir allmählich und erst ganz unspürbar unser Organfunktions-Kapital aufzuzehren und unsere Lebensenergie Stufe um Stufe zu reduzieren. In dem Moment, in welchem wir uns unseres Verlustes gewahr werden, ist es meist schon sehr spät, leider in bestimmten Fällen bereits zu spät. Mediziner sprechen von der 30%-Grenze. Wer unter diesen Grenzwert fällt, der kann sich die Mühe eines neuen Lebensstils ersparen, es würde nichts mehr nützen.

Doch was sind das für Werte, die unsere Lebensenergiekurve so dramatisch nach unten ziehen?

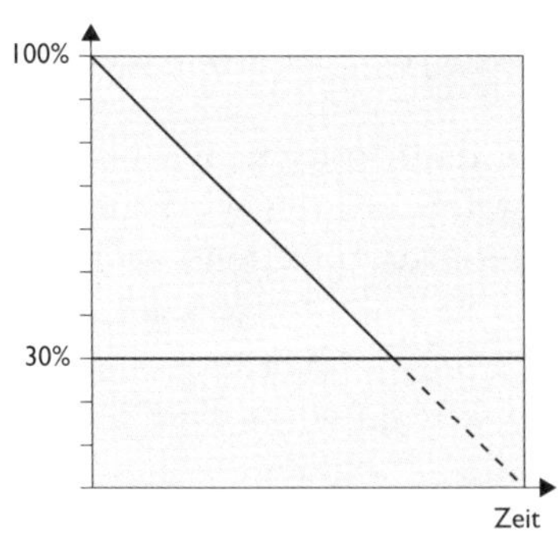

Attacken, die von innen kommen

- Die Magermasse (sprich Muskulatur) verringert sich ab 30 um etwa 1.5% jährlich. Das ist dramatisch, denn dies bedeutet, dass ein inaktiver 70 Jähriger 30-50% weniger Muskulatur aufweist als ein inaktiver 20 Jähriger. Betreffend Selbständigkeit kann dies über Sein oder Nichtsein entscheiden.
- Die Knochenmasse (Stichwort Osteoporose) reduziert sich beim inaktiven Menschen, nicht nur bei Frauen, jährlich um 1,3%. Aus der Raumfahrt wissen, wir, dass Astronauten die längere Zeit im schwerelosem Zustand verbracht haben, mit einer "manifesten" Inaktivitäts-Osteoporose wieder auf der Erde landen.
- Das Gehirn fährt seine Leistung ebenfalls herunter. Unser Gedächtnis und unsere Memorierbarkeit lassen nach. Die feinen Ionenkanälchen, die den Datentransfer in unserer gesamten Schaltzentrale aufrecht erhalten, geben bei Nichtgebrauch und Unterforderung sprichwörtlich ihren Geist auf.
- Das Fettgewebe erhöht seine Speicherleistung (zu Lasten der Magermasse wohlgemerkt ...!). Das schlägt sich, allerdings erst mit der Zeit, in zunehmenden Körpergewicht nieder und löst eine ganze Kaskade von Krankheitsverkettungen aus. Dem Übergewicht folgen Schäden am Bewegungsapparat (Gelenkverschleiss, Arthrose), die natürlich unsere ohnehin eingeschränkten Bewegungsradien weiter reduzieren. Die Folgen davon können erhöhte Blutfett- und Blutzuckerwerte sein (der sogenannte "Alterszucker", beginnend mit ca. 40 (!) ist dynamisch im Vormarsch), die dann zu Arterienverkalkung führen. Bluthochdruck ist das Resultat verstopfter Blutbahnen, die verfetteten Halsschlagadern sind auch massgeblich am Nachlassen unserer Hirnleistung schuld. Dem Herzinfarkt folgt der Schlaganfall, daher ist es nicht weiter verwunderlich, dass Herz-Kreislaufleiden die Todesursache Nummer 1 in unserer hochzivilisierten Kultur ist (485 von 1000 Todesfällen).

- Unser Immunsystem bildet immer weniger "Fresszellen" (Makrophagen) aus. Die Folge davon sind häufigere Infektionskrankheiten, verfrühte und beschleunigte Alterungsprozesse (gebremste Zellerneuerung und verfrühter Zelltod), erhöhte Freisetzung von freien Radikalen. Zellentartungen werden möglich, damit auch verschiedene Krebsarten.

Irgendwann im letzten Jahrtausend...

Erlauben Sie uns hier eine kleine Geschichte aus dem früheren Leben von mir (Peter) zu erzählen. Sie zeigt gut auf, was eine biologische Bremse ausrichten kann. Bestimmt kennen auch Sie jemanden, der sich in einer ähnlichen Situation befindet und nicht mehr die Kraft hat, aus seinem Hamsterrad auszuscheren.

Gerädert sass ich auf dem Bettrand und massierte meinen schmerzenden Rücken. Daran schuld war natürlich das neue Bett, die Matratze, die ich viel zu hart gekauft hatte. Ich fühlte mich unausgeschlafen und wenig motiviert, um dem neuen Arbeitstag voller Freude entgegen zu lächeln. Ich dachte an meine ewigen vergeblichen Einschlafversuche zurück, an das permanente Drehen im Kopf, das unendliche Affengeschnatter. Lauter unproduktives Zeug, Gedankenmüll, kleine Herausforderungen, die zu unlösbaren Problemen mutierten und mich die ganze Nacht verfolgten. Ein Blick zur Uhr löste bereits den ersten Adrenalinstoss aus. Kaffeemaschine an, Dusche an, Kleider zurecht legen, Duschen, Kaffee kippen, ab ins Auto und schnellstens weg. Ich wohnte damals noch auf dem Land und legte meinen Arbeitsweg mit dem Auto zurück. Ausgerechnet heute mussten die wieder alle Lastwagen auf einmal loslassen. Im Stau steckend legte ich die ersten Ausreden bereit, warum ich zu spät zur Sitzung komme. Dank einigen halsbrecherischen Überholmanövern, das Blut pochte "spitz" in meinen Fingerkuppen, gelang es mir um Punkt Neun im Büro zu sein.

Wir beengen uns oft wie in einem Hamsterrad

Die Luft war stickig, es stank nach kaltem Zigarrenrauch. Mein Schreibtisch ächzte unter einer Unmenge Papier. Wie durch einen göttlichen Zufall fand ich das Kundendossier und

stürmte ins Sitzungszimmer. Hallo, lieber Kunde, sorry, kleine Verspätung, ja der Verkehr, Expresso? Smile. Verflucht, warum sass der eigentlich da? Wollte der etwa schon seine neue Werbekampagne sehen, da existiert doch noch kein einziger Strich. Schweissausbruch. Warm hier, was dagegen wenn ich das Fenster öffne? Danke. Wie geht's der Familie? Ach so - zur Sache. Nein, wir sind noch nicht ganz fertig, aber da Sie schon mal da sind, uns ist folgendes noch unklar (...). Gut, in zwei Tagen bei Ihnen in Zürich. Danke, sorry und wiedersehen. Der nächste Expresso verhalf der Magensäure zum Aufstieg in Richtung Halszäpfli.
Zurück im Büro, erst mal ein paar lockere Telefonate erledigen. Mittagessen mit Albi. Tisch reservieren. Nur raus aus dem Büro. Und wenn er nicht gestorben ist, dann lebt er heute noch.

Was will nun dieses kleine Fenster aus meinem früheren Leben aussagen?

Das systematische, meist tägliche Herunterfahren der Lebens-Power, sprich Raubbau, führte schliesslich nebst einer Unmenge von Mangelerscheinungen (Rückenprobleme, innere Unruhe, Schlafstörungen, Magenbrennen etc.) auch zum Stillstand der persönlichen und beruflichen Leistungsfähigkeit. An ein Leben im "Jetzt" war nicht zu denken, in diesen Stresssituationen ist man der Zeit immer entweder voraus oder man hinkt ihr hinterher. Ein typisches Bild, wenn der positiver Eustress- hin zum lebensgefährlichen Distress-Zustand kippt und die 30%-Funktionsgrenze rasend schnell auf uns zukommt.

Analog dem Buldozzerfahrer, der einfach einmal die Schaufel runterlässt und kopflos Vollgas gibt. Plötzlich – dieser Zeitpunkt kommt immer – ist der Berg vor der Schaufel so gross, dass der Buldozzer steckenbleibt, zum Stillstand kommt. Anfänglich rotieren die Antriebsraupen mit hoher Drehzahl weiter. Das Gefährt kommt nicht mehr vom Fleck, es steht still und irgendwann stirbt der Motor des Buldozzers ab, dann ist es plötzlich ganz still: Burn-out, Herzinfarkt, Tod.

Wie geht die Geschichte weiter?

An diesem Tag sagte ich meine Lunchverpflichtung ab. Ich ging raus aus meinem Büro, liess alle Termine für zwei Wochen stornieren.

Ich stieg aus, weil es so nicht mehr weitergehen konnte. Ich besuchte Seminare und Kurse, verschlang eine Menge Bücher. Ich begann mich zuerst auf der mentalen Ebene zu finden und lernte bald darauf das Geheimnis des Laufens kennen, fand so, während der folgenden drei Monate zur mir selbst zurück. Ich erinnere mich genau, ich kaufte ein paar Nike Pagasus-Laufschuhe. Diese warteten jede Nacht neben meinem Bett darauf, dass ich morgens aufwachen würde und wir gemeinsam einen kleinen Nüchternlauf unternahmen. Aus anfänglich 5 Minuten leichtem Trab, wurden 10 Minuten, dann 15 usw. Die morgendliche Schlaufe wurde immer grösser und weiter. Mir ging es von Tag zu Tag besser. Plötzlich war auch der Bürotisch aufgeräumt. Ein neuer Arbeitsrhythmus begann sich zu etablieren. Überblick und Ruhe stellten sich ein, die Schlafqualität wurde besser und besser –, kurz mir wurde es täglich wohler. Mein Umfeld nahm diese Veränderung zuerst skeptisch, nach dem Motto, der spinnt jetzt halt, das ändert sich schon wieder, dann aber erfreut auf.
Liebe Leserin und lieber Leser, Sie stecken mitten in einem schwarzen Kapitel, das Ihnen möglicherweise für gewisse negative Umstände die Augen öffnet. Halten Sie durch, diese wahre, sich täglich abspielende Geschichte aus meinem Leben, soll Ihnen gleich zu Beginn dieses überlebenswichtigen Buches aufzeigen, dass auch Sie es schaffen können, vorausgesetzt, Sie wollen tatsächlich in Ihrem Leben etwas verändern. Sie haben allerdings den Vorteil, dass Sie sich die einzelnen Erfolgspfeiler nicht stückweise zusammensuchen müssen, sondern dass Sie sich auf ein ausgereiftes Ganzen abstützen können.

Packen Sie Ihre Chance und brechen Sie zu neuen Ufern auf!

Mensch, werde wesentlich!

Angelus Silesius

Attacken die von aussen kommen

Auch von "aussen" wird unser System pausenlos attackiert.

Dioxin

- Stichwort DIOXIN (chlorierte acryl-alcyl-Carbonsäuren, mehr als 210 Verbindungen bekannt). Seit 1976 (Seveso Dioxin-Unfall) sind wir durch die Regenbogenpresse auf die Schädlichkeit von Dioxinen sensibilisiert worden. Wir wissen, das sie u.a. bei Verbrennungsvorgängen im Wald, auf Müllkippen, in der Stahlindustrie und der modernen Chlorchemie, aber auch in schlechtem Pommes-Frittes-Öl nachgewiesen werden können. Wir wissen, dass es sich um einen schädlichen Stoff handelt der sich im Fettgewebe, unseren Langzeitspeichern, einnistet und für eine Vielzahl von Erkrankungen verantwortlich gemacht wird (Leberentzündung, Krebs, Chlorakne, Fehlbildungen bei Feten etc.). Gemessen wird in pg (Pikogrammen, Billionstelgrammen), TE (Tageseinheiten) und Kg Körpergewicht (pg/TE/kg).
- Fakt I:
  Seit 1990 herrscht ein Grenzwertstreit. In den USA legt die FDA (Food and Drugadministrations, die "IKS" der USA) den oberen Grenzwert für Menschen bei 0.06 pg/TE/kg fest. Die WHO und das EU BGA sieht die Alarmschwelle bei 10 pg/TE/kg. (Im EU-Lebensmittelkorb finden sich z.B. 1.4 pg/TE/kg.) Nice to know, anfangen können wir damit wenig.
- Fakt 2:
  Der Schwedische Dioxinforscher Christoffer Rappe hinterfragt die Grenzwertdefinition auf den Menschen und stösst dabei auf folgende Tatsache: Die Belastungsgrenze (USA+EU) für den Menschen werden an Ratten durchgeführt, die pg/TE werden auf ein durchschnittliches menschliches Körpergewicht von 70 kg hochgerechnet. Soweit noch logisch.

- Fakt 3:
  Eine Ratte stellt jeden Tag (auf das menschliche Körpergewicht hochgerechnet) 10 g körpereigenes Vitamin C her. Vitamin C ist einer der wirkungsvollsten Gegenspieler (Antioxidans) von Dioxin.
- Fakt 4:
  Der Mensch ist eines der wenigen Lebewesen, welches nicht in der Lage ist, sein körpereigenes Vitamin C herzustellen.

LEBENSPOWER-INFO

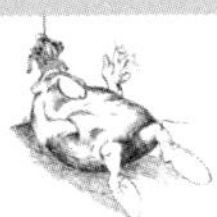

- Wir brauchen viel mehr Vitamin C als bisher angenommen und von diversen Ernährungsgesellschaften empfohlen wird. Wieviel genau, beschreiben wir im Ernährungskapitel.

Herbstlaub als Sondermüll?

- Aus der Hansestadt Hamburg hören wir, dass 1/3 des Herbstlaubes als Sondermüll entsorgt wird. Begründung: Die Cadmium-, Blei-, Gummiabriebs- und Asbest-Werte überschreiten die Toleranzgrenze.
- Es drängt sich die Frage auf, ob bei uns diese, vorwiegend dem Strassenverkehr anzulastenden Fallouts, nicht auch vorhanden sein könnten?

Tatort Schweiz: Pro Stunde ein Herzinfarkt und das Tag und Nacht!

- 1+1+1=15
  Das ist die Herzinfarktrisiko-Formel. Wir zivilisierte Menschen setzen uns täglich unterschiedlichen Risikofaktoren aus. Treffen diese Faktoren alleine oder schlimmstenfalls mal zu zweit zusammen, dann können wir diese über einen gewissen Zeitraum ertragen. Haben wir aber das Pech, dass plötzlich 3 dieser Risikofaktoren gleichzeitig an einem Tag zusammenkommen, dann erhöht sich das Herzinfarktrisiko um das 15!-fache.

Risikofaktoren:

- Rauchen
- Übergewicht
- Familiäre Belastung
- Bewegungsmangel
- Falsches Essen (falsch gegessen)
- Stress

LEBENSPOWER-INFO

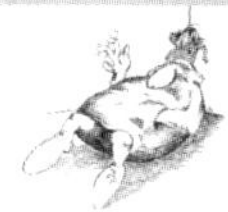

- Kennen Sie, liebe Leserin und lieben Leser, jemanden, der bereits 3 dieser Faktoren täglich "sammelt"? Falls Ihnen diese Person nahesteht, schenken Sie ihm oder ihr dieses Buch oder melden Sie ihn an ein LebensPower-Erfolgsseminar an. Es gibt Abhilfe (das muss doch zwischendurch mal gesagt sein, diese Schwarzmalerei wird ja sonst unerträglich) und die wirkt sich durchaus lebensverlängernd aus.

Hungersnot im 3. Jahrtausend?

- Haben Sie auch öfters Hunger? Essen Sie zwischendurch auch mal über Ihren Hunger hinaus? Ist es Ihnen auch schon mal passiert, dass Ihnen eine Mahlzeit "durchgefallen" ist, Sie bereits 2 Stunden nach dem Mittagessen, wieder auf die nächste "Fressattacke" zuliefen? Warum das so sein könnte, wird im Kapitel über Ernährung noch ausführlich beschrieben und hinterleuchtet.

Vorweg ein paar Denkanstösse:
Unser Organismus will und braucht Nahrungsmittel, die über intakte Nährstoffbilanzen verfügen. Fehlen den beispielweise raffinierten Lebensmitteln die Vitamine, Spurenelemente oder Mineralien, verfüttern wir uns sogenannte Leerkost. Wir betrügen unseren Organismus, indem wir die Hungergefühle im Moment wohl zu stillen vermögen, uns aber keine eigentlichen Nährstoffe zuführen. Verständlich, dass da ein Essen plötzlich durchfällt, dass wir Heisshungerattacken

Oft futtern wir ausser Kalorien nur Leerkost

haben und dann meistens viel zu schnell und viel zu viel nachschieben.

LEBENSPOWER-INFO

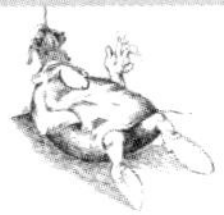

- Was wir auf diese Art provozieren, ist weiter nichts anderes, als eine permanente Hungersnot in unserem Organismus heraufzubeschwören!

Der raffinierte Tod

- Warum sollen denn weniger Nährstoffe in unseren Nahrungsmitteln sein? Beim raffinierten Zucker, dem weissen, polierten Reis, weisses Mehl, weisse Teigwaren etc. ist dies ja noch nachvollziehbar, aber beim frischen Gemüse auch? Ja, leider in den meisten Fällen auch. Schwermetalle (Blei, Zink, Cadmium, Nickel) und säurebildende Stoffe (Schwefeldioxid, Stickstoffoxid, Fluor, Chlor) reichern und übersäuern unsere Böden. Die Schwermetalle mobilisieren sich, die säurebildenden Stoffe zerstören die Tonmineralien und setzen Aluminium frei. Dadurch verlagern sich die wesentlichen Bodennährstoffe in tiefere, für die Pflanzenwurzel unereichbare Schichten. Die Auswaschung u.a. von Kalzium und Magnesium ist eine Folge davon oder wird gefördert.

LEBENSPOWER-INFO

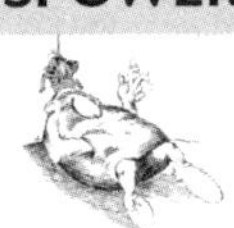

- Die Bodennährstoffe landen schliesslich zusammen mit den Schadstoffen im Grundwasser. Dort nützen Sie uns leider nichts mehr.

"Fett" à complie und à la mode du chef

- Lesen Sie auch manchmal die geheimen Rezepte unserer Starköche oder besuchen Sie deren Kultstätten? Gemeint sind die Zauberer (erstaunlicherweise meist

Herren), mit den hohen weissen Hüten, den Toques. Man weiss, dass sie ihr geheimes und verführerisches Tun, in Küchen von meist hochexklusiven Fresstempeln zelebrieren. Würden wir diesen Künstlern allerdings ihr Bratfett und ihre geliebte Butter wegnehmen, würden sie vermutlich den Beruf wechseln wollen. Interessant auch, was in Kurhäusern und Kliniken abends den Gästen und Patienten an "leichter Kost" verfuttert wird..... Offensichtlich nimmt das Fach der Nährstofflehre in der Ausbildung dieser Berufsgattung zeitlich denselben Stellenwert ein, wie das fachgerechte Entfernen von Amalgamfüllungen dies in der Ausbildung des Zahnarztes tut – nämlich auch keinen.

LEBENSPOWER-INFO

- Hier im Moment keine weitere, viel mehr davon im Ernährungsteil!

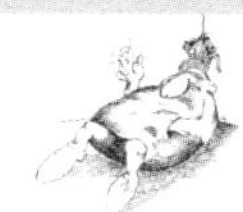

Ein Quecksilberstreifen am Horizont

- Kauen Sie gerne zwischendurch einen Kaugummi? Falls Sie noch eine stolze Besitzerin oder Besitzer von Amalgam-Zahnfüllungen sind, dann führen Sie durch das Kaugummikauen, unwissend und unfreiwillig, jedesmal einen professionellen Quecksilberfreisetzungs-Test durch.
  Die Quecksilberbelastung Ihres Organismus wird mittels einer Speichelprobe vor und einer nach dem Kaugummikauen analysiert. Warum? Weil durch das Kauen, respektive den Kaudruck auf die Amalgamfüllung, diese leicht zusammengedrückt wird und dadurch das in der Füllung enthaltene Quecksilber in die Mundhöhle verdampft. Ein Teil wird vom Speichel gebunden, der andere wird durch die Mundschleimhaut in den Organismus befördert. Aus der Nahrung (Fisch, Krustentiere, Umwelt etc.) nehmen wir 2µg/Tag zu uns.

Mit 8 Amalgamfüllungen belasten wir uns zusätzlich mit weiteren 15µg/Tag.
Damit überschreiten wir unsere Grenzbelastung um das 450-fache. Quecksilber durchdringt beinahe spielerisch unser Gewebe, es kennt keine Zellwand-Barriere, es hängt sich einfach an das nächst verfügbare Eiweiss-Taxi an und gelangt so in unsere Mitochondrien (die Kraftwerke unserer Zellen, von ihnen hören wir später noch wahre Wunderdinge!) und landet schliesslich im Zellkern, in unserem allerheiligen Erbgut, der DNS. Selbstverständlich macht das Quecksilber auch vor unserem Gehirn nicht halt, es passiert die Hirnschranke und lagert sich im Gehirn ab, (Alzheimertote weisen eine 4-fache Quecksilbermenge im Gehirn auf).

Mit 8 Amalgamfüllungen überschreiten wir unsere Grenzbelastung um ein 450-faches

Hat sich das Quecksilber erst einmal im Gehirn festgesetzt, dann braucht es ganz spezielle Entgiftungs- oder Ausleitungsmethoden, um es wieder los zu werden. Nur ein Arzt, der z.B. mit der orthomolekularen Medizin vertraut ist, kann Ihnen da weiterhelfen.

LEBENSPOWER-INFO

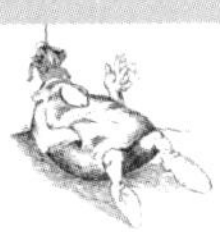

- Wenn Sie Amalgamfüllungen im Mund haben, entfernen Sie diese Zeitbombe bald. Aber suchen Sie sich bitte einen spezialisierten Zahnarzt aus (Adressen bei den Autoren zu haben). Viele Zahnärzte werden Sie unter Umständen nicht ganz für "voll" nehmen. Es sind meist die Gleichen, die täglich viele Löcher gnadenlos mit Amalgam zupflastern und ebenfalls täglich, dann eher kopflos, Amalgamreste als Sondermüll entsorgen!

Rote Karte für Raucherinnen und Raucher!

- Durch das aktive Rauchen oder durch das passive Rauchen erhöht sich die Zahl der freien Radikalen (hochaggressive Partikel) in Ihrem Körper um ein Vielfaches. Vom Zigarettenrauch freigesetzte freie Radikale gelangen nachweislich über die Atemwege in unseren Organismus. Diese instabilen oder wildgewordenen Sauerstoffmoleküle können das Lungengewebe unmittelbar schädigen oder die Freisetzung reaktiver Sauerstoffmoleküle durch die Körperzellen, einschliesslich der weissen Blutzellen, auslösen. Zigarettenrauch aktiv oder passiv geraucht, kann Krebs auslösen und zeichnet für vorzeitiges Altern und Herzinfarkt. Eine einzige Zigarette verengt die Gefässe optimal, dadurch erhöht sich die Pumpleistung des Herzens und der Blutdruck steigt an. Eine amerikanische Studie zeigt auf, dass selbst Knochenbrüche bei Raucherinnen und Rauchern eine doppelt so lange Heilungszeit beanspruchen wie die von Nichtraucherinnen und Nichtrauchern.

LEBENSPOWER-INFO

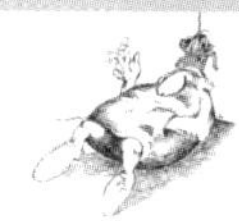

- Rauchen fordert jährlich in Deutschland mehr Tote als Verkehrstote, Selbstmorde, Morde, Alkohol, illegale Drogen und Aids zusammen!

- Betrachten Sie Rauchen als aktive Körperverletzung. Handeln Sie als Nichtraucher danach – verbieten Sie den Rauchern, Sie mutwillig zu verletzen! Schützen Sie sich. Machen Sie Ihrer antioxidativen Schutztruppe Beine (siehe Kapitel Ernährung/Antioxidantien).

Bergluft in Dosen – eine Utopie?

- Auch das Einatmen unserer ozon- und auspuffgasbelasteten Luft sowie anderer Schadstoffe führt zur vermehrten Bildung von freien Radikalen, die ihrerseits dann wieder unsere Zellen unter Dauerbeschuss halten. Bereits 1993 konnte nachgewiesen werden, dass eine Verbindung zwischen Luftverschmutzung und überhöhter Sterblichkeit (gemessen in sechs amerikanischen Städten), sowie ein eindeutiger Zusammenhang zwischen verseuchter Luft und tödlich verlaufenden Lungenkrebs- und Herz-Lungen-Erkrankungen besteht.

LEBENSPOWER-INFO

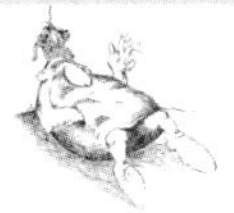

- Mobilisieren Sie Ihre Immunabwehr, aktivieren Sie Ihre antioxidative Eingreif- und Schutztruppe, lesen Sie das Kapitel zu Antioxidantien aufmerksamst durch.

An dieser Stelle möchten wir aufhören, schwarz zu malen. Wohlwissend, dass dieses Kapitel noch viele kleine Unterkapitel "verdienen" würde.

Nun drängt sich zwingend die Frage auf, was wir denn dagegen halten können. Wir werden offensichtlich pausenlos von innen und aussen mit Schadstoffen bombardiert. Im Gegenzug müssen wir leider und peinlicherweise festhalten, dass wir uns ernährungstechnisch, bewegungstechnisch, muskulär und schliesslich auch mental dem kinetischen Nullpunkt mehr und mehr annähern. Zudem hat ein grosser Teil der westlich zivilisierten Gesellschaft den Überblick verloren. Tief nach vorne gebeugt, mit der Nase dicht auf dem Papier, werden kurzsichtige Schadenbegrenzungs-Konzepte hervorgequält, die dann in stundenlangen (Aus-) Sitzungen geschliffen, bis zur nichtssagenden Floskel heruntergebrochen und so der Bevölkerung als Wegweiser vorgelegt werden.

Der Gesunde hat viele Wünsche, der Kranke nur einen

Ein Kreis schliesst sich!

Erstaunt es uns, dass auf diesem Hintergrund festgestellt werden muss, dass nur gerade 10% (sehr optimistisch geschätzt!) aller Bemühungen im Gesundheitswesen der Vorsorge und dafür 90% der Krankheit oder Symptombekämpfung gewidmet werden? Selbst in unseren Universitätsbibliotheken sind nur gerade 10% der Literatur der Krankheitsvorsorge, sprich der Gesundherhaltung verpflichtet. Ein Spiegel unserer Gesellschaft?

LEBENSPOWER-TIPP

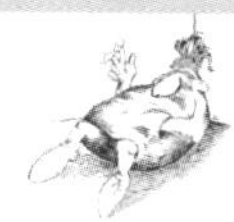

- Wechseln Sie die Fronten! Laufen Sie zu uns über, schreiben Sie ab sofort LebensPower und Gesundheit auf Ihre Flagge, verlassen Sie die Opferrolle, werden Sie zum Meister!

> "Wenn wir alles täten, wozu wir imstande sind, würden wir uns wahrlich in Erstaunen versetzen!"
>
> Thomas A. Edison

Hallo DU!

Liebe Leserin und lieber Leser.
Die neuronale Forschung hat herausgefunden, dass die vertrauliche Du-Form schneller und besser von unserem Unterbewusstsein akzeptiert wird und sich dadurch besser engrammiert. Wir nehmen an, dass Sie für sich selbst den grösstmöglichen, persönlichen Nutzen aus diesem Buch schöpfen möchten, deshalb erlauben wir uns ab hier, Sie mit dem vertraulichen DU anzusprechen, wollen wir doch ein angenehmes Verhältnis zu dir aufbauen 300 Seiten lang und auch darüber hinaus.

Marco und Peter

Verhaltensveränderungen

Die oben beschriebene Notlage erhöht sich nun noch, wenn wie unser erlerntes Verhalten, unsere Muster und Glaubenssätze dazustellen. Oftmals tun wir doch ganz erstaunliche Dinge, die – hinterfragen wir sie mit einer gewissen Distanz kritisch – kreuzfalsch sind.

> Such dir einen Lehrmeister – deine scharfe Beobachtungsgabe ist bereits die halbe Miete.

Du bist nicht alleine, denn es gibt ganz in deiner Nähe einige Lehrmeisterinnen und Lehrmeister, die "noch" ganz genau wissen, wie das Leben funktioniert. Diese geheimnisvollen Wesen sind unsere Kinder im Vorschulalter. Doch auch unter diesen wissen bereits nicht mehr alle, wie das Leben funktioniert. Wenn du dir einen kleinen Lehrmeister aussuchst, dann wähle dir ein Kind im Vorschulalter aus, das weder durch permanentes Fernsehen seine Unschuld frühzeitig verloren hat, noch eines, das durch intensives Computerspielen vom Leben abgehalten wird. Einfach dran bleiben, nicht verzagen, es gibt sie noch die guten kleinen Meisterinnen und Meister, doch auch sie werden leider immer seltener.

Eine Volksweisheit aus Java besagt: Ganz alte und ganz junge Menschen sind sich am nächsten. Die einen sind auf dem Weg ins Paradies, die anderen kommen gerade aus dem Paradies.

Intuition und somatische Intelligenz

Kinder wissen noch intuitiv, zu was ihr Körper eigentlich geschaffen wurde. Kinder sind immer in Bewegung, spulen täglich ihre guten 10 Kilometer ab, sie nutzen ihren dynamischen Körper auch dynamisch. Sie verfügen über eine intakte somatische Intelligenz. Beispielsweise beim Essen wissen sie genau, wann sie genügend gegessen haben, der 5. überflüssige Löffel mit Spinat, wird genussvoll ausgespuckt.

Bewegungs - Notstand

Wirf mal einen Seitenblick auf deinen Nachbarn. Der missbraucht seinen Körper täglich, indem er ihn statisch, statt dynamisch einsetzt. Mühevoll wälzt er sich aus dem Gartenstuhl, packt sich die Einkaufstasche mit der Einkaufsliste und besteigt sein Auto. Nach ca. einem Kilometer taucht linkerhand der Supermarkt auf. Nun beginnt ein Kreisen und Kreisen und Kreisen. Unser Nachbar sucht sich einen Parkplatz, der möglichst gleich neben der Eingangstüre liegt. Endlich klappt es, er parkiert und greift sich einen Einkaufswagen. Da er schon genau weiss, welches Produkt wo zu finden ist, legt er bereits zuhause die Reihenfolge der einzukaufenden Artikeln fest. So muss er weniger Wegstrecke zurücklegen und ist erst noch schneller an der Kasse. Ein Riesenproblem hat er allerdings. Es kann nun gemeinerweise sein, dass ausgerechnet heute die Büchsentomaten (von denen muss er 3 Dosen mitbringen) als Aktion neben der Kasse stehen. Eine Extrawegstrecke ist angesagt, völlig ausser Plan. du weisst sicher, wie die Geschichte ausgeht. Daheim angelangt, muss ein "Grosses" her, Muttern verräumt den Einkauf, Vattern knallt sich in den Gartenstuhl und dumpft bierschwanger dem Abendessen entgegen.

Die physikalische Nullpunktspirale

War Herr Nachbar immer schon so, oder ist er mit der Zeit so geworden?
Er ist mit der Zeit so geworden.
Kinder springen herum und haben dauernd Hunger und Durst. Am liebsten würden die doch den ganzen Tag über kleine Portiönchen essen und trinken. Sie bewegen sich und picken herum wie die Freiland-Hühner, das mag wohl der Grund sein, warum Freiland-Hühner selten über Cellulitis klagen...
Unser physikalischer Niedergang beginnt bereits zur Einschulungszeit. In der ersten Klasse muss stillgesessen werden, um so wilder geht es dann in den Pausen zu. Je älter die Schüler werden, desto ruhiger werden sie. Schliesslich steht man distanziert und vornehm in immer derselben Ecke des Pausenhofes, da wo auch schon mal die ersten Zigaretten die Runde machen. Die Turnstunde muss auf irgend eine möglichst krea-

tive Art umgangen werden, Mädchen haben es da etwas einfacher.
Beginnt dann später das Studium oder oder ist der obligatorische Sportunterricht an den Berufsschulen beendet, wird Sport meist zur Nebensache. Einigen gelingt zwar der Schritt in den Sportclub oder den Turnverein, aber deren Zukunftsprognosen stehen schlecht. Eine Befragung von 14 – 24 jährigen ergab, dass im 1990 noch 52 von 100 Jugendliche Mitglied in einem Sportverein waren. Heute (2000) sind es noch deren 36, die Prognosen für 2010 liegen bei 25.

Unser physikalischer Niedergang beginnt bereits zur Einschulungszeit

Wie geht's, wie steht's?

Später im Berufsleben wird jegliche körperliche Aktivität durch den Business-Lunch oder das Dinner verdrängt. Immer noch fragen wir uns zwar gegenseitig "wie geht's?", besser doch wäre: "Wie steht's?" (Wie sitzt's?).
Der permanente statische Missbrauch unseres dynamisch ausgelegten Körpers führt unweigerlich zu einer Kaskade von Zivilisationsbeschwerden wie Übergewicht, Verfettung und Schwächezustände. Wir bewegen uns auf den physikalischen oder kinetischen Nullpunkt zu.
Generell ist körperliche Betätigung auf dem Rückmarsch, dafür suchen wir in Trendsportarten den ultimativen Kick. Es entwickelt sich mehr und mehr eine Showbühne für Körperkult und Szenensport, von der gekonnten Inszenierung zum Spektakel.
Doch diese Bewegung ist nicht neu, bereits im "Der Sport" Ausgabe 48/1954 (!) stand: "Erlebnis Sport – nicht mehr reizvoll genug. Sensation statt Erlebnis, Nervenkitzel statt Freude, permanente Übersättigung führt zur Sucht nach noch mehr..."

Fast Food

Der Begriff Fast Food entstammt zwei unterschiedlichen Sprachen. Die erste Silbe ist Deutsch, die zweite ist Englisch. Die Bedeutung dieses Begriffes (Fast steht nicht etwa für das englische "Schnell", nein), will sagen, dass es sich heute meist um "fast" essen, aber nicht ganz, dreht. Schauen wir doch schnell bei Nachbars in die gute Stube. Es ist bereits 20.30 Uhr und sie essen immer noch. Das Abendessen hat sich schon lange zur Hauptmahlzeit gemausert. Nachbars schlagen zu, füllen ihre Bäuche. Dieser Prozess ist etwa gleich sinnvoll, wie wenn du eine Dampflok zuerst unter Volldampf setzt und sie danach ins Depot führst. Doch unsere Nachbarn treiben es noch bunter. Die essen nicht eigentlich, die schlingen. Jede Gabel voll, wird bestenfalls 4 mal gekaut und dann heruntergeschluckt. Vielleicht haben die Zusatz-Zähne im Bauch und kauen dort weiter? Man kann nie wissen.

Die Mahlzeit verkommt zur Schlingzeit...

Dabei haben wir doch Mahl- und keine Schlingzähne und wünschen frohe Mahl- und nicht Schlingzeit!
Erstaunt es uns, wenn wir hören, dass die Leute schlecht schlafen? Vielleicht müssten diese Leute wieder einmal essen lernen, z. B. das richtige Kauen und einspeicheln des Speisebreis, vielleicht sollte man ihnen mitteilen, dass man mit einem weniger vollen Bauch und einem kleinen Verdauungsspaziergang viel besser schläft?
Lassen wir es, möglicherweise lesen sie das Buch und dann wird sowieso alles anders.

Die mentale Nullpunktspirale

Wir leben in einer Zeit der totalen Kommunikationsexzesse. Überall fiepen Handies, knistern Faxe durch den Schlitz, fahren e-mails ein (das können über 150 Stück./Tag sein), überall ruft das Internet zum munteren Surf auf, laufen TV's und liegt eine 800g schwere Sonntagszeitung auf dem Frühstücktisch. WAP, SMS - wir leiden an einer totalen Reizüberflutung. Eine englische Studie belegt, dass Jugendliche bis zum zurückgelegten 18. Altersjahr über 80'000 TV-Morde miterlebt haben. Wen wundert es noch, dass der Respekt vor dem Leben zunehmend seinen Stellenwert verliert? Leute lassen sich täglich mit dem Radiowecker wecken. Das erste was sie hören, während sie noch im Bett liegen, sind Nachrichten – schlechte Nachrichten. Zum Beispiel: Zugunglück oder Flugzeugabsturz. Die Feuerwehr, Sanität, Polizei, sowie ein Sonderkommando bereits vor Ort. Erste Tote werden geborgen etc. Auf dem Arbeitsweg im Tram, erneute Berichte von Mitfahrenden. Gerüchte entwickeln sich, machen die ganze Sache noch schlimmer. Im Geschäft angelangt, ist das Unglück Thema Nummer 1. Beim Mittagessen weiss der Nachrichtensprecher bereits mehr, Abends im TV, sieht man dann endlich wie und wo sich die Tragödie ereignet hat. So begleitet uns ein Unglück dann über Tage. Lassen wir uns jetzt freiwillig oder unter Zwang unter Druck setzen?

Jugendliche können bis zum 18. Lebensjahr bis zu 80'000 TV-Morde miterleben

Wie sieht denn unsere mentale LebensPower aus? Können wir noch unbeschwert lächeln? Wäre es nicht sinnvoll, dieser mentalen Nullpunktspirale auszuweichen?
Wir befördern uns durch reine Unachtsamkeiten in einen negativen Stresszustand und wundern uns, wenn wir mitten in der Nacht, schweissnass von Angstträumen geplagt aufschrecken.

Du gehst sicher einig mit uns – es gibt viel zu verändern und zu beachten – packen wir's an.

Heute beginnt der Rest deines neuen Lebens! Geniesse es nach der LebensPower-ÄQUILIBRIS-Formel:

$$L+L=E^2$$

(Leichtigkeit + Lebensfreude = Erfolg im Quadrat!)

Auf geht's!

Ist der Student bereit, erscheint auch der Lehrer.

Angloamerikanisches Sprichwort

I

AUSDAUER

"Der Homo sapiens ist kein Tier mehr. Er ist schon fähig, sich selbst als Gattung zu vernichten."

Gabriel Laub

1. SÄULE: LAUFEN

Schaffe dich laufend neu!

Eine unglaubliche Geschichte

Was wir dir jetzt erzählen, wirst du uns nicht glauben. Trotzdem empfehlen wir dir, dich bequem zurückzulehnen und weiterzulesen. Wir garantieren dir dabei, dass du mit jeder gelesenen Zeile neugieriger werden und Lust auf "Mehr" bekommen wirst. Dazu brauchst du nur eine Voraussetzung: Offenheit, etwas an dich herantreten zu lassen, dass du bisher als "nichts für mich", "langweilig", "ich möchte schon, kann aber nicht wegen den Gelenken" oder gar "wie soll ich denn, wenn selbst mein Arzt es mir verbietet?"
Zumindest einen Versuch ist es wert, denn der Gegenwert des geglückten Versuches ist nicht zu verachten oder was würdest du davon halten, wenn

- du Essen könntest, worauf du Lust hast und trotzdem eine straffe Figur behalten oder wieder gewinnen könntest?
- deine Kreativität und dein Einfallsreichtum einen Quantensprung vollziehen würden?
- du nicht mehr irgendwelchen Launen unterworfen wärst, sondern die meiste Zeit von Fröhlichkeit begleitet würdest?
- du Medikamente gegen hohes Cholesterin oder Blutdruck in den Mülleimer schmeissen könntest?
- du im Winter weniger oft, weniger lang und weniger stark erkältest wärst?
- deine Mitarbeiter, deine Familie und deine Freunde dich ob deines positiven Wandels kaum mehr erkennen würden?
- du plötzlich viel mehr Zeit hättest, da du alles viel konzentrierter und damit effizienter erledigst?

An dieser Stelle wollen wir mit den Vorteilen aufhören, da wir bereits jetzt förmlich spüren, dass du uns nicht mehr über den Weg traust. Dass die Lage kritisch ist, hast du schon gewusst oder zumindest geahnt, dass wir aber im Gegenzug ein so wirksames Gegenmittel präsentieren, beinahe eine Wunderpille, die gar keine Pille ist, dies klingt doch eher nach Schamanentum oder esoterisch-geldorientierten Hintergedanken. Sei versichert, lieber Leser, es ist keines von beidem. Wir Autoren (beide!) sind lupenreine Unternehmer mit beiden Füssen auf dem Boden und haben mit Schamanentum und Esoterik so viel am Hut wie Bergsteigen ein holländischer Volkssport ist. Unsere Mitarbeiter und Mitunternehmer werden dir dies gerne bestätigen. Nur: Eine Wunderpille dafür gibt es nicht, du musst schon selber aktiv werden. Beginnen wir nun aber mit der unglaublichen, aber nicht unendlichen Geschichte:

Eine Wunderpille zum Abnehmen gibt es nicht

Ein neues Leben zum Nulltarif

Die Geschichte ist sogar sehr endlich, sie besteht aus einem Wort:

Laufen!

Nein, jetzt eben nicht gleich mit den obenstehenden Bemerkungen loslegen, sondern – weiterlesen! In der Tat und wissenschaftlich bewiesen kann dir regelmässiges Laufen im richtigen Tempo (keine Angst, zu den Begriffen regelmässig und richtiges Tempo werden wir uns noch ausführlich äussern!) all die Vorteile einspielen, die wir im letzten Kapitel marktschreierisch aufgelistet haben. Das Eintreten all dieser Vorteile wird dich aber in jeder Beziehung zu einer neuen Art von Körper- und Geisteswahrnehmung führen – zu einem neuen Leben, weg vom Opfer – hin zum Meister, zum Sieger, zum Gewinner!

LEBENSPOWER-TIPP

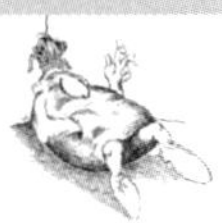

- Richtiges Laufen verstehen wir als Oberbegriff. Für den trainierten Leser kann richtiges Laufen zügiges Rennen bedeuten, für den Gelegenheitssportler langsames Joggen, für den bisher körperlich vollständig untätigen Zeitgenossen vielleicht ein zügiges Gehen. Sollte er gar noch einige Pfunde zu viel auf dem Leib haben, kann es sich sogar zu einem raschen Spazieren reduzieren. Spielt alles keine Rolle – Hauptsache die Drehzahl (sprich: Herzfrequenz =Puls) ist korrekt!

Aus diesem Grunde wagen wir zu behaupten, dass Laufen im weiteren Sinne für alle geeignet ist, Behinderte eingeschlossen.

Auch Beinamputierte laufen Marathon

In New York beispielsweise gibt es den Achilles Track Club, dessen Mitglieder teilweise aus arm-, teilweise aber auch aus unterschenkel- oder gar knieamputierten Läufern mit entsprechenden Prothesen bestehen. Mitglieder dieses Clubs laufen immer wieder den New York Marathon, immerhin 26 Meilen oder 42,195 km. Jeder Stadtmarathon, der etwas auf sich hält, erfreulicherweise zum Teil aber auch auf Verlangen der Hauptsponsoren, führt eine Kategorie der Rollstuhlläufer. Auch dies ist eine Form des Laufens.

LEBENSPOWER-INFO

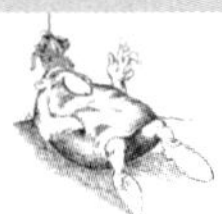

- Ein Gedankenspiel der anderen Art: Wir bekommen nicht nur jeden Tag 24 brandneue Stunden geschenkt, wir haben auch jeden Tag von neuem die Möglichkeit, uns ohne Überlegungen wie und mit welchen Hilfsmitteln, Zusatzmassnahmen und vielleicht sogar fremder Hilfe von einem Punkt zu einem anderen völlig unabhängig zu bewegen. Frage mal jemanden, der von einem Tag zum anderen Paraplegiker wurde. Alle würden sie einen Vertrag unterschreiben, der sie verpflichtete, täglich bis an ihr Lebensende 15 km zu laufen, wenn sie ab sofort wieder laufen könnten. Und wir finden Laufen langweilig, eintönig und müssen uns dazu motivieren oder gar überwinde…

Auch Joschka Fischer konnte sich jahrzehntelang nicht vorstellen, regelmässig zu laufen – bis er keine andere Wahl mehr hatte. Er lief seinen Sorgen, seiner gedanklichen Trägheit, seinem Unbehagen und seinen Pfunden (-37 kg ohne Diäten!) buchstäblich davon.

Du bist von uns herzlich eingeladen, mitzulaufen!

Zeitsprünge

Zeitalter des *Pleistozäns*: Herr Homo Sapiens (vielleicht hiess das Oberhaupt der Steinzeitfamilie aber auch Gerhard Geröllhauser) jagt hinter dem Mammut her. Er hat für sich und seine Familie ein Ziel: So viel Fett wie möglich auf die Rippen zu bekommen, um für die nächste Hungerperiode (mammutlose Zeit) Reserven zu schaffen. Er kann nicht bei Bedarf an der nächsten Ecke in einen Supermarkt gehen und seinen Hunger stillen oder gar Vorräte einkaufen, um sie anschliessend in seiner Höhle zu stapeln.

Zeitalter des *world wide web – Kommunikationszeitalter*: Ärzte und andere Wissenschafter versuchen mit allen Mitteln, unseren Fett-Konsum zu reduzieren, damit die Menschheit überlebt. Die Weltgesundheitsorganisation WHO warnt: Die Fettsucht breitet sich epidemieartig über insbeondere industrialisierte Kontinente aus und nistet sich in Bauch, Hüfte und Schenkel ein. Von dort aus kolonialisiert sie Gefässe im ganzen Körper, insbesondere in Herz und Hirn. 300'000 Amerikaner und Amerikanerinnen werden jährlich von ihr dahingerafft (obschon die Amerikaner jährlich 50 Milliarden US-Dollars für Diäten ausgeben...). 41 Millionen Deutsche sind übergewichtig – jeder Zweite! Das Deutsche Gesundheitswesen kostet diese Tatsache 30 Milliarden DM pro Jahr, in der Schweiz sind es 3,5 Milliarden Franken. Bis zum Jahre 2050 werden 3/4 der Menschheit

41 Millionen Deutsche sind übergewichtig – jeder Zweite

von ihr befallen sein, bis zum Jahre 2250 sind es wir alle (es sei denn, dieses Buch wird zu einem weltumspannenden Bestseller, der nicht nur gelesen, sondern auch praktisch befolgt wird – wir arbeiten daran!).

4 Buchstaben

4 Buchstaben schreiben die endlose Geschichte

- des Hüftgoldes und Schwabbelbauches
- zugeklumpter und verkalkter Gefässe sowie
- träger, unkreativer Gedanken und trübseliger Missstimmung:

FETT!

Noch nie war es so einfach, an Fett heranzukommen. Überall lauert es, sichtbar oder noch viel geheimer (und gemeiner) als sogenannt verstecktes Fett in Saucen, Torten, Mayonnaise, Schokolade, Fritiertem, Fleisch, Milch, Käse. Wem diese Möglichkeiten noch nicht reichen, dem sei geraten, ein Fast-food-Lokal aufzusuchen, denn dort gibt es Fett à complie, welches lastwagenweise darauf wartet, in unserem Körper aufgenommen zu werden, um danach Bäuche, Hüfte, Schenkel und Gefässe zu befallen. Fettkalorien wandern, ohne vorher durch den Konsumenten erlegt werden zu müssen, direkt in die gierigen Fettzellen. Diese können sich bis zu ihrer 200 fachen ursprünglichen Grösse aufblähen und mit Fett vollsaugen. "Unser tägliches Brot" trieft von Fett: statt bekömmlichen 70 Gramm pro Tag essen wir 142 Gramm Fett – täglich! Der Grund: Unser genetisches Gedächnis ist schwer von Begriff und schaltet dauernd den Energiesparhebel auf on – Erwartung der nächsten mammutlosen Zeit oder anderer Hungersnöte. Nur kommen diese nicht bis zu den westlich-industrialisierten Breitengraden ...

Statt 70 Gramm Fett essen wir 142 Gramm pro Tag

Du bist so jung wie deine Gefässe!

Geistige und körperliche Leistungsfähigkeit und Wohlbefinden sind immer eine Funktion

- der Durchblutung
- der Sauerstoffversorgung und damit
- des Zustandes unserer Gefässe.

Wasserleitungen verkalken, weil sich sogenannt hartes Wasser in Form von Kalziumkarbonat an der Leitungswand ablagert. Was geschieht in unseren Gefässbahnen?

Fett ist nicht nur ein sichtbares und damit in erster Linie ein kosmetisches Problem. Es hat leider auch die Uneigenart, es sich an den Innenwänden unserer Gefässwände, also beinahe an intimsten Stellen (die innerste Schicht der Gefässwand wird von Ärzten auch als Intima bezeichnet!), bequem zu machen. Unsere Gefässbahnen, insbesondere die Arterien (Gefässe, die sauerstoffreiches, vom Herzen ausgepumptes, Blut zu den verschiedenen Organen transportieren) sind ursprünglich elastisch. Warum aber verkalken denn Arterien von 40- oder gar 30-jährigen? Selbst bei toten US-Marines, die nach ihrer Heimschaffung aus dem Vietnam-Krieg obduziert wurden, fand man bereits eingeengte und verkalkte Gefässe! Ein wichtiger Faktor ist **fettes Blut**. Fett, einmal an den Gefässinnenwänden eingelagert, wird es zum Magneten für Kalk, Blutkörperchen (Immunzellen) und weitere organische und anorganische Abfallprodukte (dazu gehört insbsondere auch Nikotin...), die sich in unseren Blutbahnen tummeln. Im ärztlichen Fachjargon wird dieser Prozess, bei dem die Gefässe verhärtet und eingeengt werden, der Blutstrom gedrosselt und damit die Sauerstoffversorgung reduziert wird, **Arteriosklerose** genannt.

- Sind die **Herzkranzgefässe** betroffen, krampft sich unser Herz bei schon geringster Anstrengung zusammen. Der Grund ist eine akute Sauerstoff-Not des Herzmuskels, im Fachjargon **Angina pectoris** genannt. Wird die Sauerstoff-Not so gross, dass ganze Areale des Herzmuskels absterben, spricht man vom **Herzinfarkt**. Ein solcher kann überlebt werden, aber auch tödlich verlaufen.

- Sind die beiden **Halsschlagadern** betroffen, wird die Sauerstoffzufuhr zu unserer Denkzentrale, dem Gehirn gedrosselt. Nicht selten ist bei vielen Mitbürgern diese Zufuhr um zwei Drittel reduziert. Dies reicht gerade noch für den Dienst nach Vorschrift, kreative Höchstleistungen sind bei solchermassen verstopften Rohren allerdings Wunschdenken. Nur noch der Gefässchirurg kann dann Abhilfe schaffen. Er schält dann scampigrosse Fettklösschen aus den Halsschlagadern, um nicht etwa die Denkleistung zu steigern, sondern den vorgezeichneten **Schlaganfall** mit nachfolgenden Lähmungen zu verhindern. Es gibt europäische Kliniken, die solche Eingriffe bereits in vierstelliger Anzahl durchführen – pro Jahr!
- Ist die Körperschlagader im Bauch, die sogenannte **Aorta** betroffen, kann es zu starken krampfartigen Bauchschmerzen oder zur **Schaufensterkrankheit** kommen, bei der einem nach wenigen hundert Metern die Beine schmerzen und man stehen bleiben muss.

Reduzierte Denkleistung

A propos reduzierte Kreativität: Fett lagert sich nicht nur in den Hauptzufahrtsstrassen zum Gehirn, in den bereits erwähnten Halsschlagadern, sondern auch im Gehirn selbst ab. Dieses besteht aus verschiedenen Arealen, die untereinander durch sogenannte Ionenkanäle miteinander in Verbindung stehen. Durch diese assoziativen Bahnen (neuronale Netze) fliessen Stromimpulse, die verschiedene Eindrücke miteinander verbinden und daraus Reaktionen, Gedanken und mehr oder weniger kreative Ideen entstehen lassen. Sind diese Ionenkanäle ebenfalls durch Fettklumpen eingeengt oder vollständig verstopft, sinkt die Denkgeschwindigkeit und das persönliche Kreativitätspotential.

Fettklumpen im Gehirn senken Denkgeschwindigkeit und Kreativität

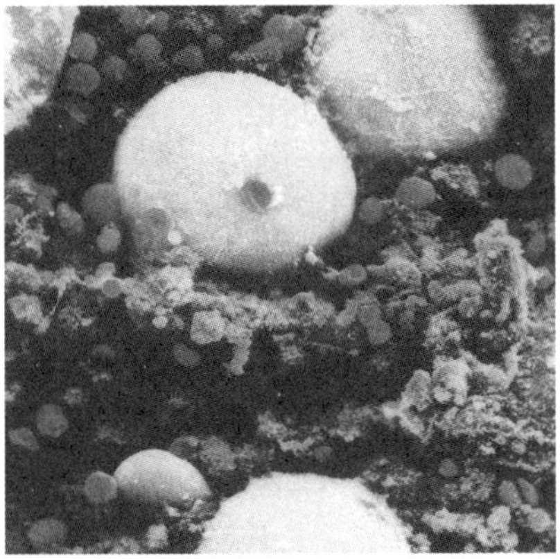

Die Deutschen Mediziner Neher und Sackman erhielten 1991 für diese Entdeckung den Nobelpreis für Medizin! 95% unserer Mitbürger nutzen nur 5% ihrer möglichen Denkleistung. Fett verklebt ihre Assoiziationsbahnen, verstopft ihre Daten-Highways, lässt Ideen im Gehirn-Fett versumpfen.

Willst du zu ihnen oder zu den Siegern gehören?

Zu viel Fett macht krank

Zahlreiche Krankheiten sind direkt oder indirekt mit zuviel Fett assoziiert:

- Bluthochdruck
- Diabetes (Zucker)
- Gicht
- Arteriosklerose
- Schlaganfall
- Angina pectoris und Herinfarkt
- Arthrose
- Gallensteine
- Rückenschmerzen
- Gewisse Krebsarten

50% der Übergewichtigen leiden an Bluthochdruck. 8 von 10 Diabetikern sind zu dick. Wer in 8 Jahren 20 Kilos an Fett (nicht an Muskulatur!) zulegt, erhöht sein Risiko an Diabetes zu erkranken um das 12fache, wer gleichermassen abspeckt senkt es um 87%!

8 von 10 Diabetikern sind zu dick!

Schwarzmalerei? Schreckensbilder? Da muss man ja krank werden? Wo bleibt da die Lust am Leben (fragen wir uns auch bei bloss 5% Nutzung unseres Gehirns...)? Reicht's? Hast du Pfunde, Müdigkeit, träge Gedanken, Misstimmungen dicke? Wir zeigen dir den Weg von

- dick zu schlank
- krank und kränkelnd zu gesund
- phantasielos zu kreativ
- Müdigkeit zu mehr LebensPower

4 Grundbedingungen musst du allerdings kennen:

❶ Keine Diäten
❷ Mehr Muskulatur statt Fettmasse
❸ Ankurbeln des Energieverbrauchs
❹ Bisher gehörtes einfach vergessen

Keine Angst: Diese Grundbedingungen sind nicht mit einem Eintritt in ein Kloster und mit anschliessender Kasteiung und Askese verbunden. Ganz im Gegenteil: Ihre Kenntnis führt zu einem genussreicherem und lustvollerem Leben – in jeder Beziehung (dies meinen wir auch wirklich so....).

Kannst du vergessen?

In diesem Kapitel möchten wir vor allem auf die Punkte ❸ und ❹ eingehen (Über Punkt ❶ wirst du im Kapitel über Ernährung einiges lesen, über Punkt ❷ im Kapitel über die Kraft).
Jahrelang hast vielleicht auch du von Ärzten, Ernährungsberaterinnen oder selbsternannten Diätspezialisten folgende Botschaften gehört:

- Kalorien zählen
- Fett reduzieren

Leider:

GRUNDFALSCH!

Die Uniklinik Erlangen hat Übergewichtige 6 Monate lang kalorien- und fettreduziert abspecken lassen und die Versuchsteilnehmer und-teilnehmerinnen ein Jahr später nachkontrolliert. Leider waren sie alle schwerer als vor dem Eintritt ins Programm... RICHTIG ist:

VERBRENNE FETT!

Auch du kannst deine fettverbrenndenden Enzyme (Biokatalysatoren) vermehren. Dadurch implantierst du dir selbst kostenlos ohne Nebenwirkungen und ohne Verzicht Fettverbrennungszellen, richtige Fettverbrennöfchen. Dadurch wirst du zu einer Fettverbrennungsmaschine. Nur etwas musst du tun:

LAUFEN !

Das ist neu für dich. Du glaubst nicht, dass es funktioniert? Nimm dir unseren besten Lehrmeister zu Hilfe: Die Natur!

- Hast du schon mal einen fetten Panther oder Vogel Strauss gesehen?
- Ist dir schon mal ein Reh mit grossem Bauch oder Zellulitis über den Weg gelaufen?
- Wieviele übergewichtige ganz normal ernährte und regelmässig draussen spielende Kinder im Vorschulalter kennst du? (du erinnerst dich: Vorschulkinder legen ungefähr 10 km zurück – pro Tag, vorzugsweise rennend!)

Wir spüren, du bist noch nicht überzeugt. Legen wir noch einen drauf:

Hast du schon mal ein Eichhörnchen gesehen, mit fettem Bauch und Stummelbeinchen, das nicht mehr den Baum hochkam? Nein? Weisst du auch, wovon sich Eichhörnchen vorwiegend ernähren? Jawohl, von Nüssen. Weisst du auch, woraus Nüsse zum grösseren Teil bestehen? 60% ist Fett... Eichhörnchen sind den ganzen Tag unterwegs, sie haben implantierte Fettverbrennungsöfchen, ohne je einen fett- und geldabsaugenden plastischen Chirurgen bewusst gesehen zu haben. Eichhörnchen sind das lebende Beispiel für

Fettverbrennungs-maschinen!

Von Kopf- und anderen Arbeitern

- Der Holzfäller, der 9 Stunden täglich körperliche Schwerarbeit verrichtet, verbrennt vorwiegend Fett.
- Der Triathlet, der auf Hawaii den Ironman-Triathlon (3,8 km Schwimmen, 180 km Radfahren, 42,195 km Laufen) bestreitet, verbrennt Fett.
- Der Kopfarbeiter, der am Schreibtisch Zahlen ordnet oder Analysen erstellt, verbrennt vorwiegend–Zucker.

Durch regelmässiges Laufen verbrennst du auch rund um die Uhr in der Hängematte Fett!

Der Kopfarbeiter hat die meisten seiner fettverbrennenden Enzyme schon seit Jahren nicht mehr gebraucht. Die zuckerverbrennenden Enzyme arbeiten effektiver, der Kopfarbeiter setzt sie darum zu 90% für seine Energiegewinnung am Schreibtisch ein. Die übrigen 10% reichen gerade mal knapp für einen dünnen Brotaufstrich mit Butter oder für die Sahne im Kaffee.

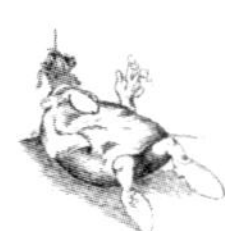

Eine gute Nachricht

Die Körperchemie – auch deine – ist veränderbar! Sie ist so veränderbar, dass du zum Fettverbrenner wirst:

- 90% Fett
- 10% Zucker

Zum Fettverbrenner nicht nur bei der Aktivität (so viel Zeit dafür hast wahrscheinlich auch du nicht!), sondern dauernd:

- Am Schreibtisch
- Nachts
- In der Hängematte
- Beim Sport

Wenn dies keine gute Aussichten sind....

Wie geht denn das?

Die Antwort lautet: Durch die

4LL3 – Methode

- **Jürgen Weber** wendet sie an: Er übernahm 1992 eine fast bankrotte Lufthansa und schrieb 2 Jahre später schwarze Zahlen
- **Joschka Fischer** wendet sie an: Ohne jede Diät hat er laufend 37 kg abgenommen, isst heute als früher begeisterter Fleischverzerrer und Metzgersohn (!) kein Fleisch mehr und fühlt sich besser denn je – gedanklich und körperlich!
- **Heiko Thieme** wendet sie an: Er ist einer der erfolgreichsten Fondsmanager, arbeitet 16 Stunden pro Tag und schafft es, auch in schwärzesten Börsentagen Optimismus zu verbreiten (Meistens hat er zudem auch recht). Jedes Jahr läuft er 1-2 Marathons.
- **Peter d'Aujourd'hui** wendet sie an: Er ist einer der erfolgreichsten Werber seit 30 Jahren im Schweizer Pharmamarkt: Kaum ein Medikament, welches nicht von ihm beworben worden wäre (unter anderem auch diejenigen, welche die Sauerstoffversorgung im Gehirn angeblich verbessern sollen). Die Devise, die er unterschreiben würde, lautet:

Eine seltene Nebenwirkung von Medikamenten ist die Gesundheit.

Vielleicht weiss er, wovon er spricht....

Sie alle sind Sieger. Durch die 4LL3-Methode haben sie eine unwiderstehliche Siegermentalität entwickelt. Sie sind der Konkurrenz förmlich davongelaufen und haben sie hinter sich gelassen! Laufe auch du ins Lager der Sieger – leicht – locker – lächelnd!

4 **L** bedeutet:
Leicht – **l**ocker – **l**ächelnd – **l**aufen

L3 bedeutet:
Das Laktat (Milchsäure) liegt im Blut unter einer Konzentration von 4 mmol vor. Man bezeichnet dies auch als den aeroben Bereich: du läufst im Sauerstoff-Überschuss, dein Gehirn und dein Körper werden maximal mit Sauerstoff durchflutet, ein mentales hormonales Kreativitätsfeuerwerk wird gezündet, du läufst leicht –locker –lächelnd ins Siegerlager!

Die 4LL3-Methode entscheidet die Siegermentalität

LEBENSPOWER-INFO

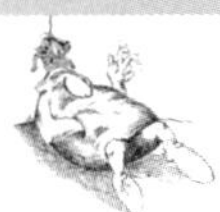

- **Aerob** bedeutet: Im Sauerstoff-Überschuss. Man läuft locker ohne grosse Anstrengung, die Muskulatur hat genügend Sauerstoff zur Verfügung, um Fett zu verbrennen. Die Milchsäure im Blut (Laktat) ist unter 4 mmol (mmol = Mass für die Konzentration).
- **Anaerob** bedeutet: Die Anstrengung ist wesentlich grösser, dem Muskel steht zu wenig Sauerstoff zur Verfügung, er muss andere Energieträger wie energiereiche Phosphate (kurz-fristig) und vor allem Kohlenhydrate zur Energiegewinnung beiziehen. Die Milchsäure (Laktat) steigt über 4 mmol.

Aerobe Übungen finden im Sauerstoff-Überschuss statt. Dann verbrennt der Körper vor allem Fett, dazu braucht er fettverbrennende Enzyme. Läufst du mit Laktat von mehr als 4 mmol im Blut, wirst du müde und verlierst an Konzentration und Kreativität. Du verbrennst zudem vorwiegend Zucker und kein Fett. Welche Sportarten sind geeignet, sich im Sauerstoff-Überschuss zu bewegen?

Die Rolle der Muskulatur

- **Skilanglauf:** Die verschiedenen Muskelgruppen werden zu nahezu 90% voll gefordert. Leider nicht immer und schon gar nicht überall durchführbar.
- **Laufen=Joggen:** Immerhin werden beim Laufen den Muskeln ca. 70% des Leistungspotentials abverlangt. Laufen gilt als DIE aerobe Trainingsform und kann überall und immer durchgeführt werden.
- **Radfahren:** Die Muskulatur leistet noch ca. 35% ihres möglichen Potentials. Diese Trainingsform ist ausrüstungsintensiv und nicht überall und immer durchführbar, zudem verdoppelt sich der Zeitaufwand, will man denselben Effekt wie beim Laufen erreichen.
- **Schwimmen:** Die Intensivität der möglichen Muskelleistung liegt bei ca. 15%, was heisst, dass sich der Zeitaufwand gegenüber dem Laufen in etwa vervierfacht um dasselbe Resultat zu erreichen. Schwimmen ist an entsprechende Infrastrukturen gebunden und daher für die wenigsten regelmässig durchführbar.
- **Kauen:** Schlappe 3% Leistungsintensität verlangt aerobes Kauen unserem Muskelpotential ab. Um auf denselben Effekt wie beim Laufen zu kommen, musst du vermutlich rund um die Uhr essen. Da das nicht allen gleich gut bekommt, kann auf Kaugummi ausgewichen werden. Diese Methode ist noch nicht wissenschaftlich abgesichert und geschieht auf dein eigenes

Werden wir wieder ernst und fragen uns, wie es denn mit Sportarten wie Tennis, Squash oder Fussball steht. Dies sind sogenannte stop and go – Sportarten, die nicht rhythmisch und damit mit gleichbleibendem Puls im Fettverbrennungsbereich ausgeübt werden können. Nur die körperliche Aktivität im aeroben, individuellen Pulsbereich (wir kommen darauf zurück!) garantiert aber die Aktivierung der fettverbrennenden Energiesysteme und Enzyme.

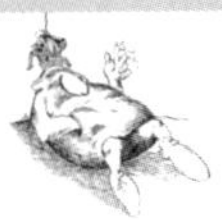

- Aerobes Laufen ist der Reiz für deinen Organismus, wieder fettabbauende Enzyme herzustellen. Das Verhältnis von fett- zu kohlenhydratverbrennenden Enzymen liegt beim untrainierten Kopfarbeiter bei 10% : 90%, bei durchschnittlich Trainierten bei 50%: 50%, bei gut Ausdauertrainierten bei 90% : 10%. Aerobes Laufen verändert das Energie- und damit das Enzymsystem der Muskelzellen von Zucker- auf Fettverbrennung!

Merke:
Fett verbrennt nur im Muskel!

Laufe! Dann verwandelst du über 70% deiner Muskulatur in fettverbrennende Öfchen. Wie das Eichhörnchen wirst auch du zur Fettverbrennungsmaschine.

Viele kleine Helferlein unterstützen dich!

Laufen hat in der Tat viele Vorteil: Nicht nur ist es praktisch überall und immer durchführbar (ein paar Laufschuhe und -hosen passen in jede Reisetasche!), preisgünstig und wetterunabhängig, sondern es löst auch in deinem Körper UND Geist eine Reihe von Veränderungen aus, die keine Diät, keine Pille, keine Spritze, kein Genussmittel, kein Rauschgift auch nur annähernd schafft. Du bist beim Laufen nicht alleine: viele kleine Helferlein in deinem Körper werden sich entwickeln und für dich "weiterbilden", um dir unbezahlbare Vorteile für Körper und Geist zu offerieren. Aber schön der Reihe nach:

Lebenselixier SAUERSTOFF

Sauerstoff ist ein kostenloser Kreativ- und Jungbrunnen. Sauerstoff verstärkt deine Lebensenergie, deine Vitalität. Wir sind im Besitz von 60-80 Billionen Körperzellen. Sie alle brauchen Sauerstoff, ganz besonders aber das Gehirn. Stellen wir ihm auch nur für einige Sekunden die Sauerstoffzufuhr ab, verlieren wir das Bewusstsein und sinken zu Boden.

LEBENSPOWER-INFO

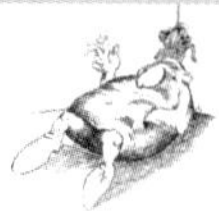

- Immer noch zählen Tabletten, die die Sauerstoffversorgung des Gehirns verbessern, zu den meistverkauften Medikamenten auf der Welt. Durch Tabletten wird eine Verbesserung der sogenannten cerebralen Sauerstoffperfusion (Sauerstoff-durch-flutung des Gehirns) von maximal 5% -10% erreicht. Die Sauerstoff-Therapie nach Manfred von Ardenne (Patienten atmen dabei ein Luftgemisch mit hohem Sauerstoffanteil ein) schafft nach Angaben seines Erfinders 25% mehr Sauerstoff im Gehirn.
- Laufen mit richtigem aerobem Puls erhöht die Sauerstoffaufnahme des Gehirns um

100 %

Laufen macht kreativ

Interessant ist immer wieder die Bemerkung, dass man keine Zeit zum Laufen habe. Würde man jemandem sagen, dass er keine Zeit für Planungen irgendwelcher Art hat, er würde mit grosser Wahrscheinlichkeit verhement widersprechen. Dabei spart Laufen enorm viel Zeit. Nach einer eventuellen anfänglichen Mühseligkeit (dauert 6-8 Wochen) werden deine Beine von selber laufen, der Kopf und Geist werden sich abkoppeln. Beim morgendlichen Lauf, beispielsweise vor Arbeitsbeginn, wirst du deine Aufgaben vom Vortag anders sehen und es werden dir noch und noch Lösungen einfallen. Du kannst deinen bevorstehenden Tag durchstrukturieren und durchplanen. Ausgehend von Forschungsergebnissen des amerikanischen Neurophysiologen Roger Sperry, der für seine Arbeiten 1981 den Nobelpreis für Medizin erhielt, kann man der linken und rechten Gehirnhälfte unterschiedliche Tätigkeiten zuschreiben.

LEBENSPOWER-INFO

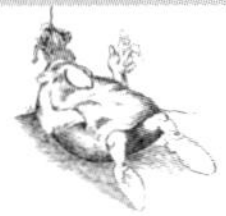

• Die unterschiedlichen Aufgaben und Fähigkeiten der beiden Gehirnhälften auf einen Blick:

Linke Gehirnhälfte	Rechte Gehirnhälfte
Analyse	Intuition
Sicherheit	Risiko
Konformität	Regeln brechen
Details	Ganzes
Rechnet	Fühlt
Ordnung	Neugier
Planung	Vision
Logik	Kreatives Chaos

Nur die Synergie und das Zusammenspiel von beiden Hirnhälften garantiert geistige Höchstleistungen. Gerade die rechte Hirnhälfte verliert in unserer Erziehung und Ausbildung immer mehr an Bedeutung. Roger Sperry selbst zu diese Thematik:
"(...), dass es zwei Arten des Denkens zu geben scheint, die relativ getrennt durch die linke beziehungsweise rechte Hemisphäre repräsentiert werden, und dass unser Erziehungssystem wie die Wissenschaft im allgemeinen dazu neigen, die nicht verbale Form des Intellekts zu vernachlässigen. Das bedeutet letztlich, dass die moderne Gesellschaft die rechte Hemisphäre diskriminiert."

Laufen öffnet auf Grund der bis zu 100% höheren Sauerstoffdurchflutung auch dein rechtes und somit kreatives Gehirn.

Die erhöhte Sauerstoffzufuhr erhöht nicht nur die Denkleistung, sondern setzt aus der Hypophyse (Zirbeldrüse im Gehirn) ACTH frei. Dieses Hormon senkt den Ruhepuls, den Blutdruck, entspannt dich und macht deinen Verstand und deinen Geist messerscharf und hellwach. Wir bezeichnen es deshalb auch als Kreativitätshormon. ACTH ist der Schlüssel zum

Denktresor – für den ganzen Tag. Seine Wirkung ist auch noch Stunden nach dem Laufen spürbar. Du wirst spüren, dass deine rechte Gehirnhälfte auf vollen Touren läuft, du Ideen und Konzepte entwickelst, an die du vorher nie gedacht oder dir viel mehr Mühe bereitet und Zeit gekostet hätten.

Vom 2- zum 12-Zylinder

Unsere Zellen besitzen Kraftwerke, die Mitochondrien. Diese produzieren wie richtige Kraftwerke Energie. Diese Energie brauchen wir täglich für die geistige oder körperliche Arbeit. Ist die Zahl unserer Kraftwerke aber eingeschränkt, leiden wir unter verminderter Leistung oder Leistungsabfall. Durch aerobes Laufen können wir in Zukunft solche Engpässe vermeiden. In den Kraftwerken (Mitochondrien) wird Sauerstoff verbrannt. Führen wir dem Körper, wie dies beim aeroben Laufen geschieht, mehr Sauerstoff zu, legt er sich mehr Kraftwerke zu. Regelmässiges Laufen kann bis zu einer Versechsfachung der mitochondrialen Kraftwerke führen. Nur so sind Leistungen wie der Ironman-Triathlon oder gar doppelte Distanzen davon erklärbar. Man wird vom 2- zum 12-Zylinder, vom 2CV ("der Ente") zum Ferrari. Während jede Ente am Berg zum Ärgernis wird und selbst überheizt, fährt der Ferrari tieftourig, ohne Überhitzung, jaulenden Motor und niemanden aufhaltend elegant und agil die Serpentinen des Berges hoch. Auch du kannst dich vom 2- zum 12-Zylinder wandeln – durch regelmässiges aerobes Laufen. Tolle Leistungen werden für dich zur Selbstverständlichkeit – ob im Büro oder vielleicht mal auf der Marathonstrecke!

Durch Laufen vom 2 zum 12 Zylinder

Die einzige Diät

Laufen ist die einzige Diät, die ewig hält, denn Laufen verändert auch deine Körperchemie!

LEBENSPOWER-INFO

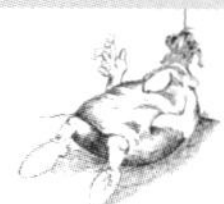

- Aerobes Laufen führt zur Fettverbrennung im Muskel und lässt den Zucker (die Glukose) dem Gehirn übrig, denn dieses braucht Glukose, um zu denken. Verbrennt aber nun die

Sitz- und Haltemuskulatur des Kopfarbeiters Glukose, weil sein Körper die Fettverbrennung verlernt hat, dann sinkt der Blutzuckerspiegel. Das Gehirn reagiert darauf empfindlich, man wird unkonzentriert, zerstreut, unproduktiv, müde. Ist dein Energieystem aber auf Fettverbrennung umgestellt (du brauchst etwa drei Monate regelmässiges aerobes Laufen dazu), bleibt der Blutzuckerspiegel wesentlich länger konstant.

Nach drei Monaten regelmässigem aeroben Laufen darfst du essen, soviel du willst, zunehmen kannst du so lange du regelmässig läufst, nicht mehr. Durch dein Training steigt die Aktivität der fettverbrennenden Enzyme – Fett schmilzt zugunsten von Magermasse weg, es entstehen mehr fettverbrennende Öfchen und:
Die Andockstellen für die fettverbrennenden Enzyme an den Fettzellen nehmen zu, so dass mehr Enzyme an der Fettzelle ankoppeln und diese richtiggehend melken können.

Die Normal-Fettzelle

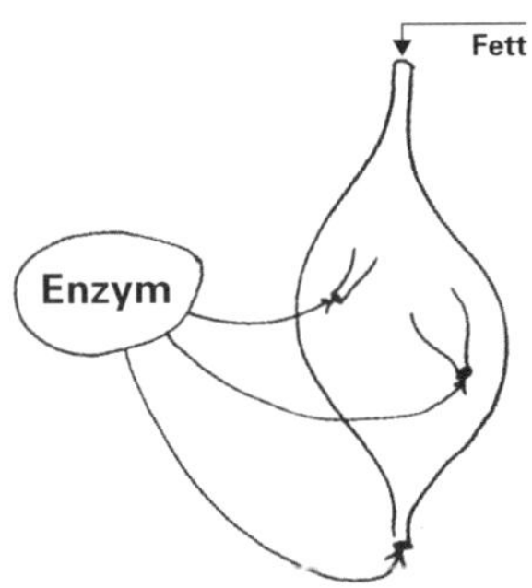

Die aerob-gewandelte Fettzelle

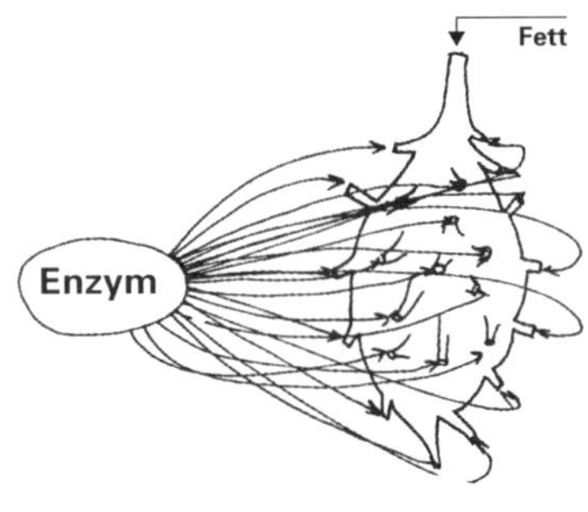

Erfreulich kommt die Erfahrung hinzu, dass Laufen in aerobem Tempo den Hunger bremst. Durch Laufen im Sauerstoffüberschuss wird ein Enzym namens Cholezystokinin vermehrt ausgeschüttet, welches dem Gehirn Sättigungsgefühle signalisiert.

Schlank durch Schlafen?

Was sich wie eine neue Wunderdiät (die wievielte wohl?) anhört, aber gar keine ist, stellt vielmehr die Tatsache dar, dass

Laufen den Stoffwechsel um bis zu 25% steigert – während 24 Stunden. Auch nach dem Ausziehen der Laufschuhe verbrennt dein Körper weiter Fett, egal ob am Schreibtisch, in der Hängematte oder im Bett beim Schlafen, bis zu 10 Gramm die Stunde. Im deutschsprachigen europäischen Raum essen wir täglich 142 Gramm Fett – wir bräuchten also nur 14 Stunden zu schlafen und schon hätten wir unser Fett wieder weg. Eine Bedingung dazu braucht es allerdings: Wir sollten regelmässig unsere Fettverbrennungsmaschine anwerfen!

Wer regelmässig läuft, braucht sich um eine gesunde Ernährung keine Gedanken mehr zu machen!

Das Erwachen der somatischen Intelligenz

Wer wirklich regelmässig läuft, braucht sich um eine gesunde Ernährung keine Gedanken mehr zu machen. Der Körper wird beim Laufen mit der zehnfachen Menge an Sauerstoff durchflutet, im Gehirn bis zu 100%. Dadurch erwacht ein Instinkt-Zentrum: Die somatsiche Intelligenz. Was ist somatische Intelligenz?

Nehmen wir an, du gibst deinem kleinen Kind zu essen. Der erste Löffel Spinat geht bestens rein, der zweite ebenso, der dritte auch, der vierte wird schon schwieriger, beim fünften kommen erste heftigere Proteste (Versprechen auf ein süsses Dessert muss da schon dabeisein!), der sechste geht zwar unter Anwendung sanfter mundöffnender Gewalt auch noch rein, wahrscheinlich hast du ihn aber postwendend wieder im Gesicht. Dein Kind weiss, wann es genug hat, wann seine Hunger- und Durstgefühle gestillt sind. Dies ist somatische Intelligenz (die übrigens auch im Tierreich funktioniert im Gegensatz zum erwachsenen Menschenreich in zivilisierten Ländern....).

Die auf dem Pharmamarkt erhältlichen Fettpillen verderben den Appetit, die Lust auf das Essen und können bei (zu) fetthaltiger Nahrung zu rasanten und erlebnisreichen Toilettenbesuchen führen. Laufen belohnt dich mit Lust auf Gesundes: mehr Kohlenhydrate und Eiweisse, weniger Fette. Obschon wir in diesem Buch ein Kapitel über Ernährung (es soll dir lediglich die wesentlichen Erkenntnisse und minimalen Grundlagen der Ernährung näherbringen), welche auch eine ganz wesentliche Säule des ÄQUILIBRIS-Prinzips darstellt, eingebaut haben,

LEBENSPOWER-INFO

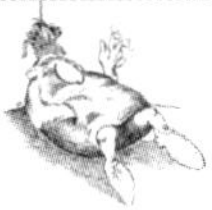

• Es ist klüger zu laufen, als dicke Ernährungsbücher zu lesen!

Durch regelmässiges aerobes Laufen wird dein Körper ganz andere, wesentlich ausgewogenere und gesündere Ernährungsansprüche an den Tag bringen. Was dir vielleicht heute noch als schwerer Verzicht und beinahe Kasteiung erscheint, wird dir bald nicht mehr schmecken, ja sogar unangenehm lange auf dem Magen aufliegen. Eine Erkenntnis übrigens, die aus dem ZEN-Buddhismus entstammt:

> Wenn du etwas wichtiges willst im Leben,
> ziele nicht ins Schwarze, ziele daneben!

LEBENSPOWER-INFO

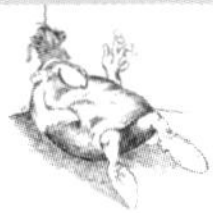

• Keine Diät, keine Pille auf der Welt, senkt die Blutfettwerte so dramatisch wie regelmässiges aerobes Laufen. Diese Tatsache kann auch dein Leben verlängern!

Laufen ist Krafttraining für das Herz

Laufen kräftigt das Herz. Mit einem Herzschlag ist es dadurch möglich, mehr sauerstoffreiches Blut, das von den Lungen zum Herz fliesst, in den Kreislauf zu pumpen. Dadurch muss das Herz weniger oft pumpen, das messbare Resultat ist eine Senkung des Ruhepulses. Dein Herz kann sich dadurch 35000 Schläge oder auch mehr pro Tag ersparen. Es arbeitet dadurch ökonomischer und dafür auch länger. Miguel Indurain und Jan Ulrich sind Sieger. Ihr Ruhepuls liegt bei 32 Schläge pro Minute, phasenweise auch unter 30. Untrainierte Manager haben einen nächtlichen (!) Ruhepuls von über 70 Schlägen jede Minute – mehr als das Doppelte. Dies ist verschleuderte Energie, die tagsüber nicht zur Verfügung steht.

Ein hoher Ruhepuls ist verschleuderte Lebensenergie

Wie lange willst du deine Lebensenergie noch freiwillig verschenken?

Laufen reinigt dein Blut

Auch diese auf den ersten Blick gewagte Aussage ist messbar: Lasse vor Beginn deines Lauftrainings die Blutfettwerte messen, wiederhole dieses Procedere nach drei Monaten regelmässigen aeroben Laufens. Dein Arzt wird glauben, dass er deine Werte mit denen eines anderen vertauscht hat.
Es lohnt sich, dies an dieser Stelle nochmals zu wiederholen: Es gibt keine Diät, kein Medikament, keine Fettpille welcher Art auch immer, die deine Blutfettwerte so drastisch verbessert wie Laufen:

- Triglyceride (freie Blutfette) sinken
- Das "schlechte" LDL-Cholesterin sinkt
- Das "gute" HDL-Cholesterin steigt an

Auch die Harnsäure, verantwortlich für die sehr schmerzhaften Gichtanfälle, wird im Blut vermindert, so dass sie nicht mehr in spitzige und stechend-schmerzende Kristalle ausfallen kann, die Gelenke reizen oder gar zerstören können.
Auch der Blutdruck wird durch Laufen gesenkt.

Laufen beugt Diabetes vor

Laufen senkt den Insulinspiegel im Blut. Insulin ist ein Hormon, welches Zucker in die Muskel- und Nervenzelle schafft und dafür Fett auf dem Bauch und den Hüften belässt. Im weiteren hält Insulin Salz zurück, welches wiederum Gewebewasser mit sich zieht und uns schwammig ausschauen lässt.

Die läuferische Insulinsenkung beugt dem Alterszucker vor, da dauernd hohe Insulin-Spiegel die Körperzellen mit der Zeit immun machen. Es müssen immer höhere Dosen an Insulin produziert werden, bis der Produktionsort, die Bauchspeicheldrüse, erschöpft. Dann muss Insulin gespritzt und auf jegliche Art von Süssigkeiten verzichtet werden, denn ein ständig hoher Blutzuckerspiegel infolge Insulinmangels schädigt Nerven und Gefässe aller Organe (insbesondere Augen-, Nieren-, Bein- und Fussgefässe).

Dies sind aber noch lange nicht alle der vielen kleinen Helferlein:

Bastle dir deinen Bypass selbst

Durch aerobes Laufen und entsprechendes Bewegen des Muskels vergrösserst du dir dein Gefässbett, deine Muskulatur wird dadurch besser durchblutet. Durch die zahlreicheren Blutgefässe ist auch ein effizienterer Stoffwechsel garantiert, Nährstoffe und Sauerstoff können besser angeschafft, Schlackenstoffe besser abtransportiert werden. In ihrem Querschnitt bereits eingeengte Gefässe werden durch neu einsprossende Blutbahnen elegant umgangen. Dies gilt sowohl für die Skelett- als auch die Herzmuskelzellen. Aus diesem Grunde können sowohl Schaufensterkrankheit als auch die Verengung der Herzkranzgefässe mit Lauftraining ideal therapiert werden.

Laufen vergrössert dein Gefässbett und verbessert deine Sauerstoff-Versorgung

Nochmals Eurasien, Pleistozän: Homo sapiens trifft unerwartet auf einen Säbelzahntiger, der ihm auflauert. Die Nebennierenrinde des Homo sapiens produziert sofort Adrenalin in Unmengen. Homo sapiens nutzt diese Adrenalinflut, um wie der Teufel um sein Leben zu laufen und vor dem Tiger in seiner Höhle anzukommen.

Industriegesellschaften, Restrukturierungszeitalter, New Buisness Engeneering: Auch wir sind heute von zahlreichen Säbelzahntigern umgeben: Telefon, Handy, WAP, e-Mail, Fax, Pagers, Sekretärinnen, reklamierende Kunden, schwierige Mitarbeiter, gestörte Verkehrsteilnehmer (vor allem diejenigen, die immer von rechts reindrängen...), pubertierende, von ihren Lehrern und uns nicht verstandene Kinder, Shareholders und andere mehr oder weniger angenehme Zeitgeister. Nur reagieren wir anders: Nach einem nervigen Meeting mit entsprechender Adrenalinproduktion bleiben wir sitzen und futtern Schokolade, Pommes,

Nikotin, Bier oder Whisky. So bauen wir kein Adrenalin ab, eine hohe Dosis in unseren Adern zirkulierendes Adrenalin andererseits schlägt Kerben in die Gefässwände und macht sie porös. Schoko- und anderes Fett, Kalk, Nikotin und anderer liegengebliebener Müll docken in diesen Poren an ➡ die Adern werden verstopft und müllen zu, die Folgen sind bekannt:

- Arteriosklerose
- Herzinfarkt
- Schlaganfall

Laufen baut Adrenalin ab, nicht mal aerob muss es sein. Es ist nicht verboten, zum Ärgerabbau auch mal einen Zwischenspurt einzuschalten oder einen Urschrei beim Laufen auszustossen. Versuchs mal – du wirst sehen, wie befreiend dies wirkt!
Auch du kannst Lauftraining in Konkurrenz zum Gefässchirurgen antreten lassen!

Stärke dein Abwehrsystem!

Durch Laufen killen Killerzellen wieder!

Prof. Gerhard Uhlenbruck, Forschungs- und Arbeitsgebiet Immunologie (Lehre der Körperabwehr) ist, durch seine Forschungsergebnisse ermuntert, selbst zum Läufer geworden. Bereits nach einer halben Stunde aerobes Laufen steigt die Anzahl der Killerzellen, der Zellen also, die körperfremde Zellen wie Viren, Bakterien, aber auch körpereigene entartete Zellen (Krebszellen) erkennen und vernichten, um 31%.

Jeder von uns bekommt im Durchschnitt 6-stündlich Krebs. Viermal täglich entarten körpereigene Zellen. Ist unser Immunsystem leistungsfähig ("kompetent"), erkennt es diese Zellen und vernichtet sie. Allerdings stärkt nur aerobes Training das Immunsystem.

LEBENSPOWER-INFO

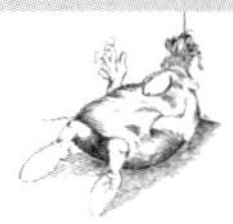

- Trainiert jemand häufig anaerob, geht er damit häufig auch eine "Sauerstoffschuld" ein und schwächt sein Immunsystem. Durch sehr intensives Training werden sogenannte freie Radikale freigesetzt, aggressiv veränderte Sauerstoffmoleküle, welche die Zellwände von Körperzellwänden durchstossen, in die Zellen eindringen und auch an der Erbsubstanz im Zellkern Schaden anrichten können. Zudem schwächen sie die Körperabwehr, da diese vermehrt mit diesen freien Radikalen beschäftigt ist und andere Eindringlinge wie Bakterien und Viren oder Krebszellen nicht mehr erkennt.

Auch das Stresshormon Cortisol steigt durch häufiges zu intensives Training und führt ebenfalls zu einer Schwächung der körpereigenen Abwehrtruppe.

Ein neues Glücksgefühl

Menschen warten oft ein Leben lang darauf, dass sich die Rahmenbedingungen für sie so ändern, dass auch sie ein glückliches Leben führen können. Sie warten zum Beispiel darauf, dass sich

- ihr Einkommen (meist in Form von Lohn) jährlich deutlich verbessert
- die Steuern gesenkt werden
- die Kinder bessere Noten schreiben und häufiger zu Hause sind
- sich die Schwiegertochter häufiger meldet
- Der Hausmeister eine neue Küche einbaut (und natürlich auch vollständig bezahlt)

Auf solche Veränderungen kannst du meist lange warten.

Auf Glück wartet man nicht – Glück ist machbar!

Wir besitzen ein köpereigenes Kästchen mit kokainähnlichen Substanzen, die uns in grosser Menge und legal zur Verfügung stehen. Was du tun musst, ist lediglich deinen Körper regelmässig mit Sauerstoff zu ölen, dann öffnet sich das Kästchen. Laufen ist der Schlüssel dazu, denn Laufen setzt ACTH, ein Hormon aus der Hirnanhangsdrüse frei.

Von Königen und Gewinnern

Was haben Adler, der König der Lüfte, Tiger, der König des Dschungels und Hai, der Topräuber der Meere gemeinsam? Es ist die Fähigkeit, Phenylalanin, eine Aminosäure und damit ein Eiweissbaustein in fünf ultraschnellen Schritten in Noradrenalin umzuwandeln. Noradrenalin setzt wiederum ACTH, adrenocorticotropes Hormon, frei.

- ACTH öffnet das rechte Gehirn, die kreative Gehirnhälfte. Du wirst kreativ, dein Geist kristallklar, deine Gedanken messerscharf.
- ACTH senkt deinen Blutdruck, deinen Ruhepuls, deinen Spiegel an Kortisol, dein Stresshormon sinkt ➡ du wirst ruhiger und ausgeglichener.
- ACTH setzt Beta-Endorphine frei. Diese sind körpereigene Rauschgifte, welche durch den Körper strömen. Als Nervenbotenstoffe, sogenannte Neurotransmitter, hüpfen sie von Nervenzelle zu Nervenzelle und sorgen für eine euphorische Grundstimmung und Glücksgefühle. Ebenso wirken sie gegen Schmerzen.

Noradrenalin, ACTH, Beta-Endorphin, reichlich Sauerstoff – daraus besteht die

Siegermentalität

Sie sorgt für Euphorie und Durchsetzungskraft. Adler, Tiger, Hai – und du?

2 Katalysatoren braucht unser Körper für dieses hormonale Sauerstoff-Feuerwerk zusätzlich:

- Vitamin C
- Magnesium

Viele meinen, durch gesunde Ernährung genügend Magnesium aufnehmen zu können. Dies ist leider falsch, nur wollen es nur wenige wahrhaben. Überdüngung, Monokulturen, raffinierte Nahrungsmittel haben zu einer dramatischen Verarmung des Magnesiums geführt.

Bereits in den 50er Jahren hat Professor Linus Pauling davon gesprochen, täglich mindestens 3g Vitamin C zu sich zu nehmen. Er wurde ausgelacht. Linus Pauling nahm selbst bis zu 18 g Vitamin C täglich zu sich und war noch kurz vor seinem Tode mit 93 Jahren (!) ein hochaktiver Mann mit kristallklaren Gedanken. Er wurde 2facher Nobelpreisträger – vielleicht wusste der Mann sogar, wovon er sprach...

Man empfiehlt dir 60-150 mg Vitamin C täglich zu dir zu nehmen. Diese Menge mag für die Masse der Menschheit zutreffen, die nicht an Skorbut sterben will (Skorbut war die Krankheit, welche die alten Seefahrer befiel, die sich nur von gepökeltem Fleisch ernährten, weil ihnen Kühlsysteme für Früchte und Gemüse fehlten. Infolge Vitamin C-Mangels kam es zu einer Auflösung des Bindegewebes in den Gefässen und die Matrosen verbluteten innerlich), aber nicht für dich, denn du willst

gewinnen!

Detaillierte und ausführlichere Informationen zu Ernährungsergänzungen erhälst du in unserem Kapitel über die Säule Ernährung.

Lust auf Lust

Laufen führt zu einem Anstieg des Hormons Testosteron, ein männliches Sexualhormon, welches auch die Frauen, wenn auch in wesentlich geringerer Menge im Blut haben. Testosteron steht für Power, fördert die Libido (sexuelle Lust), es stimmuliert, sexuelle Empfindungen werden verstärkt wahrgenommen. Testosteron gibt auch Muskelkraft, setzt dich unter positiven Strom, macht dich unbesiegbar. Forscher der Newcastle University Medical School haben aufgezeigt, dass Männer, die täglich laufen, mehr Testosteron produzieren. Sie verfügen auch über deutlich mehr Wachstumshormon, welches zu viel Fettbildung verhindert und den Muskelzuwachs fördert. Männer zwischen 55 und 65 Jahren, die wöchentlich die Distanz eines

Marathons zurücklegen, haben die Libido eines 20 Jahre jüngeren Mannes. Voraussetzung für den Testosteron-Zuwachs ist allerdings regelmässiges aerobes Training. Der kurze Sprint auf der Finnenbahn vor dem romantischen Wochenende bringt alleine noch keine Potenzsteigerung.
Läufst du dauernd zu schnell, tritt das pure Gegenteil ein: du verfeuerst dein Testosteron – die Lust sinkt.

LEBENSPOWER-INFO

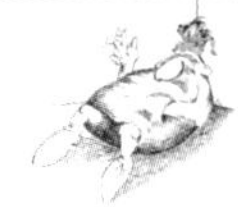

- Die Vorteile des Laufens auf einen Blick
    - Senkt deinen Ruhepuls und Blutdruck – du gewinnst Lebensenergie
    - Verbessert deine Sauerstoffversorgung von Body und Mind
    - Erweitert dein Gefässbett und erspart dir den Gefässchirurgen
    - Deine Zellkraftwerke vermehren sich – von der 2 zur 12 Zylinder-Fettverbrennungsmaschine
    - Deine Cholesterin-Werte schlagen sich auf die gute Seite
    - Wirksamer als jede Diät – Essen, was Spass macht – ohne Verzicht und Kasteiung
    - Deine somatische Intelligenz erwacht von neuem – du isst automatisch und lustvoll, was dir gut tut
    - Dein Immunsystem erwacht neu – deine Killerzellen killen wieder
    - Time Management – keine Zeit: Was ist das? Spare laufend Zeit!
    - Deine Kreativität macht einen Quantensprung durch ein sauerstoffgetriebenes hormonales Feuerwerk in deinem Gehirn
    - Glücksgefühle sind auch für dich kein Fremdwort – öffne dein körpereigenes Kokainkästchen
    - Du bekommst Lust auf mehr – in jeder Beziehung

Genug versprochen und geredet

Sicher bist du schon – zumindest mental – laufend auf dem Weg zu den Siegern. Damit du aber auch auf diesem Olymp ankommst brauchst du noch einige praktische Tipps zur korrekten und siegsicherndenAnwendung der 4LL3 – Methode!

Wege zum Siegeslauf

Wie oft laufen?

Es gibt zwei Meinungen:

- Die Wissenschaftlich Akademische
- Die Menschliche

Damit soll nicht behauptet werden, dass Wissenschaft primär immer unmenschlich ist. Wissenschaft SCHAFFT vor allem WISSEN, setzt aber oft einen rein technisch funktionierenden Menschen, ohne Seele und Psyche voraus, der sich strikt nach den Gesetzmässigkeiten der Gausschen Verteilungskurve verhält- einen Deus ex macchina gewissermassen.

Leider (oder glücklicherweise) funktionieren wird nicht so. Noch sind wir, im ungeklonten und genunmanipulierten Zustand den Einflüssen unserer Psyche ausgesetzt, den kleinen, aber oft entscheidenden Schwächen und Fallen unseres Geistes, Fleisches und in der Regel unseres stressigen, terminüberladenen Alltags. Ob dabei der Geist willig und das Fleisch schwach oder das Fleisch willig und der Geist schwach ist, spielt für das gewünschte Endprodukt meist eine nur nebensächliche Rolle.

Viele gute Vorsätze werden durch unseren Alltag zunichte gemacht!

Die Wissenschaft, um ihr den gebührenden Platz einzuräumen, spricht von dreimal die Woche. In der Tat würde dies, nach ihren strengen, eben wissenschaftlichen Kriterien ausreichen, um zumindest in den Genuss einiger der vorgängig erwähnten Vorteile zu gelangen. Allerdings lauert bei dreimal die Woche eine dramatische Gefahr:

Unser Alltag!

Sehr rasch kann dieser aus dreimal zweimal machen, aus zweimal einmal und, da sich einmal ja kaum mehr lohnt – keinmal!

Montag/Mittwoch/Freitag – ein uns Praktiker bestens bekannter Vorsatz, der praktisch immer scheitert. Wer kennt sie nicht, die lauernden Säbelzahntiger in Form von

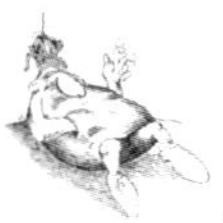

- Kunden, die ausgerechnet dann noch etwas wollen, wenn man im Begriff ist, die Sportschuhe zu schnüren?
- (Schwieger)Müttern, die gerne eine Dienstleistung gehabt hätten, die natürlich auch nicht aufschiebbar ist, sondern noch lieber gestern als morgen erledigt sein muss?
- kaputten Autos, die in die Garage und zwei Tage später auch wieder abgeholt werden müssen (womit wir bei bekanntem Rhythmus bereits bei noch maximal einmal pro Woche wären)?
- "liebenswürdigen" Nachbarn, die genau im Moment des beginnenden Kleiderwechsel-Aktes rasch auf ein Bierchen rüberschauen?
- Nicht zu vergessen, insbesondere im deutschsprachigen, europäischen Raum: Das Wetter, welches – du weisst wovon wir sprechen – meist am Montag, Mittwoch und Freitag besonders schlecht ist.....

Es gäbe der Beispiele noch viele. Verlassen wir aber dieses traurige wissenschaftliche Kapitel und wenden wir uns wieder dem wesentlichen zu: dir und uns Menschen generell.
Um nicht nach einigen, wenig lustbetonten Versuchen nicht wieder alle guten Vorsätze zu vergessen, müssen wir einen

Laufreflex

bei uns **installieren**, ja richtigehend **implantieren**. Die nicht wissenschaftliche, dafür aber **funktionierende** Antwort lautet deshalb

täglich!

Lies bitte, bevor du nun aber entsetzt davonläufst (was ja immerhin auch schon ein Anfang wäre) einfach noch einen Moment weiter. Du wirst sehen, dass dies problemlos machbar ist.

Die Installation des Laufreflexes dauert erfahrungsgemäss 4 Wochen, eine Zeit, die zugegebenermassen nicht einfach ist. Erinnere dich aber bitte an die erwähnten Vorteile, die auf dem Spiel stehen und erwäge bitte SOFORT zwei Varianten:

- Willst du bei den Opfern, den Verlierern, den Griesgrämigen, den Unzufriedenen, den Kranken und vorzeitig alternden bleiben – schmeiss das Buch weg und wende dich lieber Naschereien oder Rauchwaren ("Brandopfer für Opfer") zu.
- Willst du ins Lager der Sieger, der Glücklichen, Kreativen, Leistungsfähigen und Junggebliebenen, in deren Nähe man sich wohl fühlt, bleiben – nimm diese wenigen Anlauf-Wochen in Angriff – SOFORT!

Nach der Installation des Laufreflexes wirst du auch mal einen Tag genüsslich auslassen können – Vorsätze werden dann nicht mehr abgebrochen. Im Gegenteil: Spätestens nach zwei Tagen ohne Laufen wird dir etwas fehlen, du wirst dich nach deinem nächsten Lauf sehnen, denn du hast ein entscheidendes Stadium erreicht: du bist laufsüchtig geworden – ein aerober Junkie!

Willkommen im Lager der Laufsüchtigen!

- **Willkomen** im Lager der Eigenverantwortlichen, die Lebensglück und Kreativität nicht aus der Medikamentendose, der Nadel, den weissen Koka-in-Strassen und Pillen oder der Flasche beziehen, sondern aus dem Sauerstoff unserer Lebensumgebung.
- **Willkommen** im Lager derjenigen, die aus der Solidargemeinschaft der Krankenversicherten eine Solidargemeinschaft der Gesundversicher-ten machen wollen
- **Willkommen** im Lager der **Gewinner!**

4 Wochen dauert der tägliche Einsatz, 0.1% unserer Lebenszeit!

Die Verhaltensforschung meldet: wenn wir etwas 30 Tage lang immer wieder tun, wird es zur Gewohnheit, die uns nicht mehr schwerfällt, zu einem Automatismus, zu einem Reflex, zu einer Tätigkeit, zu der wir uns nicht mehr speziell motivieren müssen.

Wann Laufen?

Laufe frühmorgens vor der Arbeit, nüchtern ohne Frühstück, aber nachdem du 0,3-0,5 Liter Wasser getrunken hast.
Warum diese erneute (aber sei versichert: nur auf den ersten Blick!) Kasteiung?

- Frühmorgens ist deine Agenda noch leer, die Säbelzahntiger schlafen noch, ob Sekretärin, (Schwieger)Mutter oder Kunden. Es kann dir noch nichts dazwischen kommen, die Zeit gehört dem wichtigsten Menschen für dich auf dem Planeten Erde: dir!
- Die Luft ist frühmorgens am besten, am reinsten. Im Sommer sind die Ozonwerte dann am tiefsten, die Temperaturen am angenehmsten, die Hundedichte am geringsten.
- In nüchternem Zustand reinigst du durch die Sauerstoff-Durchflutung deine Zellen am schnellsten vom Zellmüll und deine Fettverbrennung ist in nüchternem Zustand am effektivsten, weil weniger des schneller verfügbaren Zuckers im Blut kreist.
- Du sparst Zeit! Mit einem morgendlichen Nüchternlauf kannst du deinen Tag strukturieren und vorplanen. Bei Arbeitsbeginn ist dir vieles schon klar.
- Frühmorgens ist der Kopf noch leer vom Alltagsmüll und mit Hilfe der Sauerstoff-Dusche weit offen für kreative Geistesblitze.

• Hast du am Morgen schon einen Lauf hinter dir, bist du allen anderen bereits uneinholbar voraus. Sie haben meist noch die Bettdecke im Gesicht, die Mundwinkel auf zwanzig vor vier, bei dir stehen sie aber bereits auf 10 vor zwei. Pass bloss auf, dass du durch deinen Energievorsprung noch verträglich für deine Umwelt bleibst ...

Sieger laufen frühmorgens vor der Arbeit!

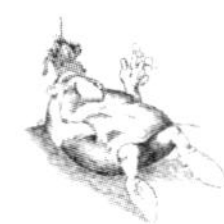

Leg am besten die Laufschuhe und Kleider neben das Bett, lass dich etwas früher wecken, erschrick und spring ohne zu überlegen in die Schuhe, trinke und laufe los. Ja nicht vorher Zähne putzen, denn das dauert etwa 5 Minuten, dabei fallen dir garantiert 10 Ideen ein, warum du ausgerechnet heute nicht laufen solltest. 4 Wochen lang musst du dich, vor allem, wenn du bisher ein Morgenmuffel warst oder etwa im Winter, überwinden. Danach wird es ein Bedürfnis, eine Freude, ein süsses Vergnügen, eine Passion. Solltest du dann mal morgens nicht laufen, wird es dir den ganzen Tag fehlen.
Wenn bei den anderen der Wecker losgeht, stehst du bereits pfeiffend mit einem Wahnsinnsgefühl unter der Dusche und du weisst: "Heute kann ich alles schaffen, ich bin all den Schlaffis um mich herum überlegen, ich hab sie im Sack, ich bin ihnen bereits uneinholbar voraus– ich bin ein Gewinner!"

Wie schnell?

Laufe langsam los. Für völlig untrainierte, vielleicht sogar noch zusätzlich übergewichtige Menschen kann dies am Anfang ein Walken oder gar ein schnelles Spazieren sein. Spielt keine Rolle, entscheidend ist dein Drehzahlmesser, sprich dein Puls. Genau hier aber passieren die entscheidenden Fehler:
Motiviert durch irgendetwas kauft man sich eine mehr oder minder teure Laufausrüstung und rennt, wie vom Affen gebis-

sen, los. Nach spätestens zweihundert Meter kommen erste Zweifel, nach weiteren hundert Metern fragt man sich, wie lange dies noch dauern soll, leider verrät einem der Blick zur Uhr, dass man erst knapp zwei Minuten unterwegs ist und eine Baumgruppe weiter bereut man, erstmals mit pochendem Schläfenpuls und rasendem Herzen stehen geblieben, die ganze Investition. Kaum wieder (wahrscheinlich erst nach Minuten!) zu Atem gekommen, rast man im gleichen Höllentempo los, um die gleichen mentalen und physischen Erlebnisse zu wiederholen. Nach mehreren solchen abgekrampften Serien kommt man dann völlig kaputt nach Hause, von Spass keine Spur, ist den ganzen Tag geschwächt und am nächsten Tag tut einem erstaunlicherweise alles weh, von den Hüften über die Knie bis zu den Achillessehnen. Nichtsdestotrotz wiederholt man diese masochistische Prozedur nochmals, natürlich muss man, da man ein ehrgeiziger Typ ist, bereits etwas (noch) schneller laufen. Resultat: noch schlimmere Eindrücke, am Tag darauf noch mehr Schmerzen. Geistesblitz:
Alle hatten recht (inkl. mein Hausarzt), die schon im Vorfeld gesagt hatten, Laufen ist nichts für mich, bei meinen Gelenken! Also vorwerfen, ich sei zu bequem, kann ich mir jetzt auch nichts mehr, denn ich habs ja versucht und mich erst noch in erhebliche Unkosten gestürzt. Werde in Zukunft einfach dadurch etwas für die Gesundheit tun, indem ich mich bequemer ernähre, ab und zu (alle Schaltjahre mal!) schwimmen gehe und später, wenn ich dann Zeit habe, werde ich mal das mit dem Golf versuchen. Da ist man ja auch an der frischen Luft.

Zu schnelles Laufen verbrennt kein Fett!

Die meisten Menschen laufen so los, wie sie ansonsten bisher durchs Leben gingen:

- Zu schnell
- Angestrengt
- Verbissen
- Leistungsorientiert

Läufst du aber zu schnell, passiert nicht nur das bereits erwähnte, sondern auch das Fett bleibt liegen, du verbrennst vorwiegend Zucker und bildest keine fettverbrennenden Enzyme aus. Aus der Traum von der Fettverbrennungsmaschine, vom Fettverbrennen auch in der Hängematte.

Das Geheimnis heisst 4LL3!

Laufe leicht, locker, lächelnd! Laufe im aeroben Bereich, mit Lactat 3 (deutlich unter 4 mmol/l) im Blut. Geh zum Sportmediziner und lass einen Lactat-Test machen auf dem Laufband oder dem Fahrradergometer, um deinen grünen (aeroben) Drehzahl-Bereich (Puls) bestimmen zu lassen. Unblutig, wenn auch nicht ganz so genau ist der Smart-Test. Dabei arbeitet der Untersucher mit der Herzfrequenzvariabilität (was das ist erzählt er dir dann selbst oder erfährst du am eigenen Leib in unserem 2-Tages-Seminar "LebensPower-jetzt!")

Vorsicht mit Faustregeln wie:

- Laufe im Sprechtempo! Dies bedeutet, dass du dich jederzeit noch unterhalten könntest, ohne aus dem letzten Loch zu pfeifen. Auch dabei kannst du allerdings leicht in eine Sauerstoffschuld geraten. Immerhin schon viel besser als einfach loszulaufen (-rasen).
- 220-Lebensalter und 65-75% davon. Auch nicht schlecht, trifft aber nur für etwa 70-80% der Bevölkerung zu. Insbesondere Frauen haben oft höhere Pulswerte und sind trotzdem noch im aeroben Bereich.

Du bist zu wichtig, um dich mit Formeln für die Masse zufrieden zu geben!

Wir führen solche Tests für dich durch (siehe Adressen am Buchende!)

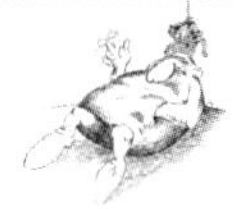

- Bist du älter als 35 und hast bisher keinen oder nur wenig Sport getrieben, solltest du auf jeden Fall zum Sportmediziner. Er macht einen Check (Blut, v.a. Belastungs-EKG, (Ruhe-EKG genügt nicht!)) und kann dabei auch gleich einen Lactat-Test durchführen, um deinen grünen Bereich zu bestimmen.

Wenn du mal deinen grünen Bereich kennst, laufe anfänglich mit einem Drehzahlmesser: Die Pulsuhr.
Diese hilfreichen Dinger sind heute für praktisch kein Geld mehr zu haben und verhindern, dass du dich kaputt läufst. Du schnallst dir bequem einen Brustgurt um und kannst auf der Uhr am Handgelenk non-stop deinen Puls ablesen. Limitenmesser zeigen durch piepsen an, wenn du den grünen Bereich verlässt. So sicher kann Laufen sein! Für Technik-Freaks: Mit luxuriösen Modellen kannst du danach den gesamten Herzfrequenz-Verlauf deines Laufes an deinem Computer ausprinten.

Wie lange laufen?

Versuch mindestens 15, besser 30 min non-stop im grünen Bereich zu laufen. Du kannst das anfänglich nicht, weil du vielleicht ein gesundheitliches Problem mit deinem Bewegungsapparat hast (Rücken, Knie oder ähnliches)?
Beginne mit drei Minuten (das schaffen alle **garantiert** ohne Folgen!) und lauf täglich eine Minute länger. Nach dreissig Tagen läufst du eine halbe Stunde, du hast dich für deinen Körper unmerklich eingelaufen, ihn langsam ans Laufen herangeführt. Dies liebt er (was er gar nicht mag, ist, wenn man ihn rechts überholen will: Jahrezehntelang nichts tun und dann los wie eine wilde Sau – Schmerzreaktionen werden seine verständliche Antwort sein, denn er fühlt sich schlicht von dir übergangen!).

Mit der Zeit wirst du das Bedürfnis bekommen (dagegen kannst du nichts machen!), länger als dreissig Minuten zu laufen: 45 Minuten, eine Stunde, 75 Minuten ... ? Dann ist der Moment gekommen, bei dem man von

LSD

sprich:
Long Slow Distance. Die natürliche Droge der Gewinner.

Join the Club!

Verletzung oder Krankheit?

Obschon 4LL3 – LäuferInnen praktisch nicht mehr verletzt oder krank sind, gibt es keine Regel ohne Ausnahme:
Mit Fieber (ab 37.8 Grad) gehörst du nicht in die Laufschuhe, sondern in die Wärme oder ins Bett. Dein Körper braucht dann alle Kraft, um sich mit dem Erreger auseinanderzusetzen. Wird er übermässig belastet, kann es sein, dass du eine Lungenentzündung bekommst oder sich der Erreger gar auf deinen Herzklappen einnistet oder deinen Herzmuskel angreift. Eine Erkältung oder Husten ohne Fieber kann jedoch durch 4LL3-Laufen sogar Erleichterung erfahren.

Ein Zwicken oder Zwacken ist kein Grund, um liegen zu bleiben

Übelkeit, Schwindel, übergrosse oder ungewohnte Müdigkeit während des Laufens sollten ernst genommene Warnsignale sein. Wer sie nicht beachtet, läuft unter Umständen direkt in den Herzinfarkt hinein.
Hast du dich ernsthaft verletzt, gönn dir eine Auszeit. Sei allerdings nicht zu mimosenhaft: Ein Zwacken oder Zwicken irgendwo ist noch lange kein Grund, morgens im Bett liegen zu bleiben. Wird es stärker oder stellst du gar Schwellungen fest, such einen erfahrenen Arzt auf, möglichst einen, der selber läuft (die sind mittlerweile gar nicht mehr so selten!), alle anderen werden dir sofort die Absolution zum Nichtlaufen geben (nicht zuletzt, um selbst einen aktiven Spiegel weniger vor sich in der Sprechstunde zu haben...).

Verletzungsprophylaxe: Dehnen und kräftigen

Zum Thema Kraft werden wir im gleichnamigen Säulenkapitel Stellung nehmen. Dehne (stretche) **nach dem Laufen**. Dann sind die Muskeln verkürzt, aber warm. Beachte dazu folgende Punkte:

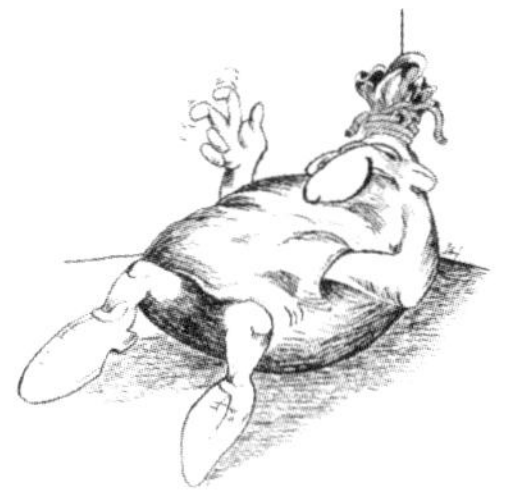

- Führe jede Übung 2x für 15-20 Sekunden durch (oder 1x 30-60 Sekunden)
- Atme dabei tief und entspannt
- Mach keine Wippbewegungen
- Dehne nie in einen Schmerz hinein, sondern taste dich an die jeweilige Dehnfähigkeit heran
- Dehne nicht in nasser Kleidung (ausser bei warmer Aussentemperatur)

Folgende Übungen sind für das Laufen wichtig (Must-Übungen)

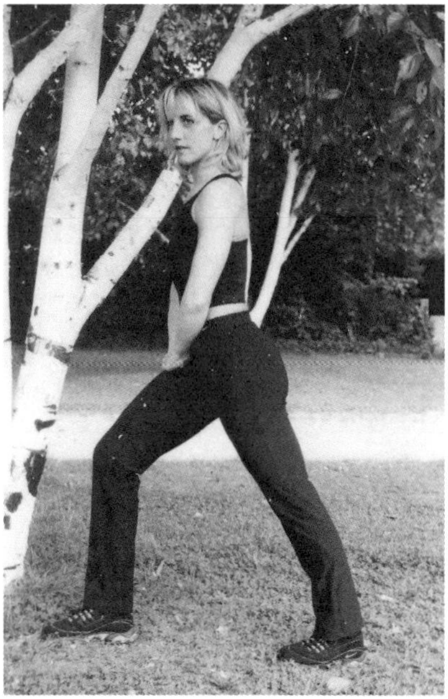

Äussere Wadenmuskulatur

Wadenmuskel
Körper an Baum, Wand oder Stuhl stabilisieren, hintere Ferse in den Boden pressen, Becken nach vorn bringen, die Ferse dabei gleichzeitig am Boden lassen.

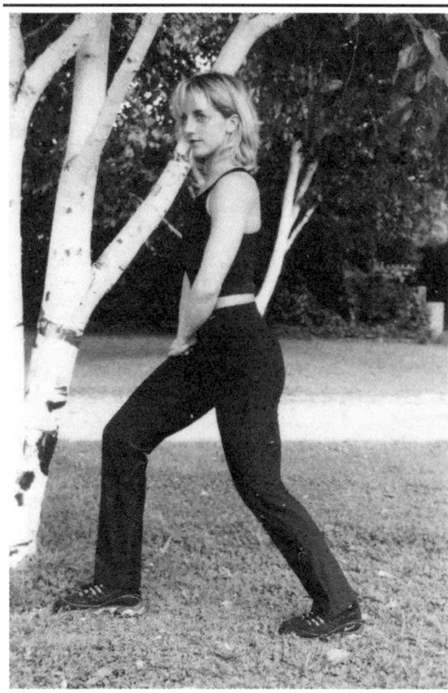

Innere kurze Wadenmuskulatur

Tiefer Wadenmuskel
Körper an Baum, Wand oder Stuhl stabilisieren, Ferse am Boden belassen, Becken nach vorne unten bringen (mit zu dehnenedem Bein in Knie gehen).

Vorderer Oberschenkel

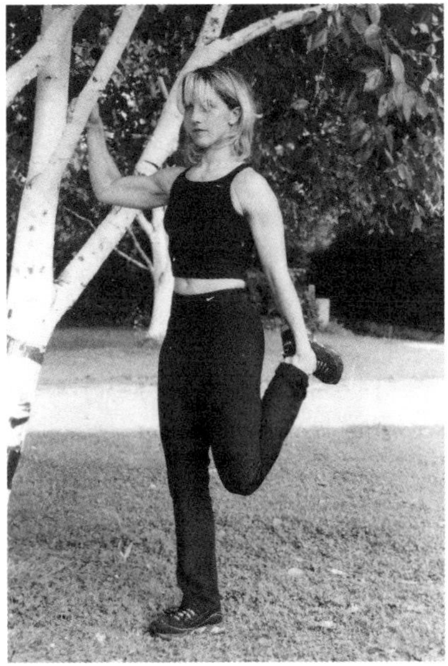

Vorderer Oberschenkelmuskel (Kniestrecker)
Fuss vorsichtig zum Gesäss hochziehen, das Knie des zu dehnenden Beins bleibt beim Knie des Standbeins.

Hinterer Oberschenkel

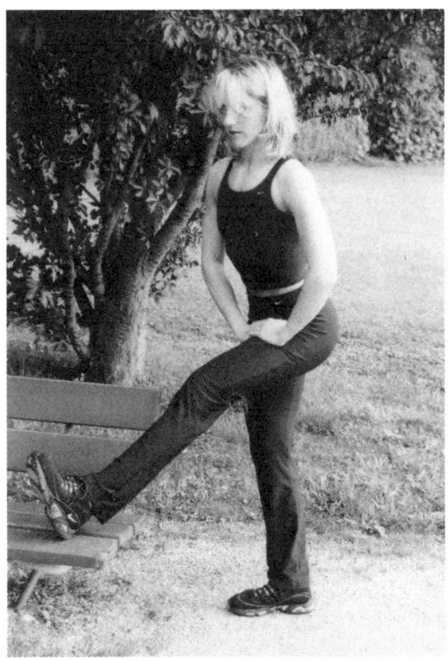

Hintere Oberschenkelmuskulatur (Kniebeuger)
Oberkörper mit geradem Rücken in Richtung gestrecktes, zu dehnendes Bein (hochgestellt!) bringen. Rundrücken vermeiden!

Ebenfalls gelegentlich auszuführen:

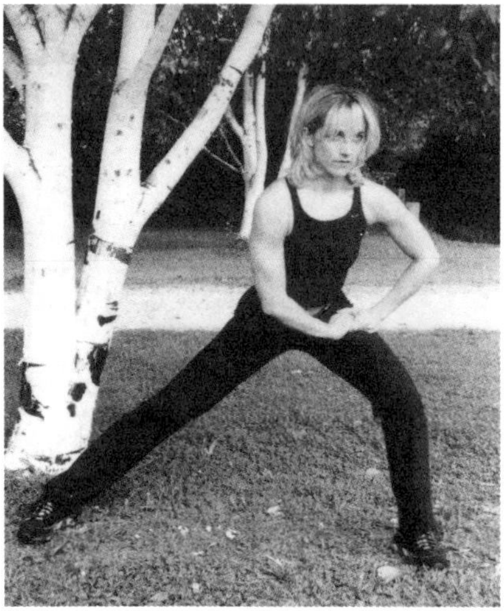

Innerer Oberschenkel

Innere Oberschenkelmuskulatur
Becken seitlich schieben, Standbeinknie nicht nach innen richten, Oberkörper nach vorne geneigt. (ohne Rundrücken!)

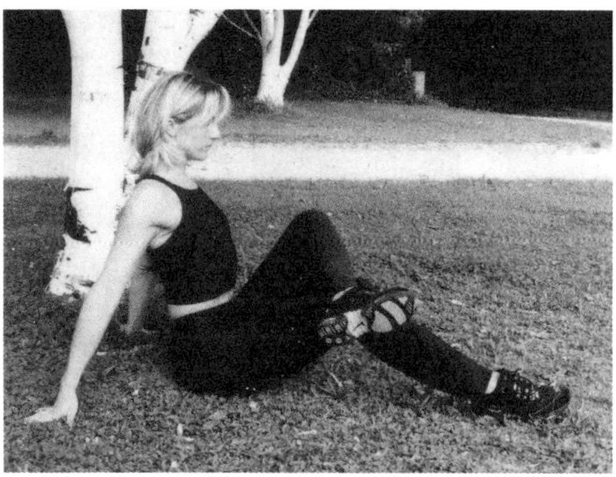

Äusserer Oberschenkel

Äussere Oberschenkelmuskulatur
Knie des angewinkelten Beines langsam nach unten aussen legen, Rücken gerade halten.

Brustmuskulatur

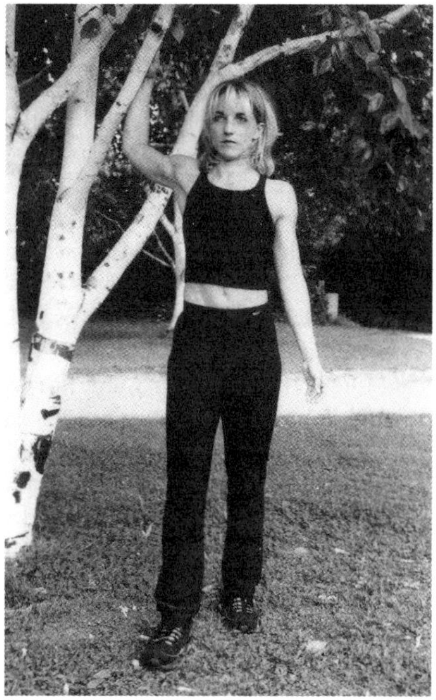

Brustmuskulatur
Schultergelenk nach aussen rotieren, Schulterblatt „verankern“, Zug im Brustmuskel spüren. Kann auch an einer Wand durchgeführt werden.

Hüftbeugemuskel

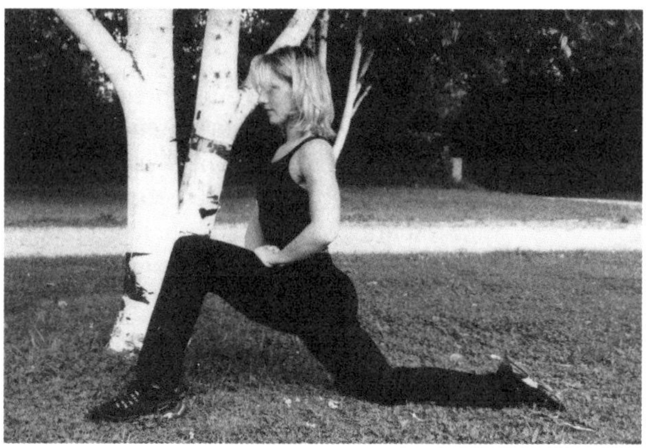

Hüftbeugemuskel
Oberkörper ist abgestützt, Becken nach vorne schieben, vorderer Unterschenkel annähernd senkrecht.

Schlechtes Wetter

Beschäftigt man sich, gerade im deutschsprachigen europäischen Raum mit Laufen, kommt man auch nie darum herum, mit dem lieben Wetter konfrontiert zu werden.
Bleibt man dabei "wetterfühlig" und nimmt jeden kleinen Regenschauer als Grund, eben gerade heute nicht zu laufen, wird man gar nicht erst zum Läufer werden. Schauen wir uns, als Erleichterung, auch bei Regen zu Laufen, das Thema Wasser mal etwas genauer an und stellen uns dabei die Frage: Was ist eigentlich Wasser?
Die schlichte chemische Formulierung lautet dabei: H_20. Ein Molekül Wasser besteht also aus zwei Wasserstoff- und einem Sauerstoff-Atom. So viel für das Wissenschaftliche.
Praktisch gesehen allerdings ist Wasser reine Energie. Ohne Wasser kein Wachstum, keine lebende Natur, keine Ernten, keine Pflanzen-, Tier oder Menschenwelt, denn ohne Wasser stirbt die Pflanze, das Tier und der Mensch. Trink-Wasser wird zu einem der am meisten umkämpften Rohstoffe des 3. Jahrtausends auf unserem Planeten werden.
Wasser ist weltweit gesehen das am meisten konsumierte Getränk. Wir können bis zu 60 oder noch mehr Tage ohne Nahrung überleben, jedoch nur ganz wenige Tage ohne Wasser. Verlieren wir mehr als 2% unseres Körpergewichtes an Wasser (bei einem 70 Kilo schweren Menschen sind dies bloss 1,5 Liter, was bei ungefähr 15 Grad Aussentemperatur in einer Stunde ohne weiteres möglich ist!), sinkt unsere Leistungsfähigkeit bereits markant ab.
Es regnet draussen. Wir beginnen uns zu zieren und alle möglichen Ausreden zu produzieren, um uns ja nicht in die Laufschuhe stürzen zu müssen. Dabei haben wir die grosse Chance, das grosse Glück, Energie pur für dreissig Minuten (oder wie lange wir auch immer laufen gehen) von oben zu beziehen – kostenlos! Viele Menschen auf dem Planeten Erde vollführen die verschiedensten Rituale, um die Götter des Regens gütig zu stimmen, um endlich wieder zu ihrem kostbaren Nass zu gelangen. Dies reicht von Regentänzen bis zu Schlachtopfern. Und wir zieren uns... Also:

Es gibt kein schlechtes Wetter – bestenfalls falsche Kleidung!

Dabei ist es (dies werden alle bestätigen können, die es schon am eigenen Leib erfahren haben) nie schöner als bei Regen zu laufen. Es ist lediglich die Überwindung, die ersten Schritte hinaus aus dem geschützten Heim in die Energie von oben zu tun. Spätestens nach 500 m verschmilzt man mit dem Naturelement Wasser und der Regenlauf wird zur puren Energieladung.

Noch zwei frohe Botschaften dazu:

- Nass wird man in jedem Fall: Durch Regen oder durch das Schwitzen. Wo ist also bitte der Unterschied, ob alles von innen oder ein Teil von aussen (oben) kommt, ob wir nur mit Luft- oder auch noch zusätzlich mit Wasserkühlung laufen?
- Du kannst dich voll darauf verlassen, wir – insbesondere unsere Haut – sind wasserdicht! Es kann uns also nicht hineinregnen....

Eine beliebte Entschuldigung, um die Laufschuhe unangetastet stehen zu lassen, sind die Ozon-Werte. Immer wieder erlebt man (vor allem im Sommer!) solch groteske Szenen wie rauchende und Bier mit Korn trinkende Mitbürger, die über diese laufenden Spinner herziehen, da diese offenbar nicht mal wissen, dass es für die Atemwege ungesund ist, bei erhöhten Ozonwerte zu laufen. Laufen wir einfach an ihnen vorbei, lassen wir sie weiterrauchen, früher ins Grab steigen und damit die Altersvorsorge sponsoren ...

Unsere Haut ist dicht – es kann uns nicht hineinregnen!

Frümorgens sind die Ozonwerte noch tief, solltest du trotzdem abends mal (zuätzlich?) laufen, lass es bei heissen und stickigen Temperaturen noch etwas gemütlicher angehen. Auch das intensive Schwitzen, das Spüren, wie einem der Schweiss, die kühlende

Körperflüssigkeit förmlich aus jeder Pore des eigenen Körpers läuft, das Verschmelzen dieses eigenen Körpers mit der warmen Umgebung gehört zu den intensiven Selbsterfahrungen mit dem eigenen Körper, die einem in dieser Intensität nur das Laufen bieten kann. Bedenke, dass du dann auch nur wenig Textilien am Leib hast: Vielleicht ein knappes Lauftop, kurze Höschen, dein regelmässiger Atem, das Spüren deines feuchten Körpers – selbst erotische Gefühle sind beim Laufen nicht verboten....

Der Umgang mit einem unserer kostbarsten Güter: Die Zeit

„Was ist die Zeit? Wenn mich niemand danach fragt, weiss ich's, will ich's aber jemandem erklären, weiss ich's nicht!"

Der heilige Augustinus

Noch im fünfzehnten Jahrhundert sah man die Zeit als ein Abbild der göttlichen Ordnung. Danach verlor die Zeit allmählich ihren sakralen Charakter, bis sie im 18. Jahrhundert zu nichts als etwas rein technisch-automatischem wurde.

Noch früher hatten die Griechen sogar einen Gott der Zeit: Kronos. In der einen Hand hält er eine Sanduhr, die uns an unsere irdische Vergänglichkeit mahnt, in der anderen eine Sense, die alle dahinrafft - deren Zeit gekommen ist (Kronos begann mit der Zeit alles wegzufegen, bis ihn sein Sohn Zeus absetzte).

Vielleicht hat dieses Abbild göttlicher Ordnung damit zu tun, dass so, wie vor Gott alle gleich sein sollen, auch jeder Mensch von dem Gut Zeit 24 Stunden zur Verfügung hat - täglich, unabhängig von Alter, Geschlecht, Bildung, Beruf, Einkommen, Kinderzahl oder Schuhgrösse.

Zeit ist das einzige Gut, von dem jeder von uns täglich gleichviel besitzt

Jeder Mensch hat täglich 24 brandneue Stunden zur Verfügung!

Obschon die Zeit an sich etwas sehr Objektivierbares ist (eine Sekunde dauert immer genau gleich lang: genau eine Sekunde), empfinden wir Zeit als etwas sehr Subjektives: versunken in eine Tätigkeit, die uns fasziniert und in ihren Bann nimmt (State of Excellence, Flow), vergeht die Zeit wie im Fluge, Stunden werden zu Minuten, meist muss uns ein äusseres Ereignis wieder in die Gegenwart zurückführen. Andererseits empfinden wir das Warten auf jemanden auf der Strasse schon nach wenigen Minuten als endlos und wir beginnen uns innerlich ob der Unpünktlichkeit des anderen zu nerven.

Ich weiss, ich sollte, aber

Was jetzt folgt, dürfte dir bekannt sein: (...) aber ich habe keine Zeit! Eine Falschaussage, mit dem du entweder deinen aktuellen Gesprächspartner oder (wahrscheinlich öfter) dich selbst belügst. Keine Zeit gibt es nicht. Es bedeutet, etwas ist mir nicht wichtig genug, dafür Zeit aufzuwenden. Oder weniger krass ausgedrückt: andere Dinge, Menschen, Handlungen sind für mich bedeutungsvoller. Dafür bin ich bereit, Zeit aufzuwenden, anderes und für mich unwichtigeres zurückzustellen. Also habe ich keinen Grund mich über Zeitmangel zu beklagen.

Laufen spart Zeit

Wenn du bis hierher aufmerksam gelesen hast, wird dir nicht entgangen sein, dass Laufen nicht nur deinen Kreislauf, sondern auch dein Gehirn effizienter macht:

- Du arbeitest konzentrierter
- Du arbeitest effektiver
- Du arbeitest kreativer
- Du arbeitest teamfähiger
- Du arbeitest schneller

Deshalb gilt eindeutig:

**Sieger laufen
und sparen Zeit!**

Manch eine knifflige Aufgabe lässt sich im Zustand der Sauerstoff-Durchflutung lösen, insbesondere dort, wo alle Schreibtisch-Bemühungen mit der berühmt-berüchtigten Nase auf dem Papier zu scheitern drohen.

- Laufe morgens vor der Arbeit- dann ist deine Agenda noch leer.
- Laufe auch mal abends, wenn dein Kopf leer ist, du aber noch bis Morgen die zündende Idee, das ideale Konzept, die ultimative Strategie mittels corporate wording, identity, credibility oder was auch immer sich incorporieren möchte, zu Papier bringen sollst.

Die richtige Ausrüstung

Vergiss gleich, dass Laufen sehr billig ist. Für Skifahren, Golf, Tennis oder ähnliche "gesellschaftsfähige" Betätigungen geben wir, ohne mit der Wimper zu zucken, locker vierstellige Beträge aus. Auch eine Laufausrüstung, die in allen Jahreszeiten das Laufen ohne Erkältungs- oder Verletzungsgefahr ermöglicht, kann einen vierstelligen Betrag kosten.

a) Schuhe

Das Wichtigste an der Laufausrüstung! Es braucht dabei nicht immer das neueste und damit auch teuerste Modell zu sein. Viel vordergründige Innovation fällt unter das Motto Werbestrategie des Herstellers. Auch neue Auslaufmodelle erfüllen ihre Aufgabe gleich gut. Wichtig ist nur, dass du deine Schuhe beim Spezialisten (am besten mit Laufband und Videokontrolle) und nicht im Supermarkt kaufst. Spüre, ob in dem Geschäft Praktiker arbeiten, also Verkäufer, die sich Zeit nehmen für deine Beratung und die vor allem auch **selbst laufen**.

LEBENSPOWER-INFO

für den Schuhkauf:

- Falls vorhanden: Alte Schuhe mit ins Sportgeschäft bringen. Profis können bereits daraus zahlreiche Informationen über deine Füsse ablesen.
- Informiere den Verkäufer über den Zweck des neuen Schuhs:

Laufanfänger, Waldläufer, Strassenläufer, beabsichtigte maximale Laufdauer pro Lauf, Schuh für Training, für Wettkampf, schon aufgetretene Schmerzen.

- Trage bei der Schuh-Anprobe Laufsocken. Falsche Socken zu tragen kann die Schuhgrösse bis zu einer halben Nummer oder mehr beeinflussen.
- Unbedingt einige Schritte mit den zum Kauf beabsichtigten Schuhen im Geschäft (Laufband) oder vor dem Geschäft laufen (Wohlfühl-Test!).
- Kaufe den Schuh nicht zu knapp! Vorne im Schuh sollte immer ein Fingerbreit Platz übrig sein, denn der Fuss rutscht beim Abrollen immer leicht nach vorne und die Füsse schwellen beim Laufen an.
- Es gibt keinen Schuh von keinem Hersteller, der allen Ansprüchen genügt. Kauf dir deshalb, als ein von nun an täglich Laufender, zwei Paar unterschiedliche Laufschuhe. Die Abwechslung tut deinen Muskeln, Sehnen, Bändern, Gelenken und Schuhen gut!

Wichtig: Jeder Mensch hat eine unterschiedliche Fussstellung. Um diese zu erkennen, gibt es den Fussabdruck (Foot-scan) sowie das Laufen auf dem Laufband. Dabei zeichnet eine Videokamera die Lande- und Abrollphase des Fusses auf. In Zeitlupe angeschaut erhält man die richtigen Informationen, betreffend Fussstellung und Laufverhalten, für den anschliessenden Schuhkauf.

Ein guter Laufschuh müsste

- stützen
- dämpfen
- führen

Insbesondere sollte eine Unter- und viel häufiger eine Überpronation korrigiert werden.

LEBENSPOWER-TIPPS

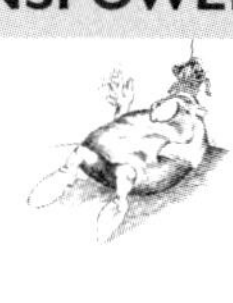

Wichtige Begriffe beim Schuhkauf

- **Pronation:**
  Unter Pronation versteht man das natürliche Einknicken des Fusses nach innen bei jedem Schritt. Ein mässiges Pronationsverhalten ist normal und medizinisch unbedenklich.

- **Überpronation:**
  Bei der Überpronation knickt der Fuss zu stark nach innen ein. Dies sollte in jedem Fall ausgelichen werden, um Verletzungen und Laufschäden (Knie, Achillessehnen) zu vermeiden. Der Ausgleich erfolgt durch einen Schuh, der medial (= an der Innenseite des Fusses) besonders gut gestützt ist. Gelegentlich müssen zusätzlich medial abstützende Einlagen verwendet werden.
- **Unterpronation:**
  Die Unterpronation wird auch als Supination bezeichnet und kommt viel seltener vor. Dabei knickt der Fuss nach der Landephase nach aussen ab. Es besteht dabei die Tendenz zum "Übetrampen" mit Verletzungsgefahr der äusseren Bänder des Sprunggelenkes. Supinierer/Unterpronierer erkennt man an lateral (= aussen am Fuss) abgelaufenen Schuhsohlen.

Gib nicht zu viel auf in Fachzeitschriften für Läufer veröffentlichte Schuhtests. Nur die individuelle Beratung und Schuhanprobe garantiert dir einen optimalen Schuhkauf, denn immerhin wirst du mit diesen Schuhen gut 1000 Kilometer unterwegs sein. Wer will denn da schon ein Urteil anderen Testern und Beurteilern überlassen...
Noch ein Wort zur Pflege: Es steigt sichs einfach besser in saubere Laufschuhe ein als in schmutzige. Nach dem Laufen wirst du aber nicht immer grosse Lust verspüren, auch noch die Schuhe vom Morast zu befreien. Schmeiss sie deshalb einfach von Zeit zu Zeit in die Waschmaschine. Sie kommen wie neu wieder raus, das Anziehen macht fast wie bei einem Schuhkauf Spass. Alle Fachkräfte des Laufschuhverkaufs und alle Hersteller werden jetzt aufstöhnen und denken: "Bloss nicht in die Waschmaschine. Das schadet den Schuhen!" Sei aber versichert, lieber Leser: Wir haben unseren Schuhe schon ungezählte Male die Waschmaschine zugemutet. Nähte sind noch nie geplatzt und aus dem Leim gefallen ist auch noch keiner!
Dafür sehen die Schuhe von Zeit zu Zeit wie neu aus und machen wieder Spass!

b) Kleidung

Nicht nur im Schuh-, sondern gerade auch im Kleidungsbereich sind seitens der Hersteller grosse Fortschritte erzielt worden. Die zum Teil grellfarbenen Laufklamotten sind nicht nur ausgeklügelte Modegags. Die darin enthaltenen feinen Mikrofasern passen sich leicht deiner Körperform an und schützen deinen Körper – gegen Hitze und Kälte. Sie saugen sich nicht voll, sondern leiten die Feuchtigkeit ultraschnell nach aussen ab. Auch Regen dringt nicht nach innen durch. Dadurch, dass kein feuchter Stoff auf der Haut klebt, bleiben die Muskeln warm.
Diese Sportkleidung nennt man "funktionelle Sportswear". Für kältere Tage ist auch Unterwäsche als funktionelle Bekleidung zu haben. Funktionskleidung kostet zwar etwas mehr als das Unterhemd aus dem Warenhaus. Die Anschaffung lohnt sich aber, denn es ist dein bester Erkältungsschutz.

LEBENSPOWER-TIPPS

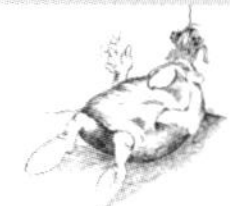

- **Hosen:**
  Trage enganliegende Hosen, die in jeder Farbe, für jeden Geschmack und in jeder Grösse angeboten werden. Sie scheueren dich beim Laufen nicht wund, sind leicht und flattern nicht störend um die Beine herum. Es gibt Modelle für kältere und wärmere Temperaturen. Ist es sehr kalt, zieh einfach ein Paar Baumwoll-Hosen darüber an.
- **Oberteil:**
  Trage helle Oberteile, wenn du frühmorgens oder abends läufst (viele haben sogar schon Reflektoren eingebaut!), damit du gesehen wirst. Auch hier ist eine zweite Haut aus funktionellen Kunstfasern wichtig: Sie weist deinen Schweiss und den Regen ab. Bei Kälte den Sweat-Shirt (auch davon gibt es funktionelle Modelle) darüber anziehen oder noch besser: Gute Trainingsjakke aus Mikrofasern besorgen.
- **Kopfbedeckung:**
  Das Stirnband ist einerseits ein modisches Accessoire, andererseits auch ein durchaus funktioneller Teil deiner Laufausrüstung, denn es verhindert, dass Schweiss in deine Augen läuft (vor allem Kontaktlinsen-Träger wissen dies zu schätzen!). An heissen Tagen kann man es im Vorbeilaufen in einen Brun-

nen halten und danach wieder montieren – erquickende Kühlung ist dir dadurch garanatiert.
Aber: Im Winter ersetzt ein Stirnband die wärmende Mütze nicht und gerade über den Kopf geht viel Wärme verloren.

- **Socken:**
  Leiste dir Laufsocken. Sie sind am richtigen Ort gepolstert und haben keine auftragenden Nähte. Vorsicht vor dem Laufen ohne Socken: zuerst nur auf kurzen Strecken ausprobieren. Das Verhalten deiner Füsse kann zudem von Schuhtyp zu Schuhtyp variieren!
- **BH:**
  Trage unbedingt einen Sport-BH. Er ist nicht nur bequem, sondern federt und fängt auch jede Bewegung ab. Allerdings sollte er nicht zu 100% aus Baumwolle bestehen, sondern auch elastische Fasern enthalten. Ihr Stützeffekt ist grösser.
  Wichtig: Nähte beim Kauf anschauen. Sie sollen möglichst flach sein, um nicht zu scheuern.

Was immer du aber trägst:

Du musst dich darin wohl fühlen!

Wenn du mit deinem Körper und Geist durch das regelmässige Laufen in Einklang gekommen bist, darf man dies ruhig auch als sexy bezeichnen. Nur nicht bescheiden sein: Keine 3% deiner Mitbürger läuft regelmässig, geschweige denn, ist in der Lage, solche Läufe wie du sie machst, zu absolvieren. Du gehörst bereits zur Elite – zu den Siegern! Gewinner haben kein Problem mit falschen Schamgefühlen...

Laufen im Überblick

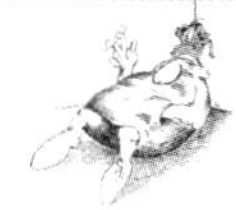

- Laufe täglich, installiere den Laufreflex, beginne wenn nötig mit drei Minuten und hänge täglich eine Minute dran – so läufst du dich ohne Verletzungen ein.

- Lass deinen grünen (aeroben) Bereich beim Sportmediziner austesten. Mach unbedingt bei ihm einen Check, wenn du älter als 35 bist und vorher nur unregelmässig Ausdauer-Sport getrieben hast.

- Laufe mit einer Pulsuhr, um deinen grünen Bereich nicht zu verlassen.

- Laufe morgens vor der Arbeit, dann kommt dir nichts dazwischen, die Luft ist besser, dein Tag danach strukturiert und du bist allen anderen uneinholbar voraus, Ideen für den Tag garantiert!

- Laufe nüchtern, aber trinke immer mindestens 0,3-0,5 Liter Wasser vor dem Laufen. Trinke auch sofort nach dem Laufen genügend, selbst wenn du keine Durstgefühle empfindest.

- Erkältungen und leichtes Muskel- und Gelenkzwicken sind keine Ausrede, um nicht zu laufen, bei Fieber herrscht Laufverbot.

- Spare nicht bei der Ausrüstung – fühle dich wohl und attraktiv darin!

- Laufe, wenn du mit deinem Partner/Parnerin läufst (= ideal!); vorzugsweise in einem Park, der eine im, der andere gegen den Uhrzeigersinn. So seht Ihr Euch dauernd und keiner ist frustriert über das Tempo des anderen!

Auf geht's ins Siegerlager!

2 ERNÄHRUNG

"Man kann einen Menschen mit Saucen ebenso unter den Boden bringen wie mit Strychnin, bloss dauert es länger."

Christian Barnard

2. SÄULE: ERNÄHRUNG

"Eine Gesellschaft ist dann als zivilisiert zu bezeichnen, wenn mehr Menschen an Übergewicht sterben als an Hunger."

1. EINLEITUNG

Die Absicht des Ernährungskapitels

Einen detaillierten, individuellen Menueplan können und wollen wir dir nicht liefern. Es soll sich vielmehr um eine Einführung in die hohe Kunst des Essens handeln. Wir kommen dabei auch nicht darum herum, dir einige Grundlagen aus der Ernährungslehre mit auf den Weg zu geben. Ohne dies sind Zusammenhänge schwer oder gar nicht verständlich und führen nicht selten zu dem sattsam bekannten "ernährungstechnischen" Fehlverhalten. Deshalb empfehlen wir dir, auch diese Kapitel unbedingt durchzulesen. Wir versprechen dir dabei, dass wir diese Abschnitte auf das wirklich notwendige beschränken. Dieses Buch soll eine praktische Anleitung sein. Nichtsdestotrotz ist es manchmal unabdingbar, auch einige Hintergründe auszuleuchten, um Missverständnisse zu klären, Vorurteile abzubauen oder lediglich, um eine Sensibilisierung auszulösen, die alleine manchmal schon positive Verhaltensänderungen zu deinem Wohle bewirken kann. Für den Moment wünschen wir dir viel Vergnügen und später oder auch zwischendurch mal – guten Appetit.

Auf der Basis menschlicher Dummheit alimentiert sich die Nahrungsmittelindustrie selbst

Die Schere wird immer grösser

Ernährung, Essen, Energieaufnahme – wahrscheinlich gibt es keine drei anderen E's, die so kontrovers diskutiert werden wie diese. Ernährung, ein Thema, an dem sich die Geister, die Guten und die Bösen, scheiden. Wenn du, liebe Leserin, lieber Le-

ser, 10 “Fachleute”, wirkliche und auch Selbsternannte, zu diesem komplexen Thema um **eine** Meinung bittest, ist die Wahrscheinlichkeit gross, dass du **elf** Meinungen hören wirst. Die Zahl der Ernährungskurse ist endlos, ebenso die der angebotenen Diäten, unterstützt von einer sich auf der Basis der menschlichen Dummheit selbst alimentierenden Nahrungsindustrie.
Unschwer ist dabei die Ausbildung einer Polarität, einer zunehmend aufklappenden Schere feststellbar:

- Auf der einen Seite die Junk-fast-food-Society, angeführt von unserer Jugend einerseits, ebenso aber auch von zeitmangelnden Managern andererseits, die sich innert möglichst kurzer Zeit (da Zeit bekanntlich Geld bedeutet) möglichst hochkalorig “ernähren” möchten. Die Überlegungen, woraus sich diese Kalorien zusammensetzen, hat betriebswirtschaftlichen Anforderungen zu weichen.
  Dass ausgewogenene Ernährung mit Intelligenz und verbesserter Leistungsfähigkeit (Performance) zu tun hat, wird weder an unseren Schulen, die ja bekanntlich nicht für die Schule lehren, sondern fürs Leben, vermittelt, noch hat dieser Gedanke in die meist bereits ansehnlich verfetteten Denkzentralen unserer Wirtschaftskapitäne Einzug gehalten. Löbliche Ausnahmen bestätigen natürlich auch hier die Regel.

- Auf der anderen Seite eine fast überbewusste Bevölkerungsgruppe, die der Ansicht ist, alleine durch Veränderung der Essgewohnheiten die Gesundheit (und meist gerade auch noch die ganze Welt) zu verbessern. Eine Gruppe, die durch ihre radikale Haltung meist die Gegenseite in ihrer Haltung bestärkt und von dieser den wenig schmeichelhaften Stempel der Körnerpicker aufgedrückt bekommt.

Abgesehen von all dieser Polemik kommen wir nicht darum herum festzustellen, dass:

- 60% der Amerikaner/innen übergewichtig sind, weitere 20% sogar fettsüchtig, das heisst, sie weisen einen BMI (Body-Mass-Index, siehe später) von über 30 auf (normal ca. 24-26).
- 5-20% der mittel- und westeuropäischen Kinder im Alter von 12-15 Jahren sind bereits übergewichtig.
- Jährlich 300000 Amerikaner/innen durch direkte Folgen des Übergewichtes dahingerafft werden.
- in Deutschland jährlich über 40 Milliarden DM ausgegeben werden für Folgeschäden unausgewogener Ernährung
- sich in der Schweiz der tägliche Fettanteil auf dem Teller in keiner Weise von demjenigen der USA unterscheidet, auch wenn wir immer das Gefühl haben, Dicke gäbe es vor allem in Florida und Texas...
- bis zum Jahre 2250 alle Bewohner/innen der ersten Welt bei gleichbleibendem Verhalten von der Fettsucht befallen sein werden.

Was uns allerdings am nachdenklichsten stimmt ist die Tatsache, dass zwei Drittel der Erdbevölkerung dauernd (chronisch) oder immer wieder an Hunger leiden und ein Grossteil davon nicht weiss, wann und woher er die nächste Nahrung erhalten wird. Bevor du nun weiterliest, mach bitte folgende Übung:

Zwei Drittel der Erdbevölkerung leidet chronisch an Hunger

Halte bitte einen kleinen Moment inne, schliess die Augen und überleg dir,

- wann du das letzte Mal wirklich an Hunger gelitten hast, nicht wusstest, wann es wieder was und wieviel zu futtern geben würde?
- warst du überhaupt schon mal in einer solchen Lage?
- was hast du dabei empfunden?
- kannst du dir vorstellen, solchen Empfindungen praktisch täglich ausgesetzt zu sein?

Es war nicht unsere Absicht, dir mit dieser Übung ein schlechtes Gewissen einzuimpfen, sondern dein Bewusstsein dahingehend zu schärfen, dass wir über den Luxus verfügen, darüber sprechen und fachsimpeln zu dürfen, was wir essen und trinken sollen, währenddem der weitaus grössere Anteil unserer Mitmenschen überhaupt froh wäre, regelmässig etwas zu trinken und zu essen zu haben.

Essen ist ein Privileg

Vielleicht hilft diese Übung aber auch, dass Essen wieder als Privileg und nicht als Selbstverständlichkeit schätzen zu lernen. Hand aufs Herz: wie oft kommt es vor, dass wir uns mit dem Essen alleine nicht begnügen. Wir brauchen noch eine "Begleitunterhaltung" dazu: Fernsehen, Zeitung lesen oder sobald wir den letzten Bissen heruntergeschlungen haben das nächste Brandopfer in Form einer Zigarette oder ähnlichen stinkenden und rauchentwickelnden Sozialfolterungen. In Speisesälen, in Anwesenheit noch essender Gäste, rauchende und Asche streuende Mitbürger haben etwa gleich viel Kinderstube genossen, wie wenn jemand seine Füsse auf den Esstisch stellt und beginnt, die Nägel zu schneiden. Nur stört dieser bestenfalls die am gleichen Tisch sitzenden, währenddem die übrigen Gäste von seinen Emissionen verschont bleiben...

Wer ist nicht schon ärgerlich an den Tisch gekommen und hat in seiner Wut angefangen, das Essen hinunter zu schlingen, um erst beim zweiten Teller zu merken, dass er schon einen (Teller) intus hat, ohne zu merken, was er eigentlich gegessen hat und dass dies auch noch ganz gut schmeckt. Ein Affront gegenüber der Person, die das Essen zubereitet hat, zudem wird durch das schnelle Hinunterschlingen mehr gegessen und der Verdauungsprozess durch das schlechte Kauen auch noch unnötig verlängert. Unsere Mahlzeiten verkommen immer mehr zu Schlingzeiten, dabei haben wir doch Mahl- und nicht Schlingzähne und wünschen Mahl- und nicht Schlingzeit..... Durch das zu schnelle Essen und zu wenig Kauen wird zudem der Speisebrei zu wenig eingespeichelt und damit bereits aufgelöst, was ideal für das saure Magenmilieu wäre. So muss aber mehr Magensäure pro-

Unsere Mahlzeiten verkommen immer mehr zu Schlingzeiten

duziert werden, was dann zu einer Überforderung des nachfolgenden Zwölffinger- und Dünndarms führt. Irgendwann haben diese genug von dem sehr sauren Speisebrei und geben auf hormonal-nervlichem Weg den Befehl an den Magenausgang, sich zu verschliessen. Dies wird dann von uns zuerst als Völlegefühl, dann als Übelkeit und später als Erbrechen wahrgnommen. Es ist nichts anderes, als der frustrane Versuch des Magens, einen übermässig angesäuerten Speisebrei wieder loszuwerden.

LEBENSPOWER-TIPPS

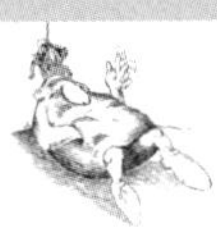

- Nur Essen.
- Keine Begleitaktivitäten (Fernsehen oder Zeitungslesen).
- Nicht im ärgerlichen Zustand an den Tisch setzen.
- Lieber vorher eine körperliche Aktivität einschalten (Lauf, zügigiger Spaziergang): Vor dem Essen sollst du ruhn, nach dem Essen tausend Schritte tun!

Der Prozess der Selbstvergiftung

Es ist schon fast unglaublich, welche Gelegenheiten für besseres Wohlbefinden durch eine katastrophale persönliche Ernährung vergeben werden. Generell kann man heute sagen, dass ein Grossteil der westlichen Bevölkerung sich mehr selbst vergiftet denn ernährt.

Nicht wenige Lebensmittel erinnern an Sterbemittel

In der Tat hat eine ausgewogene und trotzdem lustbetonte Ernährung einerseits mit verbesserter persönlicher Leistung (körperlich und mental) und vor allem auch Wohlbefinden (ebenfalls körperlich und mental!), andererseits aber auch mit Intelligenz zu tun. Wenn man aber bedenkt, dass ein Konzern wie McDonalds eine solch mittlerweile weltumspannende Grösse erreichen konnte (ein Ende des Wachstums ist zudem nicht in Sicht!), muss man allerdings hinter die menschliche Intelligenz, zumindest was den Prozess der Selbstvergiftung betrifft, einige Fragezeichen setzen.

2. DIE EINTEILUNG DER NAHRUNG

Unsere Nahrung besteht aus Lebensmittel (auch wenn nicht wenige davon eher an Sterbemittel erinnern). Diese wiederum können in *Nahrungs-* und *Genuss*mittel unterteilt werden.

Bei den *Nahrungsmitteln* unterscheiden wir:

- Kohlenhydrate
- Eiweisse
- Fette
- Vitalstoffe
- Wasser

Die *Vitalstoffe* wiederum unterteilt man in:

- Vitamine
- Spurenelemente
- Mineralstoffe

Zu den am meisten konsumierten *Genussmitteln* gehören:

- Koffein
- Alkohol
- Nikotin
- Cannabis
- Andere *drogoide* Substanzen

Ob Genussmittel tatsächlich als Lebensmittel zu bezeichnen sind, überlassen wir der persönlichen Beurteilung unserer geneigten Leserschaft...

2.1 KOHLENHYDRATE

Kohlenhydrate werden oft auch als Zucker bezeichnet. Dadurch entsteht oft Verwirrung, da in unserer Süss-und Naschgesellschaft Zucker oft mit Süssigkeiten (Eis, Torten, Kuchen, Schokolade) gleichgesetzt wird. Dem ist aber bei weitem nicht so, denn dabei handelt es sich nur um sogenannte Einfachzucker.

Die kleinste Einheit der Kohlenhydrate ist die Glucose (Einfachzucker). Kohlenhydrate können aber auch aus zwei- oder mehrfachen Zuckern, den sogenannten Polysacchariden bestehen. Diese finden sich vor allem in strukturalen pflanzlichen Elementen und sind wesentliche Bestandteile der Ballaststoffe.

Was sind eigentlich Ballaststoffe?

Ballaststoffe sind *faserige* pflanzliche Bestandteile. Sie zeichnen sich dadurch aus, dass sie für den menschlichen Organismus nicht oder nur schlecht verdaulich sind. Dadurch wiederum weisen sie einige positive Eigenschaften auf:

- ***Beschleunigung der Darmmotorik***
  Durch den Konsum von Ballaststoffen wird die Darmtätigkeit angeregt, der Verdauungsprozess dadurch verkürzt (weniger Belastung für den Organismus) und auch die Verweildauer zum Beispiel schädlicher Substanzen im Magen-Darm-Trakt deutlich verkürzt.
- ***Ausscheidung toxischer Substanzen***
  Ballaststoffe binden toxische (=giftige) Substanzen und scheiden diese wegen ihrer Unverdaulichkeit auch wieder aus, bevor sie unserem Körper Schaden zufügen können.
- ***Senkung des Cholesterinspiegels***
  Ballaststoffe binden nicht nur toxische Substanzen, sondern auch körpereigene Gallensäuren. Durch die Unverdaulichkeit der Ballaststoffe und deren Bindung an die Gallensäuren werden diese vermehrt ausgeschieden. Dies bedeutet, dass die körpereigene Produktion der Gallensäuren angekurbelt wird. Ein nicht unwesentlicher Bestandteil der Gallensäuren ist das Cholesterin. Werden also vermehrt Gallensäuren gebildet, wird auch entsprechend mehr Cholesterin benötigt. Dies führt dazu, dass der Cholesterin-Spiegel im Blut auf natürliche Weise (gewissermassen ohne Nebenwirkungen und ausgesprochen kostengünstig!) gesenkt wird.

- ***Kauverlängerung***
  Ballaststoffreiche Nahrungsmittel zerfliessen nicht einfach auf der Zunge, sondern müssen gut gekaut werden. Beim Kauvorgang wiederum werden die speichelproduzierenden Drüsen massiert, was zu vermehrter Speichelbildung führt. Speichel weist einen alkalischen ph-Wert auf (ph = Mass für den Säure-resp. Basengehalt eines Nahrungsmittels oder einer beliebigen Substanz). Das Milieu des Magens hingegen ist im sauren Bereich angesiedelt. Somit stellt der vermehrt produzierte alkalische Speichel eine ideale Abpufferung für das saure Magenmilieu dar. Zudem führt ein verlängerter Kauvorgang auch zu einer nachweisbaren Verminderung der gesamthaft aufgenommenen Nahrungsmenge, dies im Gegensatz dazu, wenn die Nahrung hinuntergeschlungen wird.
- ***Langsamerer Anstieg der Blutzuckerkurve***
  Ballaststoffe enthalten im Gegensatz zu Süssigkeiten (Einfachzucker) komplexe oder langkettige Zucker. Die Einnahme von Süssigkeiten oder Traubenzucker führt zu einem raschen Anstieg der Blutzuckerkurve (des Blutzuckerspiegels), dies wiederum zu einem körperlichen und/oder geistigen Leistungsschub. Allerdings ist dieser meist nur von kurzer Dauer, denn ein erhöhter Blutzuckerspiegel (das Problem des Diabetikers) ist von der Körper-Kontrollzentrale nicht erwünscht. Diese startet sofort eine Gegenmassnahme, indem sie der Bauchspeicheldrüse (Pancreas) befiehlt, das Hormon Insulin auszuschütten. Insulin wirkt gewissermassen als Taxi für den Zucker auf seinem Weg von der Blutbahn in die Körperzellen (Muskeln, Gehirn).
  Bei einem starken, plötzlichen Anstieg des Blutzukkers kommt es also zu einer ebenso heftigen Insulin-Ausschüttung. Dieser heftige Insulin-Anstieg im Blut führt nun zu einer, *innerhalb von Minuten* verlaufenden, sogenannten Gegenregulation, bei welcher der Blutzuckerspiegel sogar unter die Werte vor der Einnahme eines einfachen Zuckers fallen kann. Die Folge davon: Heftiger Leistungsabfall,

beim Sportler spricht man dann jeweils vom (Hunger)Ast, beim Manager können Denkgeschwindigkeit und Konzentrationsfähigkeit erheblich abnehmen. Er muss in seiner Verhandlung also schon sehr weit vorgeschritten sein, um nicht Gefahr zu laufen, von den Verhandlungspartnern über den Tisch gezogen zu werden.
Ganz anders reagiert der Körper bei der Einnahme von ballaststoffreicheren, mit komplexen (nicht einfachen), langkettigen Zuckern versehenen Kohlenhydraten. Der Blutzuckeranstieg erfolgt wesentlich langsamer, ebenso aber auch die Insulin-Ausschüttung. Eine massiv leistungsmindernde Gegenregulation findet nicht statt, dafür ist eine Leistung auf hohem Niveau über längere Zeit möglich. Für solche Zwischenmahlzeiten empfehlen sich spezielle, ideal zusammengesetzte Energieriegel (z.Bsp. Powerbar™ gibt es in verschiedensten Geschmacksrichtungen), Vollkornbiskuits, aber auch Früchte wie etwa Äpfel und Bananen. Mittlerweile gibt es optimal zusammengesetzte langfristige Energiespender auch in platzsparender flüssiger Form.

- *Krebsprophylaxe*
  Länder mit einem hohen Faseranteil und wenig raffinierter Nahrung weisen einen wesentlich niedrigeren Anteil an Krebserkrankungen des Magen-Darm-Traktes, insbesondere des Dickdarms, auf. In westlichen Industrienationen mit hohem Anteil an raffinierter, faserarmer Nahrung gehört der Dickdarmkrebs zum häufigsten Krebs.

LEBENSPOWER-DENKTIPPS

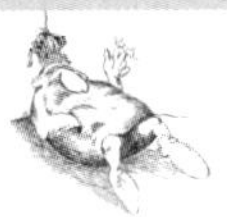

- Mehr faserreiche Ballaststoffe
- Reduktion des Anteil an Weissmehlprodukten
- Mehr Vollkornprodukte
- Nahrung besser kauen
- Keine Süssigkeiten oder andere kurzkettige "schnelle" Zucker (für eine längerdauernde Leistung körperlicher oder geistiger Natur)

Folgen des Rückganges der Ballaststoffe in unserer Nahrung

Der Rückgang der faserhaltigen Ballaststoffe in unserer industrialisierten und raffinierten Nahrung hat zu einer Zunahme einiger Krankheiten in unseren Breitengraden geführt.

- ***Obstipation (Verstopfung)***
  Die Verlangsamung und Trägheit der Darmtätigkeit bei faserarmer Ernährung führt zu unregelmässigem Stuhlgang mit vorwiegend Verstopfung (Obstipation). So sind z.B. ca. 1/3 der deutschen Bevölkerung verstopft, ein erheblicher Anteil (die Angaben schwanken zwischen 25 und 35%) des deutschen Apothekerumsatzes wird durch laxative (abführende) Mittel generiert ...

  1/3 der deutschen Bevölkerung ist verstopft

- ***Hämorrhoiden und Leistenbrüche***
  Verstopfung bedeutet auch verhärteten Stuhl, der gerade im Bereich des Enddarms (Darmausgang) immer wieder zu Verletzungen und Einrissen der Schleimhaut mit entsprechendem Juckreiz führen kann. Ebenso kommt es zu einem deutlich verstärkten Pressvorgang, der einerseits für die Bildung von Leistenbrüchen (sogenannten Inguinalhernien), aber auch Hämorrhoiden verantwortlich ist. Hämorrhoiden haben viele, darüber sprechen tut keiner ...
- ***Hypercholesterinämie***
  (Erhöhung des Blutcholesterins)
  Durch faser- und damit ballaststoffarme Ernährung werden Gallensäuren vermindert ausgeschieden. Dies hat wiederum zur Folge, dass weniger Cholesterin zur Neubildung von Gallensäuren aus dem Blut abgezogen wird, was zu einem höheren Cholesterinspiegel im Blut führt. Hinzu kommt, dass nicht nur weniger Cholesterin benötigt wird, sondern meist auch noch mehr Cholesterin zugefügt wird als bei faserreicher Ernährung (Ballaststoffe und Kohlenhydrate generell enthalten kaum Cholesterin). Aber immerhin sind die cholesterinsenkenden Medikamente auch ein wesentlicher Stützpfeiler der Pharmaindustrie....

- ***Diabetes mellitus (Zuckerkrankheit)***
  Häufige Einnahme von Süssigkeiten (z.B. Naschen) führt immer wieder zu bereits weiter oben beschriebenen schnellen Anstiegen des Blutzuckers mit reflexartigen Ausstössen von erheblichen Insulinmengen aus der Bauspeicheldrüse zur möglichst schnellen Senkung des Blutzuckerspiegels. Warum? Ein konstanter hoher Blutzuckerspiegel führt zu Schädigungen an verschiedenen Organen wie den Blutgefässen (Arteriosklerose) mit Durchblutungsstörungen, den Nieren mit zunehmend verminderter Nierenleistung, dem Augenhintergrund (Netzhaut) mit fortschreitender Verminderung der Sehschärfe, der Haut mit durch Durchblutungsstörungen bedingten Hautgeschwüren (Ulcerationen), um nur die Wichtigsten zu nennen.
  Wie bereits erwähnt dient das Insulin den Zucker (Glucose)molekülen als Transportvehikel ("Taxi") auf ihrem Weg von der Blutbahn in die Zielzelle, zum Beispiel der Muskelzelle oder Nervenzelle im Gehirn.
  Dabei dockt das Insulin an der jeweiligen Zelle einer Ankerstation, einem sogenannten Insulinrezeptor, an. Nach diesem Andocken kann es dann der Zelle das in seinem Gepäck befindliche Zuckermolekül abliefern. So weit so gut. Nur mit der Zeit, wenn immer öfter immer mehr glucosebeladenene Insulin-Taxis an der Zellwand eintreffen, gibt es keine Parkplätze (= frei Rezeptoren), um die Leute aussteigen (= Zucker in die Zelle gelangen) zu lassen, mehr. Der Zucker kann nur noch langsam aus dem Blut entfernt werden. Was geschieht als Reaktion darauf?
  Die Insulin-Produktion aus der Bauchspeicheldrüse wird gesteigert, um mehr Taxis loszuschicken. Allerdings wurde durch mehr Fahrzeuge noch nie ein Parkplatzproblem gelöst. Es kommt zum totalen Parkplatz-Kollaps, was man als Insulin-Unempfindlichkeit der Rezeptoren bezeichnet. Ab einem gewissen Punkt erschöpft die Bauchspeicheldrüse (Taxi-Fabrik), sie kann nicht mehr genügend Insulin produzieren. Dies ist spätestens der Moment, wo Insu-

lin von aussen her zugefügt werden muss (meist in Form von Injektionen). Durch eine reduzierte Aufnahme von Süssigkeiten und vermehrte körperliche Aktivität liessen sich die meisten Zuckerkrankheiten vermeiden. (Nicht davon betroffen sind die jugendlichen Diabetiker, bei denen meist eine angeborene Stoffwechselstörung vorliegt). War früher der Alterszucker wirklich im Alter zu beobachten, nimmt heutzutage die Zahl der Dreissig- und Vierzigjährigen mit "Alterszucker" erschreckend rasch zu.

- ***Zunahme von Krebserkrankungen***
  Die Forschung vermutet, dass einerseits die verlängerte Verweildauer des Nahrungsbreis in unseren Gedärmen bei faserarmer Ernährung einen Nährboden für giftige und die Darmwand angreifende Fäulnisprozesse bietet. Andererseits ist auch bekannt, dass eine fetthaltige Ernährung, mit hohem Anteil von vor allem in tierischen Produkten enthaltenen ungesättigten Fettsäuren, bösartige Zellentartungen fördern kann. Etwas vom aggressivsten diesbezüglich sind die vor allem in Frittiertem und gehärtetem Fett (Margarine!) enthaltenen sogenannten Trans-Fettsäuren. All diese Faktoren rund um unseren Wahn betreffend tierischen Eiweisses mit Fleisch und entsprechenden Beilagen aus der Fritteuse als Statussymbole haben in den Jahrzehnten nach dem 2. Weltkrieg zu einem starken Anstieg insbesondere von Dickdarmkrebs in wirtschaftlichen Wohlstandsländern geführt. Eine Ende ist nicht absehbar.

Weniger Süssigkeiten und vermehrte körperliche Aktivität würden den Alterszucker zum Verschwinden bringen

Kohlenhydratreiche Nahrungsmittel

Es sind dies vor allem:

- Getreide (Vollkorn)
- Teigwaren
- Reis
- Kartoffeln
- Früchte und Gemüse

Empfohlener Kohlenhydratanteil in unserer Nahrung

Kohlenhydrate sollten mit 60% den höchsten Anteil in unserer Nahrung ausmachen.
Iss Kohlenhydrate vor allem abends, sie sind leichter verdaulich als vorwiegend eiweiss- oder fetthaltige Nahrungsmittel und haben sogar schlaffördernde Eigenschaften. Solltest du tagsüber eine erhöhte körperliche Aktivität in Beruf oder Training haben – iss dann Kohlenhydrate auch zum Frühstück reichhaltig.

☛ zum sofort umsetzen:

- Kohlenhydrate als Hauptnahrungsbestandteil
- Kohlenhydrate vor allem abends und morgens
- Selten Süssigkeiten
- Fritteuse zum Sperrmüll

Die Energiebilanz der Kohlenhydrate

Von den von dir zugeführten Kohlenhydraten werden energiemässig 25% für körpereigene Umbauprozesse, also für den körpereigenen Verbrauch benötigt. Die restlichen 75% verwandeln sich erst durch Arbeit (also Bewegung) in Energie. Bleiben wir hingegen sitzen, verwandelt sich ein Grossteil der Kohlenhydrate nicht in Energie, sondern in Fett, mit den bekannten und gefürchteten Ablagerungs- und Speicherorten ...

2.2 EIWEISSE

Eiweisse sind zuständige Baustoffe für:

- Aufbauprozesse
- Erhalt von Körpersubstanz

Damit sind sie Baustoffe für:

- Hormone
- Strukturelemente für Muskelfasern
- Strukturelemente für Knorpel und Knochen
- Strukturelemente für die Haut
- Antikörper des Immunsystems (Abwehrkörper)
- Enzyme (sogenannte Biokatalysatoren)

Die kleinste Einheit der Eiweisse ist die Aminosäure. Eiweisse bestehen demzufolge aus verschiedenen, miteinander verbundenen Aminosäuren.

Speicherprobleme der Eiweisse

Wir können problemlos Fett speichern. Diese Speicherung findet im Fettgewebe statt, welches sich bei Speicherüberschuss unangenehm aufdringlich bemerkbar machen kann.

Ebenso gut lassen sich Kohlenhydrate speichern, allerdings lange nicht in der gleichen Menge. Kohlenhydrate speichern wir als Muskel- oder Leberglykogen, ganz wenig ist im Blut "vorrätig". Sowohl Fett als auch Kohlenhydrate sind ohne nennenswerte Schwächung von einzelnen Organen schnell verfügbar.

Hingegen verfügt unser Körper über keinen schadlos verfügbaren Eiweissspeicher. Natürlich haben wir in unserer Muskulatur einiges an Eiweissen eingelagert. Kann es allerdings unsere Absicht sein, dieses Eiweiss zu mobilisieren? Wenn man den Aufbau der meisten Diäten genauer anschaut, könnte man meinen, dass dem so sei. Doch davon später im Kapitel über Diäten ...

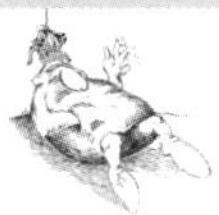

- Unser Körper verfügt über keinen Eiweissspeicher, Eiweiss muss regelmässig zugeführt werden.

Probleme der Eiweisszufuhr

In breiten Bevölkerungsschichten herrscht immer noch weitgehend die Ansicht, dass Eiweiss vor allem in tierischen Produkten, insbesondere Fleisch, vorhanden ist. Durch Aufnahme von tierischem Eiweiss ist allerdings auch die Fettaufnahme erhöht, was nicht in unserer Absicht liegt.

Die Linse besteht zu 23% aus Eiweissen und zu weniger als 1% aus Fett!

Weniger bekannt ist, dass Eiweisse auch in pflanzlichen Produkten reichhaltig vorhanden sind. Paradebeispiel dafür ist die Linse: pro Gewichtseinheit besteht sie zu 23% aus Eiweiss und zu weniger als 1% aus Fett. Da lacht das Herz !

Weitere eiweissreiche, fettarme Nahrungsmittel sind:

- Sojaprodukte
- Hülsenfrüchte
- Getreideprodukte
- Reis
- Fettarmer Käse (>30%)
- Joghurt
- Fettfreie Milch
- Gewisse Fische (Zander, Egli, Forelle)

Wann und wieviel Eiweiss?

Der sinnvolle Eiweiss-Anteil an der Gesamtnahrung beträgt 15-20%. Für einen körperliche aktiven Menschen, den du schon durch die Wahl dieses Buches werden willst, empfehlen wir dir eine Zufuhr von 1,5 g Eiweiss pro Kg Körpergewicht, also etwa

100 g Eiweiss pro Tag.

Eiweisse sollen vor allem mittags oder generell tagsüber eingenommen werden. Es empfiehlt sich im weiteren, Eiweisse eher nach als unmittelbar vor körperlichen Anstrengungen einzunehmen.

Warum der schlechte Ruf der Eiweisse?

Bis heute geniesst das Eiweiss einen schlechten Ruf, gewisse Diäten raten von Eiweiss-Konsum ab oder reduzieren es zumindest massiv. Dabei ist Eiweiss doch einer der wichtigsten Energieträger, zudem die wichtigste Komponente unserer Muskulatur, dem Organ also, welches als einziges in der Lage ist, überhaupt Fett zu verbrennen. Zudem kann es in unserem Körper nicht mal gespeichert werden. Warum also dieser schlechte Ruf? Ihm liegt ein Übersetzungsfehler zu Grunde:
In den 60er und 70er Jahren wurden in den Vereinigten Staaten die Footballspieler, um genügend Muskelmasse zu erhalten, wahren Steak-Orgien ausgesetzt, immer in der Annahme, dass fast auschliesslich Fleisch eiweisshaltig sei. In der Tat nahm die Muskelmasse der Spieler auch zu, aber dieser immense Steak-Konsum führte auch zu einer hohen Fett-Aufnahme. Mit 30, spätestens 35 traten dann die ersten Durchblutungsstörungen mit Schlaganfällen und Herzproblemen auf, die dann die Maxime von "To much protein kills you" (zu viel Eiweiss bringt dich um) produzierten. Richtig hätte es allerdings heissen müssen:

> "Zu viel Fleisch (und damit Fett)
> bringt dich um!"

Sojaprodukte oder Hülsenfrüchte wie z.B. die bereits erwähnte Linse enthalten kaum Fett oder sehr viel Eiweiss. Wir bieten zudem mit POWERPROTEIN von ÄQUILIBRIS (s. Serviceteil)ein praktisch vollständig fettfreies Eiweiss (Fettanteil 1,7%) an, welches auch geschmacklich sehr bekömmlich ist. Insbesondere nach starker körperlicher Anstrengung fördert die Einnahme eines Eiweiss-Shakes die Regeneration erheblich, da gerade bei länger dauernden körperlichen Leistungen auch Eiweiss aus der Muskulatur mobilisiert wird. Es findet eine "Kanibalisierung" unserer eigenen Muskulatur statt.

Starke körperliche Anstrengung sowie die meisten Diäten führen zu einer Kanibalisierung der Muskulatur

- Pflanzliche Eiweisse bevorzugen
- Eiweisse vorwiegend tagsüber
- Generell auf genügend Eiweiss achten
- Nach längeren oder härteren körperlichen Leistungen Eiweisse substituieren (fördert die Regeneration)
- 1-2 Eiweiss-Drinks mit ÄQUILIBRIS-POWERPROTEIN (30-60g Molkeeiweiss mit optimalem Aminosäure-Profil) täglich

2.3 FETTE

Auch wenn nach dem letzten Kapitel der Eindruck entstanden sein mag, dass Fette zu meiden und primär schlecht sind: Dem ist nicht (nur!) so. Auch Fette erfüllen in unserem Körper verschiedene Funktionen:

- Energiegewinnung
- Speicherorgan
- Schutz- und Wärmeisolationsfunktion
- Bestandteil von Membranen (Zellwänden)

Der Aufbau von Fetten

Es folgt jetzt ein kleiner chemischer Exkurs. Bitte verzeih uns diesen und leg das Buch nicht gleich verständnislos beiseite. Diese Schlaufe, die wir jetzt fliegen, wird dir dazu dienen, vieles besser zu verstehen, was, so zumindest unser Eindruck, landauf und – ab nach wie vor nicht verstanden wird. Anders können wir uns die (zum Teil tödlichen!) Sünden nicht erklären, die beispielsweise beim Kochen mit Fetten begangen werden.

Fette bestehen aus Fettsäuren. Bei den Fettsäuren unterscheidet man zwischen:

- Gesättigten Fettsäuren
- Einfach ungesättigten Fettsäuren
- Mehrfach ungesättigten Fettsäuren

Gesättigte Fettsäuren

Fettsäuren bestehen generell aus Kohlenstoff-(C) und Wasserstoffatomen (H). Bei den *gesättigten* Fettsäuren haben jeweils an den Kohlenstoffatomen keine weiteren Wasserstoffatome mehr eine Bindungsmöglichkeit. Alle Kohlenstoffatome sind mit einer Einfachbindung miteinander verbunden.

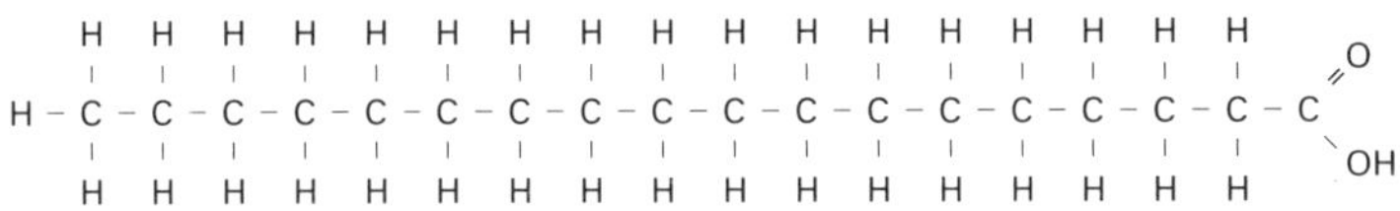

Gesättigte Fettsäuren zeichnen sich durch folgende (chemische) Eigenschaften aus:

- Schwer
- Träge
- Hoher Schmelzpunkt
- Tierischen Ursprungs

Einfach ungesättigte Fettsäuren

Bei den einfach ungesättigten Fettsäuren sind zwei der Kohlenstoffatome mit einer Doppelbindung verbunden. Theoretisch könnten dort also noch zwei Wasserstoffatome andokken, aufgrund der einen Doppelbindung spricht man von einfach ungesättigten Fettsäuren.

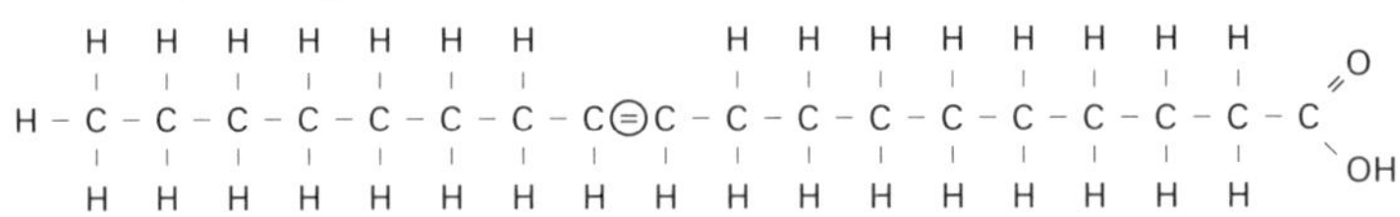

Mehrfach ungesättigte Fettsäuren

Bei mehrfach ungesättigten Fettsäuren sind zwei oder mehr Kohlenstoffatome nicht vollständig mit Wasserstoffatomen abgesättigt.

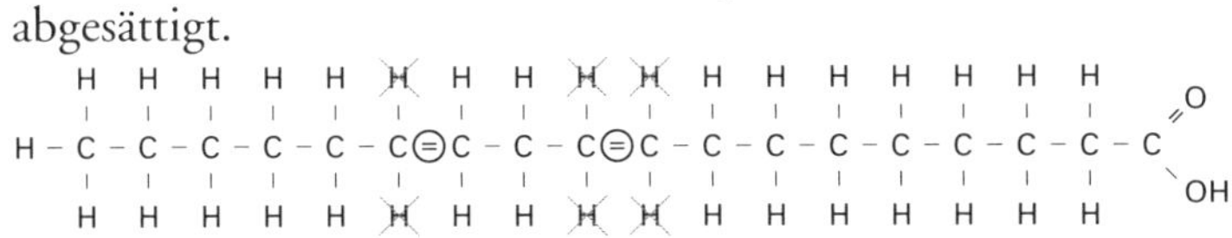

Einfach und mehrfach ungesättigte Fettsäuren zeichnen sich durch folgende chemische Eigenschaften aus:

- Leichter als gesättigte Fettsäuren
- Tieferer Schmelzpunkt
- Vorwiegend pflanzlichen Ursprungs

Uff, soweit (nur soweit!) mit chemischen Strukturformeln. Nun wollen wir dies aber gemeinsam praktisch umsetzen!

Der Fettsäurenanteil verschiedener Fette und Öle

Gerade beim Kochen werden immer noch monumentale Fehlgriffe betreffend zu verwendendes Öl gemacht. Die nachfolgende Auflistung zeigt dir, welches Fett (Öl) wieviel von welcher Fettsäure enthält.

Fett/Öl	gesättigt	1x unges.	Mehrfach unges.
Olivenöl	20%	70%	10%
Sonnenblumenöl	10%	30%	60%
Distelöl	10%	30%	60%
Butter	65%	20%	10-15%
Kokosfett	90%	5%	1-5%
Palmitin	90%	5%	1-5%

Beim Kochen erhitzen wir das Öl. Um es in seiner Eigenschaft nicht zu zerstören, brauchen wir demzufolge ein Öl, welches über einen hohen Schmelzpunkt verfügt.

LEBENSPOWER-TIPP

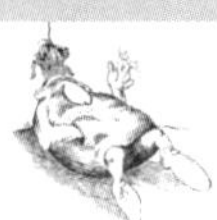

- Zum Kochen keine Öle mit tiefem Schmelzpunkt verwenden. Solche Öle werden durch Erhitzen zerstört, die dabei entstehenden Substanzen sind giftig und kanzerogen (krebsfördernd).

Also: Wenn du mit Öl/Fett kochen willst, verwende beispielsweise Kokosfett (Kokosbutter). Verwende aber auch davon nur kleine Mengen!

Mythos Olivenöl?

Olivenöl erfreut sich selbst bei wenig ernährungsbewussten Zeitgenossen zunehmender Beliebtheit. Warum eigentlich? Ist dies ein Modetrend, muss man ausschliesslich Olivenöl verwenden, um "in" zu sein? Die Antwort lauter klar: Nein!

Aus der letzten Tabelle kannst du entnehmen, dass Olivenöl einen hohen Anteil an einfachen ungesättigten Fettsäuren aufweist (ca. 70%). Gerade diese einfach ungesättigten Fettsäuren senken das sogenannte koronare Risiko. Dies bedeutet, das Risiko einer Erkrankung der Herzkranz-Gefässe erheblich zu senken. Erkrankte Herzkranz-Gefässe bilden die Grundlage, gewissermassen den Nährboden für die Entstehung des gefürchteten, weil nicht selten tödlich verlaufenden Herzinfarktes. Theoretisch kannst du Olivenöl auch zum Kochen verwenden, allerdings dauert das Zubereiten der Rösti deutlich länger, weil du weniger stark erhitzen darfst. Sobald du Rauch aufsteigen siehst, ist das Öl verbrannt. Deshalb: Verwende Olivenöl lieber für die Zubereitung von Salaten oder zur Verfeinerung von Teigwaren (anstelle von mastigen Saucen).

Heiss- oder kaltgepresstes Olivenöl?

Auch dies sind trendige Begriffe, die aber kaum jemand so richtig zu deuten weiss:

- Bei der Heisspressung erfolgt eine Erhitzung auf über 100° sowie eine Raffinierung. Dadurch kommt es zur Zerstörung von Doppelbindungen und damit des Öls. Auch darin enthaltene Vitamine (vor allem Vitamin E) werden gleichzeitig mitzerstört. Heissgepresstes Öl ist ernährungstechnisch wertloses Öl. Es hat allerdings einen Vorteil: Es ist wesentlich preisgünstiger als kaltgepresstes....
- Bei der Kaltpressung erfolgt eine Erhitzung lediglich bis 43°. Dadurch finden keine strukturalen Veränderungen statt, die Doppelbindungen bleiben intakt, ebenso die Vitamin-Anteile. Deshalb spricht man beim kaltgepressten Öl auch von nativem Öl. Bei dieser Art der Produktion geht allerdings viel als Ab-

fallprodukt verloren (bis zu 80%). Dies erklärt auch den deutlich höheren Preis. Kaltgepresstes Olivenöl sollte innerhalb von 6-8 Wochen nach Öffnen der Flasche verbraucht werden. Kaufe deshalb keine zu grossen Gebinde, lagere sie kühl und nicht lichtexponiert.

LEBENSPOWER-INFO

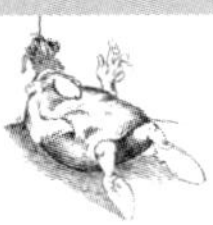

- Zum Kochen Öle mit hohem Schmelzpunkt (Kokosbutter)
- Für kalte Speisen oder zum Abschmecken: Olivenöl
- Unbedingt kaltgepresstes Olivenöl
- Kleine, schnell verbrauchte Gebinde

Mythos Cholesterin?

Cholesterin wurde im 18. Jahrhundert in Gallensteinen (deshalb: Cholesterin = "Gallenfett"!) entdeckt. Gerade in den 80er- Jahren entstand eine eigentliche Cholesterin-Hysterie: Alle Illustrierten und Zeitschriften brachten eine auflagesteigernde Reportage über den angeblichen Zivilsationskiller Nummer 1, auch die Bildmedien versetzten uns in Todesängste. Wie generell bei Fett gilt auch hier: Cholesterin ist nicht nur böse, es erfüllt auch sinnvolle und wichtige Aufgaben in unserem Körper. So zum Beispiel:

- Aufbau von Zellwänden
- Bildung von Hormonen
- Beteiligt an der Bildung gewisser Vitamine
- Bildung von Gallensäuren

(Erinnerst du sich an das Kapitel über Ballaststoffe? Diese fördern bekanntlich die Ausscheidung von Gallensäuren, so dass Cholesterin für die Bildung von neuen Gallensäuren gewissermassen auf "natürlichem Weg" aus dem Blut gezogen wird).

Verschiedene Cholesterinwerte

Die berüchtigten, im Blut gemessenen Cholesterinwerte unterscheiden sich in ein Gesamtcholesterin sowie zwei sogenannte Unterfraktionen. Diese werden als

- LDL (**L**ow **D**ensity **L**ipoproteins)
  sowie als
- HDL (**H**igh **D**ensity **L**ipoproteins)

bezeichnet.
Die LDL-Fraktion nimmt dabei die Rolle des Bösewichts ein, indem sie massgeblich an der Bildung der Arteriosklerose (Gefässverengung durch Ablagerungen, im Volksmund oft als Gefässverkalkung bezeichnet) beteiligt ist. Ein hoher LDL-Anteil im Blut ist also ein Riskofaktor für die Entstehung der Erkrankung der Herzkranzgefässe, aber auch für Schlaganfälle oder Bluthochdruck.
Das HDL-Cholesterin hingegen hat einen gefässschützenden Auftrag. Es wirkt dem Treiben der LDL-Fraktion entgegen, indem es für den Abtransport des Cholesterins aus dem Blut zur Leber zuständig ist.
Das alleinige Bestimmen des Gesamt-Cholesterins hat also lediglich einen sehr eingeschränkten diagnostischen Stellenwert.

Der Quotient ist entscheidend

Aus dem Mathematik-Unterricht wirst du dich vielleicht noch daran erinnern, dass der Quotient das Resultat einer Division ist. Die Abschätzung des Risikos eine erhebliche Erkrankung der Herzkranzgefässe und damit evtl. auch eines Herzinfarktes zu erleiden, lässt sich aus dem Resultat der Division ersehen.

$$\frac{\textbf{Gesamt-Cholesterin}}{\textbf{HDL-Cholesterin}}$$

Einen festen Wert können wir dir an dieser Stelle zu unserem Bedauern nicht mitteilen, denn dieser kann von (bestimmenden) Labor zu Labor verschieden sein und eine Wertangabe unsererseits würde dich unter Umständen nur in unnötigen

Schrecken versetzen oder in falscher Sicherheit wiegen. Sprich aber mit deinem behandelnden Arzt darüber. Falls er lediglich das Gesamt-Cholesterin bestimmt hat und dir aufgrund eines eventuell isoliert erhöhten Wertes ein cholesterinsenkendes Medikament verschreiben oder abgeben will, bitte ihn doch höflich, auch die Unterfraktionen zu bestimmen (auch auf die Gefahr hin, dass du von ihm als pseudogebildet abgestempelt wirst). Cholesterinsenkende Medikamente sind weder Schnupfenmittel noch nach einigen Tagen wieder absetzbar, sondern oft während einer langen Lebensspanne, nicht selten sogar für den Rest des Lebens einzunehmen. Dazu sind sind sie auch nicht gerade billig, so dass diese kleine Laboruntersuchung sicherlich keinen Luxus darstellt.

Cholesterinhaltige Nahrungsmittel sind vor allem:

- Innereien (z.Bsp. Hirn)
- Eier
- Milch
- Käse
- Butter
- Saucen
- Meeresfrüchte (Schalentiere, Krustentiere)
- Schweinefleisch

Lässt sich der Cholesterin-Wert nicht-medikamentös beeinflussen?

Die erste Massnahme haben wir bereits kennengelernt: Der Konsum von Ballaststoffen führt zu einer vermehrten Ausscheidung von Gallensäuren, deren Neubildung führt zu einem Abzug von Cholesterin aus dem Blut (Es ist uns bewusst, dass du dies nun bereits zum dritten Mal liest. Nein, wir unterstellen dir auch nicht ein vermindertes Denkvermögen oder eine verzögerte Auffassungsgabe, aber offenbar ist diese simple Tatsache sehr schwer zu verstehen. Wie sonst wäre es erklärbar, dass cholesterinsenkende Medikamente zu den meistverkauften gehören....?).

Nebst einer Reduktion des Fettanteils in der Nahrung (wir kommen darauf zu sprechen!) sowie dem massvollen Konsum reichlich cholesterinhaltiger Nahrungsmittel lässt sich, durch das bereits kennengelernte aerobe Ausdauertraining, insbesondere der LDL-Anteil (also die Bösewichte im Cholesterin) senken.

LEBENSPOWER-TIPP

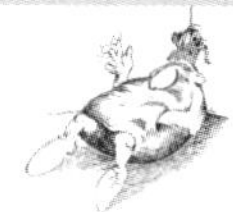

- Menschen, die regelmässig Ausdauertraining betreiben haben so gut wie nie erhöhte Cholesterin-Werte, insbesondere keine Erhöhung der gefährlichen LDL-Fraktion

Damit läufst du auch deutlich weniger Gefahr, eine Erkrankung der Herzkranzgefässe mit nicht selten tödlichem Ausgang zu erleiden. Der Preis für einen kleinen, dafür regelmässigen Effort wäre also heiss. Warum bloss sind nur so wenige Zeitgenossen und Mitbürger dazu bereit? Die einen meinen, sie hätten keine Zeit dafür, andere finden es (das Ausdauertraining wie Laufen, Radfahren oder Schwimmen) ganz einfach langweilig-verdummend und sind deswegen nicht motiviert, dritte wiederum können keine Antwort geben – weil sie nicht mehr unter uns weilen – dahingerafft von, nein nicht von AIDS, sondern vom Gegenwartskiller Nummer eins: Einer Herz-Kreislauf-Erkrankung. Könnten diese das Rad der Zeit zurückdrehen, wäre dies mit der Zeit und der Motivation wohl gaaaaanz anders.....

Der Fettanteil in unserer Nahrung

Der von verschiedenen nationalen Ernährungsgesellschaften empfohlene Anteil von Fett an der Gesamtnahrung beträgt

25-30%

Wir haben auch eine Meinung dazu: Kümmere dich nicht zu sehr um den Fettanteil in deiner Nahrung, sondern schau zu, dass du das Fett wieder verbrennst. Wie dies funktioniert, hast du im vorangehenden Kapitel über die Ausdauer und das Laufen gelernt.

Fett ist ein ausgezeichneter Energielieferant, sofern es verstoffwechselt, eben verbrannt wird. Ansonsten brauchen wir nur etwa 3% des aufgenommenen Fettes für köpereigene Stoffwechselvorgänge. Der Rest wandert ins Fettdepot für die nächste mit höchster Wahrscheinlichkeit nicht wiederkommende Hungersnot...

Übrigens: Es nützt dir nichts, wenn du kaum Fett, sondern vor allem Kohlenhydrate in der Meinung, dies sei viel besser oder gar gesünder, futterst, um nicht weiter zu verfetten. Kohlenhydrate werden nur zu 25% für körpereigene Stoffwechselvorgänge benötigt. Die anderen 75% bleiben liegen und werden früher oder später umgewandelt - dreimal darfst du raten in was - in FETT!

Nicht Fett macht dick, sondern das Sitzenbleiben

Übergewichtige nahmen an einer Harvard-Studie teil. Alle wurden auf Diät gesetzt, eine Gruppe hatte eine Diät mit einem Fettanteil von 20%, die andere von 35%. Bei beiden betrug der Eiweiss-Anteil jeweils 17%, der Rest bestand aus Kohlenhydraten. Die Kalorienzahl war in beiden Gruppen identisch. Interessanterweise sind die Resultate:
Die Mitglieder der Gruppe mit dem höheren Fettanteil verloren mehr Pfunde als die Gegengruppe mit dem wesentlich kleineren Fettanteil. In der fettreicheren Gruppe stiegen 46% vorzeitig aus, in der fettarmen 80%. Die Gruppe mit dem höheren Fettanteil hatte einen wesentlich höheren Aktivitätsgrad resp. Motivation zur regelmässigen körperlichen Aktivität als die fettarme Gruppe.

Fazit: Offenbar sind 20% Fettanteil in der Nahrung in verschiedenen Beziehungen kontraproduktiv. Dies sind in unseren Zeiten der Anti-Fett-Hysterie dramatische neue Erkenntnisse! Dies bedeutet für uns, dass wir weniger an der Input-, als vielmehr an der Output-Schraube drehen müssen, dann erscheinen auch folgende zahlenmässige Facts in einem anderen Licht.

Einige Daten

- Die WHO (Weltgesundheitsorganisation) empfiehlt eine Zufuhr von ca. 75g Fett pro Tag. In westlichen Ländern beträgt sie aber 142g, also knapp das Doppelte.
- In den USA haben die Menschen durchschnittlich einen Fettanteil von über 40% Anteil an der Gesamtnahrung auf dem Teller (oder aus welchen Vorrichtungen auch immer man dort sich zu "ernähren" pflegt).

Du wirst nun sofort und reflexartig reagieren und sagen, dies sei ja typisch für die Amis mit ihrer Fastfood-Kultur. Im übrigen müsse man ja nur mal nach Amerika gehen, um zu sehen, was dort für Kaliber herumlaufen würden.
Ganz unrecht hast du natürlich nicht. Es ist in der Tat wahrscheinlich so (auch wenn es dazu unseres Wissens keinen wissenschaftlichen Beweis gibt), dass mehr extrem Übergewichtige in den USA als bei uns leben. Im Staat Texas etwa kann man Bestattungsinstitute sehen, die wie hochmoderne Möbeltransportfirmen mit Fensterliften, Aussenfassadenrutschen und ähnlichem ausgerüstet sind, weil sie es nicht schaffen, gewisse Leichen durch Treppenhäuser zu evakuieren... Ebenso sind in texanischen Krankenhäusern Hilfspersonen angestellt, deren einzige Aufgabe praktisch ausschliesslich darin besteht, Fett-Hautfalten zu föhnen, um darin Fäulnisprozesse mit entsprechenden Geruchsemissionen oder Pilzbefall zu vermeiden.
Aber: So ganz anders, wie wir immer meinen, ist es auch bei uns nicht.

- Der Fettanteil auf Deutschen Tellern beispielsweise beträgt immerhin auch stolze 39,5%. Naja, die Deutschen, werden nun die Schweizer Leser wahrscheinlich einwenden, mit ihren Weisswürsteln, Schweinshaxen und den Unmengen an Bier – kein Wunder, dass da soviel Fett übrig bleibt. Die hatten ja sogar mal (immerhin für 16 Jahre!) einen Bundeskanzler, dessen Leibspeise der pfälzische Saumagen war. Mit so einem Vorbild... Bei uns in der Schweiz ist das doch ganz anders. Leicht anders – wenn überhaupt.

- Der letzte Ernährungsbericht spricht von einem Fettanteil von 37,5%, was in der Tat ganze 2% Fett weniger als in Deutschland bedeutet. Interessanterweise haben allerdings Stichprobenunteruchungen in drei Gemeinden aus den jeweils drei verschiedenen Sprachbereichen der Schweiz einen Fettanteil von gar über 40% ergeben ...

Ausgedeutscht (auf die Sprache und nicht das Land bezogen) bedeutet dies: In sogenannt zivilisiert-industrialiserten Ländern (was immer das bedeutet, vor allem in Zusammenhang mit Ernährung) dürfte der Fettanteil kaum wesentlich differieren.

Warum denn dieser hohe Fettanteil?

Wir schneiden doch in der Regel sichtbares Fett weg, kaufen teilweise sogar fettarme Produkte. Woher denn dieser hohe Fettanteil? Die Antwort liegt in einem Schlagwort:

Versteckte Fette!

Leider sind es oft Speisen, auf deren Verzicht es uns anfänglich schwerfällt und denen wir aus diesem Grund auch immer wieder verfallen, teilweise sogar in rauhem Mengen wie z. Bsp.:

- Torten
- Naschereien
- Mayonnaise
- (Schweine)Fleisch
- Saucen generell
- Schokolade
- Pommes frites
- Wurst
- Rahm
- Käse

(Die 3 Stern-Butterküche lässt grüssen....)

Es geht uns jetzt nicht darum, dir das Leben unnötig schwer zu machen und einfach alle diese Speisen von deinem Menuplan zu streichen. Wir möchten vielmehr, zumindest einige von ihnen, etwas kritisch hinterfragen. Sollten sie dann tatsächlich seltener in deinem ganz persönlichen Ernährungskonzept erscheinen (oder vielleicht wie von selbst sogar ganz verschwinden) – umso besser!

Die Fähigkeit zu geniessen

Diese ist uns fast vollständig abhanden gekommen, zumindest was den Genuss von Nahrungsmitteln in ihrer ursprünglichen Beschaffenheit betrifft. Entweder wir raffinieren sie oder – sollte ihnen dieser Prozess für einmal erspart geblieben sein - werden sie mit irgendwelchen, meist mastigen Buttersaucen zuzementiert. Dabei gibt es doch nichts besseres, als ein Nahrungsmittel in seinem unveränderten Charakter zu geniessen, ob roh oder gekocht. Damit ist natürlich nicht gegen das Würzen gesagt, im Gegenteil: Ein geschicktes Händchen im Würzen ersetzt dir 99% der Saucen, erspart Fettaufnahme (und damit Kalorien) und bringt in der Tat Gesundheit beim Essen. Werde mutig: Schalte mal einen saucenfreien Monat ein. Auch wenn es anfänglich nicht einfach fallen wird: Wir garantieren dir, dass du nach 6-8 saucenfreien Wochen freiwillig auf jegliche rahmige oder sonstige mastige Saucen verzichten wirst. Sie werden dir nicht mehr schmecken oder so schwer aufliegen, dass dein Bedürfnis danach schlagartig zurückgehen wird. Dafür wirst du wieder den ursprünglichen Charakter der Nahrungsmittel zu schätzen wissen.

Iss Leben: Ein Wort zu Sprossen

Wenn du einen Apfel in den Boden steckst, wächst ein Baum. In einem Apfel steckt die gesamte dazu nötige Information, mit einem Stück Apfelkuchen ist dies bereits schwieriger, ebenso mit einem Schweinesteak....

Gleich wie mit dem Apfel verhält es sich mit Sprossen. Sprossen sind definiert als Gemüsefrüchte und

- enthalten als Sprossensamen von dem Sprossen die ganze genetische Information, die für Leben und Wachstum wichtig ist.
- Sie sind praktisch fettfrei, sehr eiweisshaltig und weisen viele Vitamine und andere wichtige Mikronährstoffe auf.
- Selbst von der ethischen Seite sind sie sehr wertvoll, denn aus einer Handvoll Sprossensamen entsteht

eine respektable Volumenvermehrung, die drei bis vier erwachsene Menschen einen Tag lang sättigen kann.

- Die Nahrungskette ist kurz (nicht wie etwa beim Fleisch, bei dem es Energie braucht, um die Weideflächen zu düngen, das Gras als Futter für den Winter zu ernten, die Tiere in den Schlachthof zu transportieren, dort zu schlachten, die Fleischstücke zu verpacken, diese wieder zu verpacken etc.)

Betrachte ab sofort Schokolade als süsse Cervelats (Würste)

- Du kannst Sprossen alleine essen (mit etwas Olivenöl und Essig angemacht), in den Salat beimischen, als Beilage oder zum Garnieren liebevoll angerichteter Teller nutzen.
- Du kannst Sprossen problemlos und kostengünstig (gelingt sogar mir, der alles andere als einen grünen Daumen hat!) *selber züchten* (wie das funktioniert, erzählen und demonstrieren wir in unseren Seminaren) und aus verschiedensten Geschmackrichtungen (z.Bsp. Luzernien, Zwiebel, Fenchel, Rettich, Linsen, Bockshornklee, Mungo, Soja, Sonnenblumen, Kirchenerbsen).

LEBENSPOWER-INFO

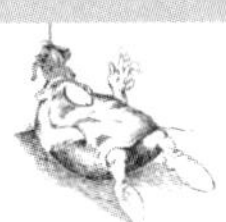

- Sprossen sind ein hochkreatives, abwechslungsreiches, schmackhaftes, eiweiss- und nährstoffreiches und hochethisches Ernährungskonzept!

LEBENSPOWER-INFO

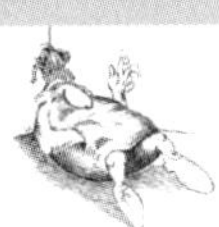

- Iss Leben!
- Baue auch einfache Nahrung wie Sprossen in dein persönliches Ernährungskonzept ein.
- Versuch möglichst viel deiner Nahrung als "lebensfähige" Nahrung aufzunehmen!

Liebst du Schlachthöfe?

A propos Naschereien: Weisst du, woraus die vor allem von unseren Kindern, aber auch von Erwachsenen ("...und Erwachsene ebenso!) so heissgeliebten Gummibärchen bestehen? Es sind dies

Färbe- und Konservierungsmittel sowie Zucker, der Rest sind Schlachtabfälle!
Schokolade ist auch so ein schönes Thema: Sie besteht neben Milch und Kakao noch aus solch delikaten Zusätzen wie Rinderblut, Hufe, Haare. Du glaubst uns dies nicht: Dann empfehlen wir dir, mal auf den Schokolade-Verpackungen den Begriff Kakaomasse zu suchen... du findest ihn garantiert auf jeder Schokolade (ausser der weissen), egal ob Nobelmarke oder Billiganbieter. Betrachte deshalb am besten ab sofort Schokolade als süsse Cervelats. Auch in diesen tummeln sich so allerlei an Zutaten. Damit sei aber nichts gegen Schokolade gesagt, es ist dir überlassen, ob du so etwas essen willst. Wir auf jeden Fall *hatten* Schokolade mal gerne gehabt.

LEBENSPOWER-TIPPS

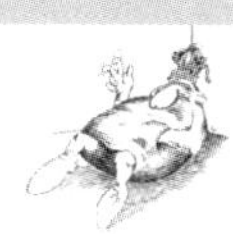

- Reduziere den Konsum von Nahrungsmitteln mit versteckten Fetten.

Bis zu 72 Tagen

Etwas anders verhält es sich mit dem, was jetzt kommt. Da gibt es kaum wenn und abers, sondern wirklich nur der Verzicht. Deshalb zuerst eine Aufgabe: Schau bitte in deinem Kericht-Abfuhr-Terminplan nach, wann die nächste Metallsperrgut-Entsorgung in deinem Quartier stattfindet. Grund: Stell dann, wenn du wirklich etwas gutes für dich, deine Familie und deine Ernährung tun willst, deine Fritteuse vor die Haustüre.

- Frittiert wird in meist synthetischem oder gar verbranntem Öl. Der Anteil an dabei entstehenden sogenannten trans-Fettsäuren ist hoch. Diese trans-Fettsäuren haben eine hohe carcinogene (= krebsfördernde) Potenz.
- Die Verdauung von Frittiertem dauert bis zu 72 Stunden, Rückstände frittierter Nahrung können bis zu 72 Tagen im Körper verweilen und den Organismus belasten.

Mach die Probe aufs Exempel: Iss (hoffentlich ein letztes Mal) zum Mittagessen eine Portion Pommes und geh abends trainieren (Ausdauer- oder Krafttraining). Das Training wird dir schwerfallen, die Leistung wird anders sein, der Magen wird brennen, eventuell wirst du sogar ein Gefühl von Übelkeit oder Brechreiz verspüren. Kannst du nun nachvollziehen, dass du mit dem Verspeisen von Frittiertem deinem Körper wirklich nichts gutes antust, ja ihn gar so etwas wie selber vergiftest?

LEBENSPOWER-INFO

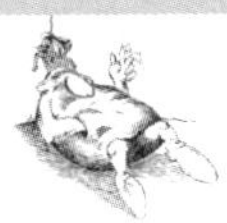

- Die Friteuse ist die Geisel der Ernährung und damit auch eine der schlimmsten Geiseln der Gesundheit!

Yeah! Powernahrung fürs Gehirn

Wir haben glücklicherweise Möglichkeiten, unsere Denkzentrale im Sinne ihrer Kreativität zu füttern. Mit entsprechender Nahrung ist es sogar möglich, eine mentale Leistungssteigerung in den Bereichen

- Denkgeschwindigkeit
- Merkfähigkeit
- Kreativität
- Konzentrationsfähigkeit

zu erreichen.

Verhindere intellektuelle und mentale Leistungsabfälle

Zahlreiche Untersuchungen haben gezeigt, wie wichtig eine richtige Ernährung für das Gehirn ist. Es wurde dabei festgestellt, dass die Hirnentwicklung durch Fehl- und Unterernährung in der frühen Kindheit schwer beeinträchtigt werden kann.
Aber auch als Erwachsene können wir noch durch eine unzureichende Aufnahme von Nährstoffen, die unser Körper nicht selbst synthetisieren kann, die geistige Leistung spürbar mindern.

Von einem korrekt ernährten Hirn dürfen wir hingegen

- Kreativität
- hohe Konzentrationsfähigkeit und ein gutes
- Lang- und Kurzzeitgedächtnis erwarten.

Ebenso laufen

- Vitalitätsgefühle,
- eine schnellere Auffassungsgabe,
- ein besseres Assoziationsvermögen und
- eine verminderte Neigung zu negativen Gefühlen und damit
- weniger depressiven Stimmungen

parallel mit einem gut ernährten Gehirn.

Botenstoff als Glückshormon

Das Glückshormon ist eigentlich kein Hormon, sondern ein Neurotransmitter, also einer der Botenstoffe, die im Gehirn als Befehlsübermittler dienen.
Sein Name ist *Serotonin* und vermittelt ein Gefühl von Wohlbefinden, fördert den Schlaf und kann Endorphine, die unter anderem bei längeren Ausdauerleistungen vermehrt ausgeschüttet werden und für das "gute Gefühl" bei Läufen zuständig sind (sog. runners high), aktivieren.
Wirksam ist es auch gegen depressive Verstimmungen und Angstgefühle, es vermindert das Verlangen nach Alkohol, anderen Drogen und Süssigkeiten.
Serotonin wird aus einer essentiellen Aminsosäure (erinnerst du dich: Aminosäure = kleinster Baustein der Eiweisse), dem *Tryptophan*, gebildet, die der Körper nicht selbst synthetisieren kann, sondern über die Nahrung aufgenommen werden muss. Zur vollen Entfaltung der Wirkung von Tryptophan ist allerdings noch die Anwesenheit von komplexen Kohlenhydraten, also langkettigen Zuckern wie wir sie v.a. in Vollkornprodukten, Teigwaren, Obst, Reis, Kartoffeln finden, vonnöten.
Um das Einschlafen zu fördern, wird oft empfohlen, eine Portion Teigwaren oder Reis zu essen. Doch erst durch die Kombination der Kohlenhydrate mit den anderen Aminosäuren erreicht das Tryptophan in genügender Menge das Gehirn, um dort letztendlich die positiven Wirkungen des Serotonins, zu denen auch die schlaffördernde und entspannende gehört, auszulösen.

Besondere Lieferanten von Tryptophan sind:

- Milch und Milchprodukte,
- Fisch (besonders Meeresfische),
- Hülsenfrüchte wie Linsen, Bohnen, Sojabohnen,
- Nüsse,
- Geflügel,
- Bananen,
- Ananas,
- Feigen,
- Lammfleisch.

Auch das in letzter Zeit vermehrt ins Gespräch gekommene Melatonin wird letzten Endes aus Serotonin synthetisiert.

Die "Energiespender"

Die Werbung verspricht uns durch v.a. traubenzuckerhaltige, sofort wirksame "Energiespender" Leistungssteigerungen bei Arbeit, Sport und Spiel.
Diese Präparate enthalten v.a. kurzkettige (einfache) Zucker, die im Körper einen raschen Anstieg des Blutzuckers verursachen. Unser Körper reagiert damit mit einem vermehrten (sogenannt reaktiven) Ausstoss des körpereigenen Hormons Insulin, welches in der Bauchspeicheldrüse (Pancreas) gebildet wird.
Die Folge davon ist, dass unser Blutzucker in relativ kurzer Zeit noch tiefer fällt, als vor der Einnahme des "Energiespenders".
Es dürfte sich mittlerweile herumgesprochen haben, dass vor sportlichen Wettkämpfen, insbesondere im Ausdauersport (Volksläufe, Langlauf-Skimarathons, Triathlons etc.), einer kohlenhydratreichen Ernährung in den Tagen vor dem Wettkampf der Vorzug zu geben ist.

Was sollen wir aber essen, wenn wir beispielsweise am Nachmittag eine wichtige Sitzung, Konferenz oder Besprechung haben, bei welcher wir erst noch unsere Interessen und Anliegen vertreten und möglichst erfolgreich "durchbringen" sollen?

Das Siegeressen

Jeder hat schon erlebt, dass es ihm schwer gefallen ist, nach dem Mittagessen wieder in die Arbeit „hineinzukommen". Es ist bekannt, dass gegen 15.00 Uhr der Blutzuckerspiegel auf ein Minimum abfällt. Diese Tatsache raubt uns Ideen, Kreativität und gibt uns ein subjektives Gefühl von Müdigkeit und Schlappheit, ja beinahe Lustlosigkeit. Dass Bett steht uns in solchen Momenten wesentlich näher als der Computer, das Telefon oder das Lenkrad.

Die Basis für ein solches Siegeressen stellt erneut eine Aminosäure dar:

- Das *Tyrosin.*

Im Gegensatz zum Tryptophan ist Tyrosin allerdings eine nichtessentielle Aminosäure, kann also vom Körper selbst hergestellt werden.
Sie ist *der* Baustein (Vorläufersubstanz) für eine ganze Gruppe von Neurotransmittern (Du erinnerst dich: Neurotransmitter sind Botenstoffe des Nervensystems und damit auch des Gehirns), insbesondere von:

- Adrenalin,
- Noradrenalin,
- Dopamin und Epinefrin/Norepinefrin
  (dem "Adrenalin des Gehirns").

Die Gemeinsamkeit all dieser Neurotransmitter ist die Förderung der Wachsamkeit und der Konzentrationsfähigkeit. (Allerdings kann diese Fähigkeit auch "missbräuchlich" oder zumindest fragwürdig eingesetzt werden:
Kriegspiloten, die im Falkland-Konflikt hohe Dosen von Tryptophan verabreicht bekamen, blieben bis zu 24 Stunden ununterbrochen wach und hochgradig konzentriert.)

Die Aminosäure hat sich zudem als wesentlich wirksamer und zuverlässiger erwiesen als sogenannte "Weckamine" (Substanzen aus der Gruppe der Amphetamine).

Tyrosin ist zwar weitgehend in den gleichen Nahrungsmitteln enthalten wie Tryptophan, benötigt aber nicht eine so grosse gleichzeitige Anwesenheit von komplexen Kohlenhydraten wie das Tryptophan, um seine Gehirnwirkung zu entfalten. Nun aber zurück zum

Leistungsabfall am Nachmittag?

So müde, dass man die Siesta am liebsten bis zum nächsten Morgen durchziehen würde?
Lust zu allem, nur nicht zum Arbeiten?
Und ausgerechnet heute Nachmittag steht dieses für die persönliche Zukunft so wichtige Event ins Haus!

Gedanken und Gefühle, die sicherlich auch dir nicht ganz unbekannt sein dürften.
Nebst der Tatsache des Abfalls des Blutzuckerspiegels gegen 15.00 Uhr auf einen tiefen Stand, sind zudem unsere Verdauungsorgane damit beschäftigt, das Mittagsmahl zu verarbeiten.

Die Linse

Ein ideales Nahrungsmittel stellt die Linse dar: sie enthält kaum Fett, dafür einen sehr grossen Eiweissanteil (weniger als ein Gramm Fett, dafür 23 g Eiweiss pro hundert Gramm) und ist zudem sehr bekömmlich und leicht verdaulich (vorausgesetzt wir verderben sie nicht mit einer mastigen Buttersauce oder ähnlichen Vergewaltigungen...).
Fügen wir ein mageres Stück Lamm hinzu, werden wir für unsere Verhandlungsgegner schon fast unschlagbar. Warum?

Das Lamm

Akzeptiere Nahrungsmittel wie sie sind und verhunze sie nicht mit Saucen

Lamm enthält grosse Mengen der Aminosäure *Phenylalanin*, die im Stoffwechsel zu einer hormonalen Kettenreaktion führt und letzten Endes zu *Beta-Endorphinen* metabolisiert wird, der Substanz, die für die gefühlsmässigen Höhenflüge der Läufer verantwortlich ist, die wach, aufmerksam, reaktionsbereit und kreativ macht.
Ergänze dein Mahl mit einem frischen Marktsalat mit wenig

Dressing, vielleicht noch etwas Früchte zum Nachtisch und der gefürchtete Einbruch bleibt aus!

☛ zum sofort umsetzen: Das Siegeressen!

- Frischer Marktsalat (nur mit Olivenöl und Balsamico-Essig angemacht)
- Lamm auf Linsen (ohne mastige Saucen!!)
- Fruchtsorbet

Weitere leicht bekömmliche Mahlzeiten können sein:

- Perlhuhnbrust gebraten mit Pfifferlingen, Vollkornrisotto,
- Marktgemüse und zum Dessert
- ein Mangosorbet mit Kiwi oder
- ein leichtes Gemüsegratin mit gedämpfter Tomate auf
- Wildreis und zum
- Nachtisch ein frischer Fruchtsalat.

Lasse auch deine Phantasie walten und mach vor allem eines: Akzeptiere den Grossteil der Nahrungsmittel so wie sie sind und verhunze sie nicht mit vor Fett triefenden Saucen.Zu Beginn wird dir dies vielleicht noch schwer fallen, mit der Zeit wirst du aber vier Fliegen auf einen Schlag erwischen:

Wir haben ein körpereigenes Kokainkästchen → nur haben die meisten den Schlüssel dazu verlegt

- Du wirst das Edle von "unverdorbenen" Nahrungsmitteln nicht mehr missen wollen,
- Deine Denkgeschwindigkeit und Kreativität nicht durch den Verdauungsprozess üppiger Saucen beeinträchtigen und dabei noch
- viel weniger Kalorien aufnehmen.
- Auch die nachfolgenden Trainings werden nach leichten Mahlzeiten wesentlich leichter, als wenn wir noch fetthaltige Klumpen im Magen mit dem brennenden Gefühl des Übersäuerns mitschleppen müssen.

Nicht nur Sitzungen werden mit der richtigen "Gehirnnahrung" einfacher und produktiver. Auch die mentale Bereitschaft für dein Training wird sich verbessern, insbesondere vor längeren, aber auch intensiven Einheiten.

Nochmals ein Wort zum Eiweiss

Stell dir vor, du könntest mit deiner Nahrung einen Eiweiss-Baustein (Aminosäure) namens Phenylalanin zusätzlich vermehrt aufnehmen. In 5 blitzschnellen Stoffwechselschritten würde dein Körper folgende Hormone synthetisieren:

- **Noradrenalin:** Es ist ein Eustress- (also positiver Stress) Hormon, macht optimistisch und lebensfroh
- **ACTH:** ACTH bedeutet **a**deno**c**ortico**t**ropes **H**ormon (gleich wieder vergessen). Es ist das einzige Hormon, von dem wir wissen, dass es die Gefässe im Gehirn vom Fett freispült, das neuronale Netz freischaufelt, damit Impulse, Gedanken und Ideen wieder frei fliessen können. Man bezeichnet es deshalb auch als Kreativitätshormon.
- **Beta-Endorphine:** Von ihnen war schon mehrfach die Rede. Sie sind das körpereigene Rauschgift, welche verschlossen in einem körpereigenen Kokainkästchen liegen, zu dem die meisten von uns den Schlüssel verlegt haben.

Damit diese Hormonkaskade zur Wirkung gelangt, brauchst du aber noch Sauerstoff im Überschuss – laufe mit der 4LL3-Methode und du bekommst den Einfallsreichtum eines Künstlers, die Übersicht eines Adlers, den Optimismus eines Gewinners, die Euphorie eines Siegers.

2.4 WASSER/TRINKEN

Ohne Wasser geht gar nichts

Gleich nach dem Sauerstoff ist Wasser das wichtigste Element für uns Menschen. Ohne Wasser könnten wir nur drei Tage ohne lebensbedrohliche Zustände überleben. Ohne Sauerstoff sind es drei Minuten, ohne Essen wesentlich mehr als drei Wochen.

Je nach Körperfettgehalt und auch Geschlecht beträgt der Wasseranteil des Körpers eines Erwachsenen zwischen 55 und 75%. Bei der Frau liegt der Wassergehalt auf Grund eines höheren Fettanteils tiefer als beim (zumindest nicht verfetteten) Mann: Die Muskulatur (Magermasse) weist einen höheren Wasseranteil auf als das Fettgewebe.

Unser Körper benötigt Wasser zur Aufrechterhaltung verschiedener Funktionen:

- *Lösungsmittel*: Der Nahrungsbrei im Verdauungskanal wird verflüssigt, feste Bestandteile unserer Nahrung gelöst (Salze, Zucker etc.)
- *Transportmittel*: Blut (ein wesentlicher Bestandteil des Blutes ist Wasser!) und Lymphe tragen gelöste Nährstoffe, Regulatorstoffe und die Zellen des Immunsystems (Abwehrsystems) zu ihren Wirkungsorten. Stoffwechselprodukte werden an Wasser gebunden aus dem Körper entfernt.
- *Baustein*: Quellungswasser wird für die Elastizität der Knorpel, Meniski und Bandscheiben benötigt, sowie zur Einlagerung von bestimmten Stoffen.
- *Mittel zur Regulierung des Wärmehaushaltes:* Die Verdunstung von 1 Liter Wasser über die Haut bringt 580 kcal zu Tage und schützt so den Körper vor Überhitzung.
- *Dielektrikum*: Das Wassermolekül ist Reaktionspartner bei vielen Stoffwechselvorgängen.

Insbesondere ältere Menschen trinken dauernd zuwenig

Den Wasserbedarf beeinflussende Faktoren

Es gibt verschiedene Gründe, die den Wasserbedarf erhöhen oder gar in die Höhe schnellen lassen:

- Klima: Hohe Temperatur, Luftfeuchtigkeit
- Körperliche Aktivität: Schweiss zur Wärmeregulierung und körperlicher Abkühlung
- Krankheit: Fieber mit erhöhter Körpertemperatur und vermehrtem Schwitzen
- Ballaststoffreiche Ernährung: Bindet Wasser
- Proteinreiche Ernährung: Ausscheidung von harnpflichtigen Substanzen
- Wassertreibende Medikamente

Es wird immer wieder gerne vergessen, dass wir alleine über die sogenannte Hautatmung pro Tag 550 ml Wasser ausscheiden, also mehr als einen halben Liter!

Unterschätzt wird oft auch die Aussentemperatur als wassertreibender (und damit oft leistungslimitierender) Faktor. Ein Beispiel soll dies erläutern:

Bei einer 70 - 75 kg schweren Person beträgt der Schweissverlust bei einer Aussentemperatur von 18° C 1,5 Liter pro Stunde. Bei einer Aussentemperatur von 32° C beträgt der Flüssigkeitsverlust gegen drei Liter, also fast das Doppelte. Dies wohlverstanden bei gleicher Belastungsintensität (in diesem Beispiel ca. 70%). Ob die Regel alter Marathon-Kämpen zutrifft, die besagt, dass mit jedem zusätzlichen Grad Aussentemperatur ab 13° C eine Minute auf die persönliche Bestzeit zugeschlagen werden kann, mag dahingestellt bleiben. Im Ansatz trifft sie zumindest (auch für ambitionierte) Breitensportler nicht ganz daneben...

Je besser der Trainingszustand des Sportlers ist, desto grösser ist die Fähigkeit zu schwitzen. Schlecht trainierte Personen schwitzen weniger gut, entsprechend schlechter wird ihr Körper gekühlt (Selbstverständlich gibt es auch hier Ausnahmen).

Achtung: Flüssigkeitsmangel

Ein Grossteil der Bevölkerung, auch der sporttreibenden, trinkt dauernd zu wenig. Bei vielen älteren Menschen ist dies schon fast ein chronisches Übel, so dass sie sich beinahe permanent in einem Zustand der Dehydratation (Wassermangel im Körper) befinden. Kommen dann noch harntreibende, meist gegen Bluthochdruck eingesetzte Medikamente oder Schlafmittel hinzu, werden auch viele Schwindel- und Schwächesituationen (leider oft auch mit Sturzfolgen) besser erklärbar.

Und wie steht es bei dir? Hast du dich nicht auch schon ertappt, nach einem Training aus Zeitmangel oder weil du gar nicht besonders durstig warst, nichts zu trinken oder nur etwas an einem Glas zu nippen, um Stunden später aus "unerklärlichen Gründen" sitzend oder nachts im Bett plötzlich von einem Beinkrampf befallen zu werden?

LEBENSPOWER-TIPP

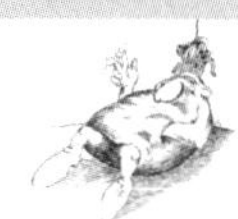

- Bereits ein Flüssigkeitsverlust von 2% des Körpergewichtes führt zu einer messbaren Leistungsverminderung, bei 4% und mehr treten Symptome wie Schwindel, Kopfschmerzen, Atemnot, Koordinationsstörungen bis zur Gehunfähigkeit (der Einlauf des Frauenmarathons in Los Angeles dürfte vielen von uns noch in nicht allerbester Erinnerung sein...), bei 6% und mehr treten Krämpfe, Delirium und Tod auf.

Was wann trinken?

Das Problem der Flüssigkeitsversorgung liegt darin, dass der Magen nur ca. einen Liter Flüssigkeit pro Stunde aufnehmen und an den Dünndarm respektive an die Blutbahn weitergeben kann – gleichgültig, wieviel Schweiss verlorengeht. Je mehr gelöste Teilchen in der Flüssigkeit enthalten sind, z.B. Zucker und Elektrolyte, desto länger verweilt das Getränk im Magen und desto geringer ist die Flüssigkeitsaufnahme. Unterschiedliche Belastungsintensitäten und unterschiedliche Temperaturen führen damit zu unterschiedlichen Ansprüchen an Sportgetränken. Die Geister scheiden sich (wie so oft) auch hier. Wir versuchen dir einige einfache Grundregeln mitzugeben:

- Für einen möglichst raschen Wasserersatz bei hohem Schweissverlust und kürzerer Belastungsdauer **bis zu 60 Minuten** genügt reines, kühles Wasser oder nur schwach konzentrierte (hypotone) Lösungen.
- Bei Belastungsdauer von **deutlich über 60 Minuten** kann der Kohlehydratreservespiegel kritisch absinken. Eine Kohlehydrat – bzw. Glukosekonzentration bis zu 8% im Getränk ist für diesen Fall empfehlenswert, da damit die Wasseraufnahme im Magen-Darm-Trakt kaum verzögert wird. Empfehlenswert wären z.B. 60 g Maltodextrin pro Liter Wasser. Aber Achtung: Mit ca. 30 g beginnen und die Konzentration langsam steigern, sonst kann Übelkeit auftreten. Auch das Trinken (v.a. kohlenhydratreich) will trainiert werden!

Keine Angst, du musst jetzt keinen Chemiekurs nachsitzen, um eine solche Zubereitung zu schaffen. Die meisten isotonen Sportgetränke aus industrieller Fertigung genügen diesen Anforderungen. Die klassische Apfelschorle, im Verhältnis 3:1 verdünnt, enthält relativ wenig Kohlenhydrate: Höhere Saftanteile sind dennoch nicht empfehlenswert, da damit schnell eine die Flüssigkeitsaufnahme verzögernde Hypertonie erreicht würde. Besser ist es, zwischendurch zu festen Kohlenhydratquellen zu greifen (Riegel mit Maltodextrin- und nicht Traubenzuckergehalt, sehr reife Banane). In Limonaden und Cola-Getränken ist der Zuckergehalt mit bis zu 140 g pro Liter viel zu hoch, um als schnellen Schweissersatz dienen zu können. Zudem handelt es sich dabei um sogenannt kurzkettige (einfache) Zucker, die den Insulinspielgel in die Höhe schnellen lassen, was prompt zu einem ebenso schnellen Zuckerabfall und damit Hungerast oder zumindest Krise führen kann.

- Steht der Ersatz von verbrauchter Kohlenhydrat-Energie bei Langzeit-Belastung im Vordergrund und ist der Schweissverlust niedrig, können höher konzentrierte Zuckerlösungen sinnvoll sein. Mengen von 150 – 200 g pro Liter Wasser können dann eingesetzt werden.

Grundsätzlich kann auch immer reines Wasser getrunken und der Kohlenhydratbedarf über schnell resorbierbare, feste Kohlenhydratnahrungsmittel gedeckt werden. Bei hohem Schweissverlust über viele Stunden, der ausschliesslich durch reines Wasser bzw. durch *hypotone* Elektrolytlösungen ausgeglichen wird, besteht das Risiko der Kohlenhydratverarmung und der "Wasservergiftung". Dabei sind vor allem drei Mineralstoffe wegen ihres relativ hohen Verlustes bei langem schweisstreibendem Sport im Getränk von direkter Bedeutung: Natrium beschleunigt die Wasseraufnahme im Darm. Natrium und Kalium regeln zusammen den Wasserhaushalt der Zellen. Und Kalium wie auch Magnesium sind für die Nerven- und Muskelfunktion unentbehrlich.

LEBENSPOWER-TIPP

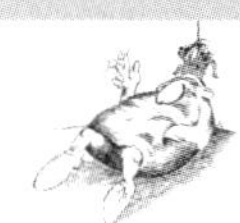

- Zwinge dich auch im Alltag unabhängig von sportlicher Aktiviät zum Trinken. Stelle eine Flasche Mineralwasser an deinen Arbeitsplatz und schaue, dass Sie abends leer ist. An warmen Tagen eine Flasche pro halben Tag.
- Trinke vor jeder sportlichen Leistung in der letzten halben Stunde mindestens nochmals einen halben Liter.
- Trinke auch während des Trainings. In unseren Breitengraden ist praktisch jeder Brunnen anpeilbar. In Regionen ohne Trinkwasser mit Trinkgurt laufen.
- Trinke, bevor sich bei dir Durstgefühle einstellen!
- Nimm nach dem Training sofort Flüssigkeit auf, Körperpflege folgt später. Sofortiger Flüssigkeitsersatz fördert Erholung und Regeneration.
- Trinke vor intensiver Leistung (Intervall-Training, Wettkampf) nichts unbekanntes. Trinkexperimente immer vor ruhigeren Trainings durchführen – Trinktrainings!
- Trinke nach intensiven Trainings mindestens während drei Stunden kein Alkohol.
- Alkohol und Koffein sind wassertreibend – trinke immer genügend Wasser dazu! (Pro Tasse Kaffee ein Glas Wasser als Faustregel!)

- Trinke jeweils möglichst deutlich vor und nach Hauptmahlzeiten (nicht während: Magensäfte werden ansonsten verdünnt, Verdaungsvorgang dauert länger und ist belastender).
- Marathonis Achtung: Solche, die nicht während des Laufens genügend Flüssigkeit aufnehmen können: Es lohnt sich einige Schritte trinkend zu gehen – die paar Sekunden, die Ihr dabei verliert, gewinnt Ihr später durch genügend Flüssigkeit an Bord xfach zurück – oder eben umgekehrt!
- Krämpfe während sportlicher Belastung sind (im Gegensatz zu nächtlichen Krämpfen) nicht auf Magnesiummangel zurückzuführen, sondern auf einen Mangel an Natrium. Deshalb während körperlicher Anstrengung kein Magnesium zuführen (könnte unverträglich sein!).

Ein Wort zum Grüntee

Seit Jahren sprechen wir in unseren Seminaren über den Grüntee als sinnvolles und nicht raffiniertes Getränk. In letzter Zeit scheinen angebliche Grüntee-Substanzen in alle möglichen Lebensmittel hineinverpackt zu werden. Angefangen von Süss-Getränken, die den grünen Durst (was immer dies auch sein mag!) stillen über grünen Eistee bis zu Grüntee-Kapseln (!).
Nach Wasser ist Tee das meistkonsumierte Getränk auf dem Globus. Historisch-kulturell reicht dies von religiösen Zeremonien (Zen-Buddhismus) über die Sportpausenverpflegung bis zu gesellschaftlichen Anlässen (Afternoon-Tea). Geographisch reicht die Verbreitung des Tees sogar bis zu den Eskimos!

Wirkstoffe des Teeblattes

Es enthält Teein (was dem Koffein entspricht), viel Vitamin C, ferner die Vitamine A, E, B1, B2, B12. Ebenso ist es reich an Eisen, Kalzium, Magnesium, Zink, Kupfer und Molybdän.
Wie alle getrockneten Pflanzenteile wird auch Tee in der Fachsprache als Droge bezeichnet. Der Name Droge stammt aus dem Nieder- oder Plattdeutschen und weist auf "trocken" oder "trocknen" hin. Die entsprechenden Handelsgeschäfte wurden Drogery oder später Drogerie genannt.

Der Unterschied zwischen Trocknen und Fermentieren

Beim Trocknen (Grüntee) handelt es sich um eine natürliche Konservierung, die Wirkstoffe (Vitamine, Mineralstoffe und Spurenelemente) bleiben erhalten.
Bei der Verarbeitung des Teeblattes zu Schwarztee wird der Prozess der Fermentation und Oxidation eingesetzt. Dabei treten (bio-) chemische Vorgänge auf, die auch entsprechende Veränderungen der Wirkstoffe einer Droge bewirken.

Koffein-(Teein)dosen und ihre Wirkungen

Aufgrund des Koffeingehaltes wirkt Tee anregend. Der Eintritt der anregenden Wirkungen wiederum ist von der Aufguss-Zeit abhängig:

Zeit	Aufguss
1-2 Min.	Koffein ohne Gerbstoffe=anregend
4-8 Min.	Gerbstoffe werden mitgelöst = verzögerte Aufnahme des Koffeins = verzögert anregend

Auch ein länger angesetzter Tee wirkt niemals beruhigend, das Teeblatt ganz einfach keine beruhigenden Wirkstoffe enthält.

Die Wirkungen des Koffeins sind wiederum dosisabhängig:

50-200mg	anregend auf Grosshirnrinde
> 200mg	Anregung des Kreislauf-und Atemzentrums (ohne Blutdruckerhöhung)
> 500mg	Blutdruckerhöhung, Herzrhythmusstörungen, Gedankenjagen
10 g	Tödliche Dosis (80 Tassen Kaffee – 140 Tassen Tee)

Der Koffeingehalt verschiedener Getränke

1 Tasse	Grüntee	170 ml = 18 mg
1 Tasse	Schwarztee	170 ml = 77 mg
1 Tasse	Normalkaffe	150 ml = 120 mg
1 Tasse	Espresso	50 ml = 130 mg
1 Tasse	Kakao	150 ml = 10 mg
1 Flasche	Cola	300 ml = 30 mg

Die Arbeiten des Dr. Fujiki

Dr. Fujiki war jahrelang Mitarbeiter des renommierten Max-Planck-Institutes, sowie Vizedirektor des japanischen Saitama-Krebsforschungsinstitutes in Komuro, Japan. 1985 erhielt er von diesem den Auftrag, mögliche krebshemmende Substanzen aus dem Grüntee zu isolieren. Als wirksamste antikanzerogene (=krebshemmende) Substanz erwies sich das Epigallocatechingallat. (EGCG). Dieses hemmt die Entwicklung von Metastasen (Ablegergeschwülste) in der Lunge, das Wachstum von Krebszellen in Lunge, Magen, Darm, Leber und Haut. EGCG vermindert auch die toxische Wirkung des Rauchens, senkt den Cholesterinspiegel und wirkt als Antioxidans (siehe spezielles Kapitel!) zellschützend. Zunehmend zeigt sich eine gesundheitsfördernde Wirkung des Grüntees. Nicht zuletzt auf die zunehmende Anzahl positiver wissenschaftlicher Arbeiten dürfte der Boom des Phänomens Grüntee in der Nahrungsmittelindustrie basieren.

Empfehlungen

- Als optimal gesundheitsfördernd scheint sich die Einnahme von täglich ungefähr einem Gramm EGCG, was etwa 6-7 Tassen Grüntee entspricht.
- Den Grüntee aufgrund seiner anregenden Wirkung eher morgens und (nach)mittags trinken.
- Dosiere den Grüntee nicht zu stark. Meist wird masslos übertrieben, dann schmeckt der schon eher herbe Grüntee zu bitter und der Koffeingehalt wird zu hoch.

Deshalb: *Schwach dosieren ist immer richtig, stark dosieren immer falsch!*

- Probiere verschiedene Sorten aus. Bezüglich Preis kannst du dich bis über Fr. 400.-/Kilo (First flush-Handlesung) verwirklichen.
- Reiner Grüntee ist ein natürliches Getränk und Nahrungsmittel (obschon Tees sonst eher zu den Genussmitteln gezählt werden), dessen Geschmack vielleicht nicht auf Anhieb jedermanns Sache ist. Aufgrund seiner vielen Vorzüge lohnt es sich aber, einige Versuche zu wagen oder Hand aufs Herz: Wem hat schon das erste Bier im Leben auf Anhieb geschmeckt?

2.5 VITAMINE, SPURENELEMENTE UND MINERALSTOFFE

Es handelt sich dabei um körpereigene Substanzen, sogenannte Vitalstoffe, die natürlicherweise in unserem Körper vorkommen und eine entscheidende Rolle in zahlreichen Stoffwechsel-Prozessen übernehmen, aber vom Körper selbst nicht synthetisiert (hergestellt) werden können. Wir sind also darauf angewiesen, sie durch unsere Nahrung aufzunehmen. Leider ist unsere Nahrung nicht zuletzt durch die Beschaffenheit unserer landwirtschaftlichen Böden sowie durch unsere Raffinierungs- und Polierhysterie mehr oder weniger "gesäubert" von solchen sinnvollen Substanzen. Dies verlangt von uns ernährungstechnisch ein radikales Umdenken. Dieser Problematik haben wir deshalb in dem Kapitel *Freie Radikale und Antioxidantien* entsprechend genug Platz gewidmet.

3. GEWICHTSREGULATION UND DIÄTEN OHNE ENDE

Vielleicht erwartest du an dieser Stelle nun diverse Definitionen wie Normalgewicht, Idealgewicht, Body-Mass-Index oder weitere Erklärungen für absolut unbrauchbare Begriffe. Alle diese Bezeichnungen zur optimalen Gewichtsdefinition des Menschen weisen einen entscheidenden Fehler auf:

Ihre Berechnung beruht ausschliesslich auf den zwei Messgrössen Gewicht und Körpergrösse. An der Zweitgenannten ist weiters nichts auszusetzen, bei der Ersten wird allerdings nicht unterschieden zwischen Anteilen Fett- und Muskelgewebe. Nun ist Muskelgewebe bekanntermassen schwerer als Fettgewebe. Also kann jemand, der noch irgendwo im Bereich eines per definitionem Normalgwichtes herumturnt, in Tat und Wahrheit bereits einen zu hohen Fettanteil aufweisen, vielleicht schon sichtbar, vielleicht aber noch nicht. Durch einen zu hohen Fettanteil weist er aber bereits deutliche Risikofaktoren für beispielsweise Herz-Kreislauf-Erkrankungen auf. Andererseits kann jemand, der angeblich zu viel Gewicht auf die Waage bringt, mehr muskuläre und damit schwerere Anteile aufweisen, sein Fettanteil aber völlig im Normbereich liegen. Dieser Mensch hat natürlich ein ungleich tieferes Gesundheits-Risikoprofil als der auf der Waage leichtere Zeitgenosse mit den grösseren Fettanteilen.

Aus unter anderem hormonellen Gründen ist der Fettanteil bei der Frau von Natur aus grösser als beim Mann, ebenso nimmt der Fettanteil mit zunehmendem Alter bei Mann und Frau zu. Allerdings hast du es in der Hand, diesen Prozess durch Krafttraining aufzuhalten oder gar umzudrehen, egal wie alt und welchen Geschlechts du bist!

Empfohlene Fett- und Magermasseanteile:

Alter	**Normbereich Körperfett**
Männer	
15-30	12-18%
31-40	13-19%
41-50	14-20%
51-60	16-20%
61-70	17-21%
> 70	17-21%

Frauen

15-30	20-26%
31-40	21-27%
41-50	22-28%
51-60	22-30%
61-70	22-31%
> 70	22-31%

Natürlich sind Werte darunter nicht etwa schlecht oder krankhaft (Eine Ausnahme stellt die Magersucht dar, jedoch kann es nicht Gegenstand dieses Buches sein, eine solch komplexe und ärztlich behandlungsbedürftige Krankheit an dieser Stelle abzuhandeln). Die Messung der Körperzusammensetzung ist heute ohne grösseren Aufwand möglich. Wir bevorzugen in unserem medizinischem Zentrum die Analyse mittels Impedanzmessung, die sehr genaue Werte liefert, allerdings auch immer unter den gleichen Bedingungen durchgeführt werden sollte, ansonsten Vergleiche wenig relevant sind.
Vorsicht: Mittlerweile sind viele sehr ungenaue Messverfahren auf den Markt gekommen, die bestenfalls für eine grobe Verlaufsbeobachtung geeignet sind.

Klartext

Immer wieder ist von spektakulären Diäterfolgen aus dem Bekanntenkreis zu hören: „ Ich mache gerade eine neue Super-Diät, du hast sicher schon davon gehört, weisst du, die ärztlich kontrollierte eben. In drei Monaten habe ich schon fast 15 Kilo abgenommen!“

Neun Monate, 1 Jahr oder noch mehr nach Start einer dieser Super-Diäten sehen wir in den Sprechstunden die Resultate: Sie sind alle schwerer als vor der Diät. Dazu kommt noch eine riesige Portion Frust, in vielen Fällen gar Resignation, untermauert durch Kommentare wie: „Ich muss mich eben mit meinem Übergewicht abfinden, Bade- oder Unterwäsche muss ich ja auch nicht mehr vorführen!“

Leider geht es nicht nur um kosmetische Aspekte, wenn auch diese vor allem in Bezug auf ihre psychologischen Auswirkungen für die betroffene Person oft unterschätzt werden. Wir alle brauchen für unser Selbstwertgefühl eine gewisse Portion

Eitelkeit und Eigenliebe, wenn diese aber beim täglichen Blick in den Spiegel permanent verletzt werden........Dicke sind nicht dick, weil sie psychisch krank sind, sondern werden psychisch krank, weil sie dick sind. Diese Frage nach dem Huhn oder dem Ei konnte durch zahlreiche skandinavische, amerikanische und auch eine Schweizer Studie belegt werden.

Nein, es geht vielmehr auch um die übrigen gesundheitlichen Aspekte. Deshalb möchten wir es unmissverständlich und ohne um den heissen Brei herumzureden formulieren: Isoliert durchgeführte Diäten sind Unsinn und scheitern (auch wenn ärztlich kontrolliert!) in über 90% der Fälle!

Einige Facts

Gegenüber vor hundert Jahren verbrauchen wir durch unsere Lebensweise heute gerade noch 10% an sog. Bewegungskalorien. Essen, bedingt durch den verminderten Nährstoffgehalt vieler unserer Lebensmittel, welche uns mit Leerkalorien auffüllen, tun wir aber noch mehr als vor hundert Jahren.

50% der Amerikanerinnen geben an, gelegentlich oder gar dauernd Diätpulver und/oder Abmagerungspillen einzunehmen, an Colleges beträgt diese Zahl sogar 70%. 15% der College-Schülerinnen betreiben selbstinduziertes (selbstausgelöstes) Erbrechen.

5 Milliarden Dollar geben die NordamerikanerInnen jährlich für Diätprodukte und Abführmittel aus. In Anbetracht der Tatsache, dass mehr als ein Drittel der Weltbevölkerung dauernd hungert, ist dies schon fast als pervers zu bezeichnen.

> Aber bei uns in der Schweiz ist es lange nicht so wie in den USA!

Denn die dort drüben haben schliesslich 40% Fett täglich auf dem Teller, also etwa das Doppelte von den gängigen Empfehlungen! Jawohl, bei uns ist es gaaanz anders: Die Zahlen des letzten Ernährungsberichtes beruhigen uns, denn es sind, wie wir schon erfahren haben, nur 37,4%. Eine Erhebung an Bevölkerungskreisen von Burgdorf, Bellinzona und Yverdon zeigt, dass Frauen und Männer durchschnittlich täglich fast 42% Fett auf dem Teller haben...

Die Folgen

Falsche Ernährung mit folgendem Übergewicht und insbesondere Fettleibigkeit sind hauptsächlich mitverantwortlich für folgende Krankheiten:

- Diabetes (Zuckerkrankheit, insbesondere in der zweiten Lebenshälfte auftretend)
- Verfettung der Blutgefässe (Artheriosklerose)
- Bluthochdruck, Herzinfarkt
- Schlaganfall
- Hernien (Leisten- und Bandscheibenhernien),
- Arthrose
- Obstipation (Verstopfung) und Hämorrhoiden
- Tumore des Magen-Darm-Traktes (insbesondere Dickdarm)

um nur die wichtigsten zu nennen.

Diese Folgeerkrankungen verursachen in der Schweiz Gesamtkosten für das Gesundheitswesen von gegen vier Milliarden Franken, in Deutschland sind es fast 40 Milliarden Mark!

In den meisten Industrienationen hat der Anteil der Übergewichtigen die 30%-Hürde überschritten, er bewegt sich mit grosser Geschwindigkeit auf die 50%-Marke zu! Dies trotz angeblich immer besserer Aufklärung, Lebensmitteldeklaration auf den Produkten und ständig neu designeten Diäten! Die Diätindustrie ist zu einem perpetuum mobile mit Selbstalimentation verkommen.

Die Diätindustrie ist zu einem perpetuum mobile mit Selbstalimentation verkommen

3 Fragen

Aufgrund obenstehender Entwicklung müssen wir uns drei Fragen stellen:

1. Wer soll das bezahlen?
2. Sind wir industrialisierte Menschen ein Volk von Ignoranten?
3. Sind wir industrialisierte Menschen gar ein Volk von Schlaffsäcken?

Die Frage 1 kann klar beantwortet werden. Wir, du und ich, werden dies bezahlen und tun es bereits täglich (man werfe doch bitte einen Blick auf die Kassenprämien).

Die Frage 2 ist aufgrund des hohen intellektuellen Potentials in den industrialisierten Nationen mit ständig auftretenden faszinierenden Neuerfindungen und Weiterentwicklungen deutlich zu verneinen.

Bleibt die Frage 3: Heikel, heikel. (Korrekterweise müsste man nämlich von Schlaff- und Giftsäcken sprechen, denn erwiesenermassen lagern sich toxische, durch uns aufgenommene, Umweltprodukte vorwiegend in den Fettdepots ab und machen diese zu Giftdeponien).
Diese Frage ist teilweise zu verneinen, denn sehr oft ist der Geist willig, aber das Fleisch schwach (oder umgekehrt?). Andererseits sind wir aber auch zu einem Volk von Konsumenten geworden, die Gesundheit nicht erhalten oder schaffen, sondern konsumieren wollen. Also was gibt es einfacheres, als ein Diät-Pülverchen oder die Fettaufnahme reduzierende Tabletten zu schlucken?

Der Fettanteil nimmt auch bei Schulkindern drastisch zu – trotz Diäteinflation

Aufbau der Magermasse (Krafttraining) und Förderung der Fettverbrennung (Ausdauertraining), ja gut, ich weiss, aber eben, woher die Zeit nehmen?
Wir stellen fest: Die Entwicklung des Fettanteils resp. Übergewichts nimmt drastisch - und was besonders bedenklich ist - auch bereits bei Schulkindern zu - trotz einer v.a. im Frühjahr jeweils auftretenden Diäteinflation.

Vorsicht: Diät ist nicht gleich Diät!

Gewisse Diäten sind sicherlich aus medizinischen Gründen zwingend einzuhalten. Ein Diabetiker, der seine Diätvorschriften nicht einhält, kann seine Krankheit beschleunigen und rasch ein tragisches Ende nehmen.

Die Reduktionsdiät und der Jo-Jo-Effekt

Die meisten Diäten basieren auf einer Reduktion der aufgenommenen täglichen Kalorienmenge. Unser Körper ist aber eigentlich, zumindest solange er noch nicht vollständig verfettet oder sonst kaputt geschont ist, ein schlauer Fuchs mit genetisch bedingtem Langzeitgedächnis. In den Hungersnöten der Evolutionsgeschichte konnten nur die Spezies überleben, die gute Energiesparer und Rationierer waren. Mit anderen Worten: Der Körper fährt seinen Stoffwechsel bei einer Reduktionsdiät in den Sparzustand, den sog. Hungerstoffwechsel. Dabei ist der 24-Stunden-Kalorienverbrauch reduziert und namentlich auch die Fettverbrennung gegenüber dem „Normalzustand" eingeschränkt.

Wie freut sich aber der Körper auf das erste Stücklein Schokolade vor dem Zu-Bett-Gehen nach erfolgreich durchgestandener x-wöchiger teurer Diät-Selbstkasteiung! Nur: Wohin mit diesen überzähligen Kalorien? Der Körper hat keine Verwendung mehr, denn er ist ja karge Zeiten gewohnt. Was macht denn unser Körper, das Cleverle? Nein, er scheidet es leider nicht etwa aus, sondern speichert es ab (für den Fall, dass der Besitzer des Körpers mal wieder auf die Idee kommen sollte, eine harte Tour mit wenig Beissfestem durchzugeben...).

Da hilft nur Radikales: Die Nulldiät

Ein weiterer gigantischer Irrtum, denn in den ersten 5-7 Tagen einer Nulldiät verlierst du vor allem Wasser, Magermasse (muskuläres Eiweiss) und Kohlenhydrate. Die Fettdepots bleiben aber bis mindestens zum 6. Tag unangetastet, bis zu einem Zeitpunkt also, wo die Nulldiät bereits fliessend in den Hungerstreik übergeht.

Das Allerschlimmste und absolut Kontraproduktive aber: Du verlierst Muskulatur, das Organ also, in welchem Fett fast ausschliesslich verbrannt wird!

Ganz schlaue Diätpropheten werden nun ins Feld führen, dass langfristig bleibendes Abnehmen zuerst einmal mit einem möglichst schnellen Gewichtsverlust beginnen müsse. Dass dann, mit dem neuen Gewicht, auch rein bewegungsmässig mehr Dynamik und Bewegungslust aufkommen würde. An sich logisch und nachvollziehbar. Nur: Bist du wirklich sicher, dass du, wenn du ausschliesslich diätätisch abgenommen hast, auch noch über die nötige Kraft verfügst, dich „dynamisch" sportlich ausdauernden Aktivitäten zuzuwenden ... ?

Zur Erinnerung:

Stufe 1:
Fett ersetzt durch falsches Ernährungsverhalten, mangelnde Aktivität ohne Widerstand und durch zunehmendes Alter das Muskelgewebe. Die Fettdepots schliessen sich erst im Muskelgewebe (und Gefässen) ein (wie das berühmte gut durchzogene Fleisch in der Auslage beim Metzger). Wenn es im Muskelgewebe keinen Platz mehr gibt, erfolgt die Ablagerung im Unterhaut-Fettgewebe und wird dann erstmals als Hüftgold oder Bauch sichtbar (Pirelii- oder Michelin-Syndrom).

Stufe 2:
Viele Diäten, insbesondere solche mit versprochenem schnellem Gewichtsverlust gehen vorwiegend auf das Konto des einzigen relevanten fettverbrennenden Organs, der Muskulatur, welches sich nach dem 30. Lebensjahr so oder so pro Jahrzehnt um bis zu 10% reduziert, mit oder ohne Diät.

Essen als Kultur

Wenn du jetzt nicht mehr weisst, was du essen sollst oder hier gar LEBENSPOWER-Rezepte erwartest, müssen wir dich enttäuschen: Solche Rezepte gibt es nicht. Es gibt nur deine ganz persönlichen Menüs, ganz nach deinem Geschmack - nicht nach unserem. Wir wissen ja nicht, ob dir bereits bei dem Gedanken an dem vorher (ausnahmsweise) beschriebenen Linsengericht schlecht wird. Essen ist Lebensqualität, Zusammensein (wo sieht sich die Familie noch, wenn nicht am Tisch?), Geselligkeit, Kommunikation und *nicht* Körnlipickerei, Kalorienzählen oder diätätische Selbstkasteiung.

Nobelpreis für Eigenverantwortung

Also: Anfangen regelmässig die Ausdauer zu trainieren. Wir versprechen dir: Es wird sich ein anderes Ernährungsbewusstsein einstellen mit regelmässigem Ausdauer- und Krafttraining. Es wird dir wesentlich leichter fallen, auf gewisse Selbstvergiftungsrituale wie der Genuss von Fritiertem, üppigen Saucen oder tonnenweise Süssigkei-ten zu verzichten, weil man nirgends so gut spürt, was dem Körper gut tut wie beim Training der Kraft und Ausdauer.

Vielleicht sollten die Krankenkassen mal über die Einführung eines Nobelpreises für Eigenverantwortung nachdenken

> Laufe, damit das Fett verbrennt und oben das Licht wieder angeht!

Dies ist aktiv gelebte Kosteneinsparung. Vielleicht sollten die Krankenkassen mal über die Einführung eines Nobelpreises für Eigenverantwortung nachdenken!

In- und Output

Aber: wir können nicht nur den Input, sprich die Nahrungsaufnahme reduzieren und meinen, dies würde mittel- oder langfristig zum Erfolg führen. Irgendwann stoppen wir diese Reduktionen und sitzen mitten in der Jo-Jo-Falle. Auch am Out-Put müssen wir Veränderungen vornehmen und uns vermehrt der körperlichen, sportlichen Aktivität im Bereich Ausdauer (Herz-Kreislauf-Prävention; Fettverbrennung) und Krafttraining (Pflege des muskuloskeletalen Systems, also der knöchernen und muskulären Anteile unseres Körpers) widmen.

> Wenn wir alle nicht bald unseren A ... hochkriegen, werden wir das mit den Gesundheitskosten nicht mehr in den Griff kriegen.

Auch wenn es einfacher ist, Diätpulver und Abmagerungspillen als Bewegungsprogramme zu verkaufen, sollten wir uns eines merken:

LEBENSPOWER-INFO

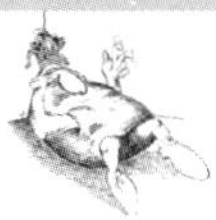

Bewegung und Ernährung sind unzertrennliche Freunde!

LEBENSPOWER-INFO

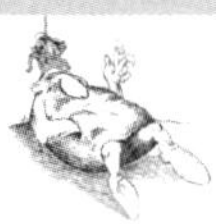

Laufe und du wirst wieder normal!

4. VITALSTOFFE: VITAMINE, SPURENELEMENTE UND MINERALSTOFFE

Definition der orthomolekularen Medizin

Die Behandlung und vor allem Prävention zahlreicher Krankheiten ist durch körpereigene Substanzen wie Vitamine, Spurenelemente oder Mineralstoffe möglich und nicht auf stark wirkende körperfremde Mittel angewiesen, die zahlreiche unerwünschte Neberwirkungen erzeugen und nicht selten zu Hospitalisationen oder gar zum Tod führen. Substanzen wie das Vitamin C und andere Vitamine zeichnen sich durch ihre geringe Toxizität (Giftigkeitsgrad) und dadurch aus, dass sie kaum Nebenwirkungen aufweisen, wenn sie in grösserer Menge als in der täglichen Ernährung vorhanden, aufgenommen werden. Der Nobelpreisträger Linus Pauling hat den Begriff der *orthomolekularen* Medizin geprägt und bezeichnet damit die Erhaltung oder Wiederherstellung eines guten Gesundheitszustandes durch die variable Konzentration von Substanzen im menschlichen Körper, die normalerweise im Körper vorhanden und für die Erhaltung der Gesundheit notwendig sind (Pauling 1968). Dr. Bernard Rimland hat seine Auffassung dahingehend bestätigt, dass er 1979 vorschlug, die konventionelle Medizin, die körperfremde Substanzen verwendet (Drugs), als *toximolekulare* Medizin zu bezeichnen. Vielleicht wirst du dich nun fragen, warum diese Begriffe so wenig bekannt sind in unserer Medizin. Dazu ist folgendes zu sagen:

- Immerhin ist der Begriff Orthomelukar mittlerweile nicht mehr ganz unbekannt und doch zur offiziellen Medizin-Terminologie gehörend.
- Hätte sich hingegen die Bezeichnung toximolekular durchgesetzt, wäre eine tiefe Depression aller shareholders der Pharmafirmen die Folge gewesen, da der Medikamenten-Absatz massiv eingebrochen wäre.

Gerade die zweite Tatsache mag dir erklären, warum sich die orthomolekulare Medizin auch so schwer tut, sich durchzusetzen. Firmen, die Vitamine (natürliche, nicht synthetische!) produzieren, haben kaum eine Lobby wie die Medikamente produzierende Grosspharmaindustrie. Ihre Werbebudgets beschränken sich auf ein Minimum, die Verdienstmargen für Apotheken und Ärzte sind ungleich kleiner als bei Medikamenten. Deshalb ist auch kaum jemand daran interessiert, dass die zahlreichen, von wahren Forschern durchgeführten Arbeiten wirklich die Bedeutung erlangen, die sie auch verdienen. Dies beginnt bei den medizinischen Fachzeitschriften, die sich nicht durch die Abo-Preise, sondern durch die Inserate finanzieren. Diese wiederum werden praktisch ausschliesslich durch Pharmamultis geschaltet, die nun gar kein Interesse an Studien über den Nutzen körpereigener Substanzen haben, die den Einsatz ihrer teuer entwickelten und beworbenen Medikamente verringern oder gar überflüssig machen könnten. Und trotzdem sind immer wieder bahnbrechende Arbeiten über die orthomelukare Medizin in namhaftesten Journals (Fachzeitschriften) veröffentlicht worden. An dieser Stelle tritt das Problem der Verteiler- und Verbraucherakzeptanz. Wir erleben selbst täglich, wie viel einfacher es ist, einem Patienten beispielsweise ein bestens bekanntes Schmerzmittel zu verordnen als ihn zu überzeugen, dass man sein Problem auch orthomolekular behandeln könnte. Obschon dies für ihn den Vorteil hätte, dass er wesentlich weniger Risiken für Nebenwirkungen eingehen würde, die Behandlung meist billiger wäre und die orthomolekularen Substanzen nicht nur eine heilende, sondern in den meisten Fällen auch eine präventive Wirkung haben. Einen Nachteil müsste er allerdings in Kauf nehmen: der kausale, das heisst, die Krankheitsursache an der Wurzel packende Wirkungseintritt erfolgt in der orthomolekularen Medizin nicht innert Stunden wie bei irgendwelchen Rapid-Präparaten: Die Geduld und Mitarbeit des Patienten ist gefragt, oft aber nicht vorhanden. Dabei käme das Wort Patient eigentlich von patientia = die Geduld..... Ist es nicht nachvollziehbar, dass nur wenig Ärzte bereit sind, sich mit einem Zweig der Medizin zu befassen (und mag er noch so erfolgversprechend sein!), der in seiner Verbreitung keine Lobby im Hintergrund aufweist, im Gegenteil von finanzstarker Seite indirekt bekämpft wird, mehr Zeit beim Patienten nötig macht (dies in einer Phase, in welcher die Kassen den Ärzten vorschreiben, dass sie im Sinne der "wirtschaftlichen" Praxisführung pro Zeiteinheit eine gewisse Anzahl Patienten "durchlassen" müssen, ansonsten sie zu Rückzahlun-

Aus merkantilen Gründen ist auch kaum jemand daran interessiert, dass die orthomolekulare Medizin an Bedeutug gewinnt

gen angehalten werden können...) und der erst noch kleinere Verdienstmöglichkeiten bietet. Keine Angst, liebe Leser, auch die Schreibenden sind keine Heiligen, auch sie sind auf die Einnahmen der medikamentösen, also toximolekularen Medizin angewiesen, um sich das Hobby leisten zu können, sich mit solchen Themen der Medizin zu beschäftigen. Immerhin haben sie aber fest eine orthomolekulare Medizin in ihrem Praxis-Alltag etabliert und leben selbst nach deren Prinzipien, wohl wissend, dass es dabei um Leben und Tod gehen kann.

Von freien Radikalen und Antioxidantien

Gesundheitsmagazine im Fernsehen, illustrierte und medizinische Publikationen behandeln zunehmend das Thema der Bildung freier Radikale sowie ihrer Gegenspieler, der Antioxidantien. Für viele von uns ist dieses Thema entweder noch ein Buch mit sieben Siegeln oder die Verwirrung ist über die gehörten unterschiedlichen Ansichten zwischenzeitlich so gross geworden, dass man am besten alles beim Alten belässt, sprich: Sich gar nicht erst darum kümmert. Sich kundig über diese Thematik zu machen, kann jedoch gerade auch für regelmässig körperlich aktive Zeitgenossen, zu denen wir dich ja gerne machen möchten, ein wesentlicher Schritt zur Erhaltung der Gesundheit und eine Optimierung des Aktivitätseffektes bedeuten. Das Entstehen diverser Krankheiten, insbesondere von Entzündungen am Bewegungsapparat sowie Infekten wie Erkältungen und Grippe, aber vor allem auch Krebs- und Herz-Kreislauf-Erkrankungen ist direkt oder indirekt auf die zerstörerischen Machenschaften der freien Radikale zurückzuführen.

Um es vorweg zu nehmen: Es würde den Rahmen dieses Buches sprengen, dich im Detail mit der grossen Zahl von Arbeiten zum Thema der orthomolekularen Medizin, der freien Radikale und der Antioxidantien bekannt zu machen. Es ist auch nicht unsere Absicht, dich, lieber Leser, zu belehren. Am Ende dieses Buches angelangt, solltest du nicht viel wissen, sondern viel anwenden und umsetzen können nach dem Motto:
Nice to know – better how to do,
denn Erfolg, auch gesundheitlicher, hat drei Buchstaben:

TUN!

Was sind freie Radikale?

Freie Radikale sind hochreaktive Spezies. Sie können uns von aussen (exogen) durch beispielsweise ionisierende Strahlung (übermässig viel UV-Strahlen, radioaktive Strahlen), Smog, Nikotin, Pestizide oder andere Nahrungsschadstoffe oder von innen (endogen) aus dem Stoffwechsel entstanden, befallen. Der Zusatz frei stammt daher, dass freie Radikale ein oder mehrere ungepaarte Elektronen in ihrer äusseren molekularen Umlaufbahn besitzen und deshalb im Vergleich zu anderen Molekülen in unserem Körper in ihren Bewegungen instabil und nicht voraussehbar sind. Aufgrund dieser instabilen Struktur streben sie die Verbindung mit anderen Molekülen an (ähnlich Magneten, die an anderen Strukturen haften bleiben), um den Anschein von Stabilität zu wecken. Dieses "Andocken" der freien Radikale an intakte Körperzellen macht sie so aggressiv und bedrohlich, weil dieser Prozess nicht selten mit einer Zellschädigung einhergeht: Es kommt zu einem Defekt in der Zellmembran (Zellwand) mit einer Leckbildung, die entweder repariert wird (siehe später) oder zu einer bleibenden Schädigung der Zelle führt. Einmal in die Zelle eingedrungen, können sie auch Schäden an der Erb- und Informationssubstanz der Zelle (DNS) verursachen.
Wird dieser Schaden durch Zellteilung weiter gegeben, kann es im Gewebe zu dem kommen, was man als Entartung bezeichnet. Die finale Konsequenz einer geweblichen Entartung ist nicht selten – der Tumor.

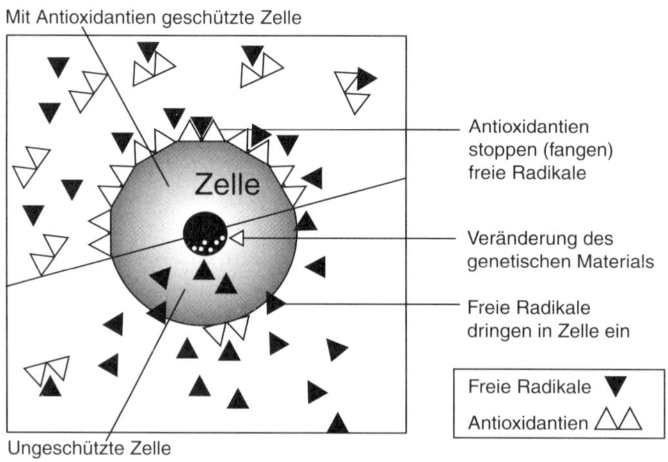

An dieser Stelle möchte ich keinen Feldzug gegen AKW's, Autos oder die Agrarwirtschaft führen, sondern darauf eingehen, dass auch beim körperlich intensiv Aktiven freie Radikale im Übermass entstehen können.

Was führt bei körperlicher Aktivität zu Überproduktion von freien Radikalen?

Die Entstehung freier Radikale während körperlicher Aktivität vollzieht sich auf mindestens zwei Arten:

- Zum einen kann es während eines intensiven (85% Belastung und mehr) Trainings, bei dem der Sauerstoffverbrauch des Körpers unter Umständen auf das Zehnbis Zwanzigfache und darüber ansteigt, zu einer Elektronenfreisetzung kommen. Sportartspezifisch speziell belastete Muskelfasern können sogar den zweihundertfachen Bedarf an Sauerstoff verglichen mit einer inaktiven Situation aufweisen. Diese enormen Sauerstofftransporte durch den Organismus löst einerseits die Freisetzung von freien Radikalen in die Gewebe aus, andererseits kann es unter einer solchen Belastung zu einer vermehrten Produktion von freien Radikalen in den sogenannten Mitochondrien, den Energie-Kraftwerken in unseren Zellen, kommen.
- Der andere Mechanismus durch den freie Radikale während intensiver körperlicher Aktivität entstehen ist ein als *ischämische Reperfusion* bezeichneter Vorgang, der wie folgt abläuft:
  Während eines Trainings kommt es zu einer Umverteilung des Blutes aus den an der körperlichen Aktivität nicht unmittelbar beteiligten Organen wie Leber, Niere, Magen, Darm in die arbeitende Muskulatur, einschliesslich des Herzmuskels. Durch diese momentane Neuverteilung der Blutmenge kommt es in den vorübergehend unterversorgten Geweben zu einem Sauerstoffmangel (Hypoxie). Nach dem Ende der körperlichen Belastung strömt das Blut dann zurück in die unterdurchbluteten Regionen. Dieser eben als Reperfusion bezeichnete Vorgang geht mit einer verstärkten

Freisetzung von freien Radikalen einher. Das gleiche Phänomen kann auch im arbeitenden Muskel auftreten, sofern eine anaerobe Situation, beispielsweise nach einem längeren Sprint, geschaffen wird. Auch in diesem Fall fliesst das Blut mit dem Nachlassen der Belastung in das unterversorgte Gebiet zurück – begleitet von einem explosionsartigen Anstieg der freien Radikale in den Geweben. Dieser "Ansturm" freier Radikale kann zu Gewebeschädigungen und Entzündungen – häufige Begleiterscheinungen anspruchsvoller körperlicher Aktivität als ein untrügliches Zeichen für das aggressive Zerstörungswerk freier Radikale – führen.

Sind freie Radikale überhaupt nachweisbar?

Der unmittelbare Nachweis freier Radikale ist nicht ganz einfach: Sie bewegen sich ultraschnell und befinden sich nur den Bruchteil einer Sekunde in unabhängigem und damit erfassbarem Zustand, ehe sie sich erneut ein neues Opfermolekül suchen, um an ihm anzukoppeln. Der Nachweis gelingt deshalb insbesondere über Fussspuren von freien Radikalen, das heisst, der von ihnen hinterlassenen Rückstände.

- Eine Methode besteht in der Bestimmung der Konzentration von Pentan, eines Gases in der Ausatemluft als nachweisbaren Rückstandes von freien Radikalen.
- Ausgangspunkt für eine andere Methode der quantitativen Erfassung von freien Radikalen ist die als Lipidperoxidation (Lipid= vom Fett stammend) bezeichnete Oxidation von Zellfetten. Dieser Prozess setzt im Gefolge des Zerstörungswerkes durch freie Radikale ein und hinterlässt als Rückstände auf eine spezielle Säure, die Thiobarbitursäure, reagierende kurz TBARS (Thibarbituracid reacting substances) genannte Sunstanzen, die durch spezielle Laboruntersuchungen im Blut nachweisbar sind. Anhand der Laborbefunde können dann Rückschlüsse auf das Ausmass der oxidativen Schädigung gezogen werden. Davies, Packer und Kollegen berichteten bereits 1982 über einen Anstieg von TBARS im Muskelgewebe und Leber von Tie-

ren nach intensiver körperlicher Aktivität. Resultate, welche sechs Jahre später von Allesio und Kollegen bestätigt wurden (Journal of Applied Physiology, 1988, Vol. 64, No. 4 pp. 1333-1336).

Antioxidantien – die Gegenspieler der freien Radikale

Glücklicherweise verfügen wir über ein inneres Antioxidantien-Abwehrsystem, das uns vor dem oxidativen Stress durch freie Radikale schützt. Antioxidantien sind Radikalfänger.

Dazu gehören:

- körpereigene Enzyme mit einfachen Namen wie Superoxiddismutase, Katalase und Glutathionperoxidase.... sowie
  (durch uns direkt beeinflussbar!)
- gewisse Vitamine und Spurelelemente, im wesentlichen Vitamin C, Vitamin E, Vitamin A resp. Beta-Carotin sowie Selen und Zink.

Eine gewisse Menge an freien Radikalen vermag das körpereigene Abwehrsystem zu verkraften, kommen aber durch äussere Umweltfaktoren oder eben stoffwechselbedingt grösse Quantitäten dieser aggressiven Spezies auf die Zellen zu, ist das zelluläre Abwehrsystem dem Ansturm unter Umständen nicht mehr gewachsen.

Lieferanten von:

- **Beta-Carotin** sind Rüebli, Aprikosen, Brokkoli, Spinat, Kürbis, Tomaten.
- **Vitamin C** findet sich in Zitrusfrüchten, Rosenkohl, Blumenkohl, Brokkoli, Melonen, Kiwi, Paprika.
- **Vitamin E** ist nahrungsmässig aus Vollkornprodukten, Distelöl, kaltgepresstes Olivenöl (beide bitte nicht zum Kochen resp. erhitzen benützen!), Mandeln, Lachs zu beziehen.
- **Selen** findet sich in Thunfisch, Hering, Sojabohnen, Sardinen, Weizenvollkorn.
- **Zink** findet sich in Weizenkeimen, Blütenpollen, Käse, Fleisch, Kürbiskernen.

Es herrscht Notstand

Leider ist unsere Nahrung nicht mehr sehr reich an diesen Vitaminen..... Die Studien mit den grössten Zahlen liegen uns, wie könnte es anders sein, aus den USA vor, deren Ernährungsgewohnheiten sich, wie wir an anderer Stelle gesehen haben, nicht wesentlich von den unserigen unterscheiden.

- Die Studie The Health and Nutrition Examination Survey (HANES I) untersuchte 28000 Personen im Alter zwischen 1 und 74 Jahren. Obschon sehr konservative Normen angewandt wurden, fanden sich grosse Ernährungsdefizite im Bereich von Vitaminen, Spurenelementen und Mineralstoffen: Beispielsweise hatten 9 von 10 Frauen zu wenig Eisen in ihrer Nahrung. Die Häfte der untersuchten Frauen nahm zu wenig Calcium auf. Eisenmangel im Blut war in allen Altersgruppen, bei allen ethnischen Gruppen sowie einkommensunabhängig feststellbar – und dies obschon Weissmehlprodukte mit Eisen "angereichert" werden.
- Eine weitere Studie, der Ten State Nutritional Survey, untersuchte 86000 Bürger und Bürgerinnen. In Michigan beispielsweise mangelten mehr als die Häfte der untersuchten Frauen und Männer an Folsäure, ein Vitamin aus der B-Gruppe, welches wichtig für unsere Blutbildung ist. In Texas wies jede dritte Frau und jeder 4. Mann Defizite an Vitamin A auf. Jede dritte untersuchte Person in Kalifornien war defizitär bezüglich Vitamin B2 (beteiligt an der Energiebildung in unseren Zellkraftwerken, den Mitochondrien!).
- Eine dritte von der amerikanischen Regierung in Auftrag gegebene Studie zeigte ähnliche Resultate: Untersucht wurden 15000 Haushalte. In jedem fünften Haushalt wurde zu wenig Eisen und Vitamin A aufgenommen, in jedem dritten zu wenig Vitamin B6 (beteiligt an der Bildung von Hämoglobin = roter Blutfarbstoff, der für den Sauerstofftransport unabdingbar ist) und Kalzium.
- Am eindrücklichsten ist der Report des US Departments of Agriculture, der aufzeigte, dass mehr als

fünfzig Prozent der untersuchten 37785 US-Bürger und Bürgerinnen mangelhaft Vitamin B1, B2, B3, B6, B12, Vitamin C, Vitamin A, Magnesium, Kalzium und Eisen aufnehmen.

Mit zunehmendem Alter verschlimmert sich die Situation noch mehr: Dr. Jacob Selhub von der Tufts University untersuchte bei Senioren Blutspiegel von Vitamin B6, B12 und Folsäure. Er fand, dass 60% von ihnen ungenügende Mengen Folsäure aufnahmen, um hohe Spiegel von Homocystein zu verhindern, eine Substanz, die erwiesenermassen einen Risikofaktor für Herzkrankheiten darstellt. Die dramatische Erkenntnis dabei war, dass 80% dieser untersuchten Senioren die von den amerikanischen Gesundheitsbehörden tägliche empfohlene Menge an Folsäure aufnahmen. Diese Arbeit wurde übrigens im sehr konservativen *Journal of the American Medical Association* publiziert. In einem begleitendenden Editorial zur Studie schlossen die Professoren Meir Stampfer und Walter Willett von der Harvard Universität, dass...

“...eine Vitamin-Substitution (=Vitamin-Zusätze) für einen Grossteil der Bevölkerung wärmstens empfohlen werden kann.”

Unzählige andere Arbeiten und Studien mit ähnlichen, teilweise noch dramatischeren Resultaten liegen vor. Wir möchten dich nicht mit endlosen Streifzügen durch die Ernährungswissenschaft hinhalten, die angeführten Beispiele sollen genügen, um aufzuzeigen, dass zumindest ein Grossteil unserer Bevölkerung, die einen Grossteil unserer degenerierten Leer-Nahrung zu sich nimmt, grössere Defizite bezüglich zahlreicher Spurenelemente, Vitaminen und Mineralstoffen aufweist.

Weitere Gründe für unsere zunehmende Leernahrung

Nebst den durch Überdüngung, Überspritzung und Monokulturen ausgelaugten Böden und Pflanzen sind folgende weitere Gründe dafür verantwortlich, dass unsere Nahrung immer mehr an Vitalstoffen verarmt:

- Frühreife Ernte: Für lange Transportwege durchzustehen, müssen beispielsweise Früchte frühreif geerntet werden. Entsprechend niedriger ist dann der Nährstoffgehalt und auch Aromagehalt. (Wer schon mal in einem Ursprungsland Früchte gegessen hat, weiss, wovon ich spreche...)
- Lange Transportzeiten
- Lange Lagerungszeiten
- Konservierungsstoffe
- Pasteurisierung
- Denaturierte (=raffinierte) Nahrungsstoffe
- Verkochen (lange auf kleiner Flamme warm halten!)
- Auswaschen (Salat stundenlang im Wasser, alle wasserlöslichen Vitamine wie Z.Bsp. das Vitamin C sind dann sauber ausgewaschen, dafür sieht der Salat wenigstens schön grün aus...)

Dringende Gründe für zusätzlichen Bedarf an Vitaminen, Mineralstoffen und Spurenelementen

- Chronische und akute Krankheiten
- Allergien
- Stress (=Megavitaminkiller!)
- Häufiger Konsum von Weissmehl- und Fast-food-Produkten = Vitaminräuber
- Häufiger oder regelmässiger Konsum von Alkohol, Koffein, Schwarztee, Zucker – ebenfalls alles Vitaminräuber
- Rauchen
- Regelmässige Einnahme von Medikamenten (auch Anti-Baby-Pille, Abführmittel)

- Regelmässige sportliche Aktivität: Je häufiger und intensiver desto höher der Bedarf an antioxidativen Vitaminen
- Alter (Verlangsamung der Alterungsprozesse verlangt einen höheren Vitalstoffbedarf)
- Intensive sportliche Betätigung = Leistungssport

Jetzt aber nochmals zurück zu Mutter Erde:

Die Vergewaltigung unserer Erde

Bis zu den Vierziger Jahren des zwanzigsten Jahrhunderts wurden unsere Felder von den Bauern auf natürliche Weise bestellt. Essentielle, für die Böden wichtige Nahrungsbestandteile wurden zugegeben. Diese Art der Feldbestellung funktionierte ohne die Böden auszulaugen. Menschliche Gier und Arroganz führten in der Folge aber zur Überzeugung, dass eine von Menschenhand geschaffene "Technologie" es besser könne als die Natur selbst. Im Hintergrund standen rein kommerzielle Motive mit dem Ziel vermeintlich grösserer Erträge und Profite. Dies war der Start der Degenerierung landwirtschaftlicher Böden in den industrialisierten Nationen.

Nach dem 2. Weltkrieg bekundeten Waffenfabriken, die biologische und insbesondere chemische Waffen auf Basis von Nitrat- und Phosphorverbindungen herstellten, Mühe, ihre Produkte in genügender Menge zu verkaufen. Neue Märkte mussten zwangsläufig erschlossen werden. Experimente zeigten, dass zahlreiche Pflanzen mit einem "Cocktail" von Nitro-, Phosphat- und Kaliumverbindungen wachsen können. Gerüstet mit diesen Erkenntnissen begannen Waffenfabrikanten sogenannte NPK-Dünger (nitro-,phosphat- und kaliumhaltige Düngemittel) zu attraktiven Preisen an Bauern zu verkaufen. Zu Preisen, die den Einsatz natürlicher, mit sinnvollen Zusätzen versehene Düngemittel ökonomisch unattraktiv machten. Spätestens ab den 60er Jahren waren die meisten Bauern aus Wettbewerbsgründen praktisch vollständig von NPK-Düngemitteln abhängig.

Waffenfabrikanten begannen NPK-Dünger zu attraktiven Preisen an Bauern zu verkaufen

Cocktails von NPK-Düngemitteln enthalten in der Tat für Pflanzen wesentliche Mineralstoffe. Sie wachsen dabei und sehen sogar relativ gesund aus. Aber dein Körper ist keine Pflanze. Menschliche Individuen brauchen mehr als bloss Nitro-, Phosphat- und Kaliumverbindungen! Sie brauchen beispielsweise auch noch diverse Vitamine, Spurenelemnete und Mineralstoffe wie Vitamin C, A, E, Selen, Magnesium, Eisen, Zink, Kobalt, Kupfer, Kalzium, Chrom um nur einige zu nennen. NPK-Düngemittel, destruktive, aber legalisierte Abkömmlinge totbringender chemischer Waffen, enthalten diese für den Menschen essentielle Substanzen nicht, weil sie ursprünglich auch nicht für die menschliche Ernährung erschaffen wurden. Im Gegenteil, sie haben zu einem Auslaugen der Böden geführt. Das meiste, was auf diesen Böden wächst, ist hochdefizitär an Mineralien und macht uns, als letztes Glied in der Nahrungskette, ebenfalls defizitär. Dein Körper ist nicht in der Lage, selbst Vitamine oder Mineralstoffe zu produzieren, er ist dazu verdammt, sie irgendwie von aussen her aufzunehmen.

Zahlreiche Mitbürger haben den Ernst der Lage erkannt. Der Druck auf unsere Landwirtschaft hat zugenommen, biologischer Hofbewirtschaftung ist nicht länger mehr bäuerlichen Nestbeschmutzern vorbehalten, sondern ein Anspruch von in Eigenverantwortung lebender Mitgliedern unserer Gesellschaft. Traurigerweise wird es allerdings Jahrzehnte dauern, bis diese Umstellung flächendeckend stattgefunden hat und sich insbesondere unsere malträtierten Böden von ihren phosphorreichen Kunstdüngervergewaltigungen erholt haben und wieder Nahrung produzieren, die nicht nur Magenfüllmaterial darstellt, sondern sogar ernährt. Bis es soweit ist, musst du dich selbst schützen. Wie wir sehen werden, kannst du durch eine sinnvolle Anwendung von Vitamin- und Mineralpräparaten, der sogenannten Substitution, Defizite vermeiden und einen sinnvollen Gesundheitsschutz betreiben. Bevor wir dich aber in die Geheimnisse der Vitamin-Substituition einführen, möchten wir dir als ein Beispiel das Vitamin C näher bringen, weil es

Es wird Jahrzehnte dauern, bis sich unsere malträtierten Böden von ihren phosphorreichen Kunstdüngervergewaltigungen erholt haben

- ein äusserst interessantes und wichtiges Vitamin ist und weil
- du an seinem Beispiel ersehen kannst, auf wieviel Irrtümern unsere vordergründige Ernährungslehre aufgebaut ist.

Vitamin C und der grosse Irrtum

Das Vitamin C stellt seine Dienste für Immunsystem, aber auch als Antioxidans, als für die Bekämpfung der freien Radikale und damit für die Krebsabwehr zur Verfügung. Die Empfehlungen der WHO sowie der diversen nationalen Ernährungsgesellschaften schwanken zwischen 150 und 300 mg Vitamin C, welches man mit der Nahrung täglich aufnehmen soll (Tendenz steigend).

- Bereits 1949 wies der Biochemiker G.H. Bourne darauf hin, dass die pflanzliche Nahrung, die ein Gorilla täglich zu sich nimmt, etwa 5000 mg Ascorbinsäure (Vitamin C) enthält und dass auch die Nahrung des Menschen vor der Entwicklung des Ackerbaus zum grössten Teil aus grünen Pflanzen und geringen Mengen an Fleisch bestand.
- Chatterjee u.a. zeigte 1975, dass Tiere wie der Hund, die Kuh, die Ziege, die Katze, das Kaninchen auf 70 kg Körpergewicht ca. 10‘000 mg Vitamin C pro Tag selbst synthetisieren.
- Bereits 1961 zeigten Salomon und Stubbs, dass auch die Ratte ähnliche Menge Vitamin C selbst synthetisiert.

Wusstest du aber, lieber Leser,

- dass der Mensch (zusammen mit dem Meerschweinchen sowie einigen Fisch- und Vogelarten) leider zu den Lebewesen gehört, die kein eigenes Vitamin C synthetisieren...?
- dass Vitamin C das stärkste Antioxidans zu Dioxin ist, die Dioxingrenzwerte aber an Ratten getestet werden, die umrerechnet auf unser Körpergewicht 6-10 Gramm pro Tag selbst synthetisieren... ?
- dass bereits 1971/72, zu einem Zeitpunkt also, in welchem die Fast-food-Industrie noch nicht so blühte wie heute, in einer Studie der Health Resources Administration im Auftrag des amerikanischen Gesundheitsministeriums, durchgeführt an 10126 Personen im Alter von 1-74 Jahren in 10 repräsentativen geographischen Gebieten des Landes, aufgezeigt

werden konnte, dass die Hälfte dieser Menschen nicht einmal 58 mg Vitamin C pro Tag zu sich nahmen?

- dass du für eine vernünftige Zufuhr an Vitamin C aus der Nahrung etwa 30-50 Orangen (je nach Grösse) pro Tag essen oder 8-10 Liter Orangensaft trinken müsstest (das hatten wir doch irgendwie schon mal mit dem Orangensaft...).

Vieles deutet darauf hin, dass das Vitamin C für das wirksame Arbeiten des Immunsystems eine wesentliche Bedeutung hat. Die Doktoren Linus Pauling und Ewan Cameron schrieben in ihrem Buch bereits 1979, dass unser immunologisches Abwehrsystem die schwierige Aufgabe hat, Freund und Feind zu unterscheiden, dass also zuerst dass "Nichtselbst" erkannt wird (die in den Körper eindringenden Krankheitserreger wie Bakterien, Viren oder bösartige Zellen) im Gegensatz zum "Selbst", den körpereigenen Zellen. Für die viralen und bakteriellen Krankheitserreger sind diese Unterschiede auffallend und lassen sich relativ leicht erkennen, während die Unterschiede bei den Krebszellen nur gering sind. Der Immunmechanismus muss also ausserordentlich leistungsfähig sein, um seine Aufgabe in der Abwehr bösartiger Zellen erfüllen zu können.

Lewis Thomas, ehemaliger Präsident des Sloan-Kettering Cancer Center hat es folgendermassen beschrieben: Das Immunsystem übernimmt die Aufgabe einer Gesundheitspolizei, die ständig in unserem Körper ihre Streifzüge unternimmt und die Zellen überprüft. Dabei richtet sie ihr Augenmerk auf Zellen, die bösartig geworden sind und vernichtet sie, sobald sie diese erkannt hat. Man hat dabei festgestellt, dass die Aufnahme grösserer Dosen von Vitamin C zur Herstellung einer grösseren Anzahl Antikörpermolekülen führt. Prinz und seine Mitarbeiter haben 25 gesunden männlichen Studenten je 1g Vitamin C und 20 weiteren gesunden Versuchspersonen ein Placebo gegeben (Scheinmedikament). Nach 75 Tagen stellten sie bei den Versuchspersonen, die das Vitamin C bekommen hatten, im Blut einen deutliche Zunahme verschiedener Immunglobuline (Antikörper) fest. Eine ähnliche Abhängigkeit der Produktion von Antikörpern von der Aufnahme des Vitamin C ist auch bei Meerschweinchen beobachtet worden, die wie der Mensch durch die Nahrung mit Vitamin C versorgt werden müssen.

Nachdem die körperfremden oder bösartigen Zellen über einen komplizierten Mechanismus identifiziert worden sind, werden sie von Fress- oder Killerzellen, den sogenannten Phagozyten, angegriffen und zerstört. Diese Phagozyten sind weisse Blutkörperchen (Leukozyten) im Blut und anderen Körperflüssigkeiten wie auch der Lymphe. Die Lymphe ist eine Aufschwemmung der Zellen in einer klaren gelbliche Flüssigkeit, welche in den Lymphgefässen zirkuliert. Leukozyten findet man in grösserer Zahl im Eiter, der sich in Geschwüren und Wunden sammelt, wo sie eine Infektion bekämpft haben.

Leukozyten, die in Lymphdrüsen entstehen, nennt man Lymphozyten (du siehst, alles hat seine Logik!). Lymphozyten scheinen die wichtigsten Killerzellen im Kampf gegen Krebs und andere Krankheiten zu sein. Man kann oft beobachten, dass ein Tumor (Geschwulst) mit Lymphozyten infiltriert ist. Heute betrachtet man zudem ein hohes Mass an Lymphozyteninfiltration als zuverlässiges Anzeichen für einen eher günstigen Krankheitsverlauf. Darüber hinaus zeigten Kalden und Guthy 1972, dass Meerschweinchen, denen nur sehr geringe Mengen an Vitamin C in der Nahrung verabreicht wurde, Hautübertragungen von anderen Meerschweinchen vertrugen und dass diese Toleranz mit ihrem anormal niedrigen Lymphozyten- und Ascorbinspiegel (Konzentration von Vitamin C im Blut) zusammenhängt. Bekamen die Meerschweinchen reichlich Vitamin C, wurden die Hauttransplantate sofort abgestossen, was zeigte, dass das Immunsystem wieder funktionstüchtig war.

Yonemoto und seine Mitarbeiter haben fünf gesunde junge Männer und Frauen untersucht, die zunächst die empfohlene Dosis Vitamin C, also ausschliesslich über die Nahrungsaufnahme, erhielten. Ihnen wurden Blutproben entnommen, bei denen die Anzahl an Lymphozyten gezählt wurden. Dann wurde die Erzeugung neuer Lymphozytenzellen, die sogenannte Blastogenese, gemessen, nachdem sie durch eine antigene (die Bildung von Antikörpern auslösende) Substanz stimuliert worden waren.

Anschliessend gaben sie jeder Versuchsperson an drei aufeinanderfolgenden Tagen jeweils 5 Gramm Vitamin C. Als nun das gleiche Messverfahren angewendet wurde, zeigte sich, dass sich die Bildung neuer Lymphozyten in wenigen Tagen fast verdoppelt hatte (Zunahme von 83 Prozent) und diese Beschleunigung der Neubildung hielt noch eine weitere Woche an.

Eine tägliche Dosis von 10 Gramm an drei aufeinanderfolgenden Tagen hatte eine Verdreifachung der Neubildung von Lymphozyten zur Folge, bei einer Dosis von 18 g war es gar das Vierfache des ursprünglichen Wertes. Diese und zahlreiche andere Arbeiten und Studien lassen kaum Zweifel daran, dass hohe Dosen des Vitamin C bei Krebspatienten die Effektivität des Abwehrmechanismus im Körper, an dem Lymphozyten beteiligt sind, erhöht und zu einer wesentlich günstigeren Prognose für den an Krebs oder einer Infektionskrankheit leidenden Patienten führt.

Im Zusammenhang mit von Bakterien verursachten Krankheiten sagt Irwin Stone (1972) folgendes über das Vitamin C aus:

- Vitamin C tötet Bakterien ab oder wirkt bakteriostatisch (Hemmung des Bakterienwachstums)
- Vitamin C entgiftet die bakteriellen Toxine (Gifte)
- Vitamin C lenkt die Phagozytose (Tätigkeit der Killerzellen) und erhält sie aufrecht
- Vitamin C ist harmlos und nicht toxisch (giftig). Es kann somit in grossen Dosen verabreicht werden, die notwendig sind, um die oben genannten Wirkungen zu erzielen, ohne den Patienten zu gefährden.

Nicht alles wird einfach ausgeschwemmt

In weiten Kreisen, auch ärztlichen, herrscht noch die Meinung vor, dass alles Vitamin C, welches über die Aufname mit der Nahrung zusätzlich zugeführt werde, wieder über den Urin ausgeschieden werde, umso mehr, als das Vitamin C ja bekanntlich wasserlöslich sei.

In der Tat nimmt sich der Körper so viel Vitamin C, wie er braucht. Was er nicht benötigt, scheidet er aus. Die nötige Dosis zur optimalen Funktion unseres Immunsystems unterliegt unserer sogenannten biologischen Individualität und lässt sich nicht genau bestimmen. Immerhin gibt es klare Richtlinien. Generell lässt sich feststellen:

Je gesünder ein Organismus ist, umso weniger Vitamin C braucht er.

Sobald er in einen Abwehrkampf verwickelt wird, steigt die benötigte Menge u. U. drastisch an.
Unter Abwehrkampf versteht man den Befall des Körpers durch einen bakteriellen oder viralen Infekt, durch bösartige Zellentartung, durch regelmässige hohe körperliche Belastung, aber auch durch psychische Stressoren.
Für körperlich wenig aktive Zeitgenossen empfehlen wir eine zusätzliche Tagesdosis von 1g, für mässig Sport treibende täglich zusätzlich 2g, für intensiver Sporttreibende täglich 3-5 g.
Beim Befall durch eine Erkältung oder Grippe erhöhst du die Dosis bis zum Abklingen der Symptome weiter bis auf 10 g. (Die Dosis ist natürlich auch abhängig von deiner Grösse und vor allem deinem Körpergewicht).

Vitamin C ist als Kapsel (normalerweise à 500 mg oder 1000 mg) oder als Ascorbinsäure-Pulver (weiss wie "Schnee"; Zollbeamte können schon mal grosse Augen machen....) einnehmbar. Gerade bei grösseren Dosen empfiehlt sich die Einnahme über das Pulver. Achte darauf, dass du bei Kapseln eine sogenannt retardierte Form (mit verzögerter Freisetzung) zu dir nimmst. Nimmst du zu grosse Dosen Vitamin C in zu kurzer Zeit zu dir, führt dies einerseits zu einem sogenannten proxidativen Effekt, das heisst, der Ausscheidungsmechanismus wird so stark stimuliert, dass du im Endeffekt in der Bilanz sogar noch Vitamin C verlierst. Andererseits kann es zu sturzartigen Entleerungen im Darmbereich führen. Eine grössere Dosis Vitamin C in nicht retardierter Form noch rasch vor dem Operbesuch führt weniger zu Genuss der Vorstellung als vielmehr zu verstärkter Pausenaffinität mit allen dort gebotenen lokalen Möglichkeiten....
Verwende das Ascorbinsäurepulver. Wir empfehlen dir die Anschaffung einer 7, 5 dl Flasche, die du während eines Tages schluckweise leertrinkst. Diese Technik führt zu einer steten, kleinen und dadurch sinnvollen Vitamin C – Aufnahme ohne kontraproduktiven Effekt oder störende Nebengeräusche.... (Seit neuerem gibt es auch Vitamin C-Kapseln zu 1g, die das Vitamin C regelmässig freisetzen).

Weitere Substitutionsempfehlungen

Aufgrund der ernährungstechnischen Notsituation (Bodenauslaugung, Raffinierung, Umweltbelastungen, psychischer oder physischer Stress) empfehlen wir dir unser sorgfältig recherchiertes Substitutionsprogamm. Auch wenn du zuerst erschrekken solltest, bedenke folgendes:
Was du mit diesen Empfehlungen zu dir nimmst, ist keine Chemie im Sinne von Medikamenten wie Schmerz- oder Beruhigungsmittel.
Es sind körpereigene Substanzen oder Substanzen, die unser Körper zur Aufrechterhaltung seiner vitalen (lebenserhaltenden) Funktionen benötigt und aus erwähnten Gründen zu wenig erhält (Erinnerst du dich noch an die Definition der orthomolekularen Medizin?).
Die Präparate, die wir auch in unseren Seminaren empfehlen, sind ausschliesslich auf natürlicher und nicht synthetischer Basis hergestellt.
Es bringt (ausser weiter krankmachendem Stress!) herzlich wenig, sich über den aktuellen Nitrat-Gehalt des Kopfsalates oder die Dioxinkonzentration des Geflügels dauernd den Kopf zu zerbrechen, ebenso alle Autos mit ihren Abgasen zu verdammen. Wir haben eine körpereigene Schutztruppe. Diese braucht in der heutigen Zeit ganz einfach mehr Personal in Form von Antioxidantien, Mineralstoffen und Spurenelementen. Die Umwelt, Agrarwirtschaft und Ernährungsindustrie können wir nur ganz langsam beeinflussen und verändern (wenn überhaupt), mit unserem Schutz bei uns können wir SOFORT beginnen. Nicht das Fliegen ist gefährlich, sondern die Autofahrt zum Flughafen (dies ist auf die Unfallstatistik und nicht auf den Kerosen- resp. Benzinausstoss bezogen).

Substitutionsempfehlungen innerhalb des ÄQUILIBRIS-LEBENSPOWER-PRINZIPS:

Keine oder mässige körperliche Aktivität (Tagesdosen)

Vitamin C	1-2 Gramm/Tag
Vitamin E	400 I.E. (Int. Einheiten)
Beta-Carotin	15 mg
Selen	50 ug
Magnesium	250 mg
Zink	15 mg
ÄQUILIBRIS-POWERPROTEIN®	30 g (1 Drink)

Intensivere regelmässige körperliche Aktivität (Tagesdosen)

Vitamin C	3-4 Gramm
Vitamin E	800 I.E.
Beta-Carotin	15 mg
Selen	50 ug
Zink	20 mg
Magnesium	500 mg
ÄQUILIBRIS-POWERPROTEIN®	60 g

Intensivste Lebensphasen
(Trainingslager, stark belastende Lebenssituationen, Krankheit):

Vitamin C	5-10 Gramm
Vitamin E	1200 I.E.
Beta-Carotin	15 mg
Selen	100 ug
Zink	30 mg
Magnesium	700 mg
ÄQUILIBRIS-POWERPROTEIN®	60-90 g

Gönnen wir unserer Schutztruppe doch ganz einfach diesen Personalausbau – zu unserem Wohle!

LEBENSPOWER-TIPP

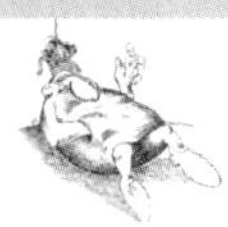

• Ernährung im Überblick

Einteilung der Nahrung

Kohlenhydrate inkl. Ballasstoffe:	60% der täglichen Nahrung
Eiweisse:	20% der täglichen Nahrung
Fette:	20% der täglichen Nahrung
Vitalstoffe:	Mineralstoffe, Spurenelemente, Vitamine
Wasser:	mind. 2,5 Liter pro Tag, oder
besser:	1 Liter pro 20 kg Körpergewicht

Die wichtigsten ÄQUILIBRIS-Tipps auf einen Blick:

KOHLENHYDRATE:

- Reduziere den Weissmehlanteil
- Kaue deine Nahrung besser
- Reduziere Süssigkeiten und ersetze sie durch Früchte/Vollkornprodukte
- Iss mehr faserreiche Ballaststoffe
- Iss Kohlenhydrate vor allem morgens und abends

EIWEISSE:

- Iss Eiweisse vor allem tagsüber (mittags)
- Reduziere tierisches Eiweiss und bevorzuge pflanzliches (Hülsenfrüchte wie z. Bsp. Linsen, Reis, Kartoffeln)
- Substituiere bei körperlicher Aktivität mit ÄQUILIRBRIS POWERPROTEIN®

FETTE:

- Verwende zum Kochen keine Öle mit tiefem Schmelzpunkt (Sonnenblumenöl, Distelöl!), sondern eher Kokosfett oder Palmitin
- Nimm für kalte Anwendung kaltegepresstes Olivenöl (kleine Gebinde, kühl und wenig lichtexponiert aufbewahren.)
- Reduziere den Konsum von Nahrungsmitteln mit versteckten Fetten (Mayo, Frittiertes, Schokolade, Saucen, Torten, Wurst, Schweinefleisch)
- Schmeiss die Fritteuse auf den Müll
- Mach regelmässiges aerobes Ausdauertraining (Laufe!) und werde dadurch zur Fettverbrennungsmaschine!

WASSER:

- Trinke vor dem Auftreten von Durstgefühlen
- Trinke vor jeder sportlichen Leistung in der letzten halben Stunde noch mindestens 0,3-0,5 Liter
- Alkohol und Koffein sind wassertreibend – trinke immer genügend Wasser dazu!
- Stelle jeden Morgen einen Liter Wasser auf deinen Arbeitsplatz (und trinke ihn bis zum Feierabend)!
- Nimm täglich mindestens 2,5 Liter Flüssigkeit auf (bei körperlicher Aktivität und/oder im Sommer auch mehr!), oder besser: 1 Liter pro 20 kg Körpergewicht

VITAMINE UND MINERALSTOFFE

- Substituiere insbesondere

Vitamin C	Vitamin E
Beta-Carotin	Selen
Zink	Magnesium

- Versuche mindestens 50% der Nahrung unerhitzt aufzunehmen
- Iss Leben und damit auch einfache Nahrungsmittel!
- Lass dir Zeit, um so wertvolle Nahrungsmittel wie Grüntee oder Sprossen schätzen zu lernen. Denk an dein erstes (und zweites und...) Bier zurück! Dein Geschmacksempfinden adaptiert sich.

VERGISS DREI DINGE NIE NIE NIE (WIRKLICH NIE):

❶ Bewegung und Ernährung sind unzertrennliche Freunde!

❷ Wenn du regelmässig läufst, kehrt deine somatische Intelligenz zurück – dein Speiseplan wird sich von selbst zum Guten verändern, ohne dass du dich dabei kasteien und durch quälenden Verzicht gar mönchisch entsagen musst.

❸ Durch regelmässiges, am besten tägliches, aerobes Laufen musst du dir nach spätestens drei Monaten keinerlei Gedanken mehr um Kalorien und ähnliche Lebensverleider mehr machen. Dein erhöhter Grundstoffwechsel verbrennt Fett auch im Liegen.

3
KRAFT

"Der Körper ist der Übersetzer der Seele ins Sichtbare".

Christian Morgenstern

3. SÄULE: KRAFT

Wozu brauchst du Kraft?

> *„Ohne Kraft - und unter Kraft verstehe ich Gesundheit, Lebenskraft und ein allgemeines Gefühl körperlichen Wohlbehagens - ist das Leben nichts als ein schwermütiges Geschäft."*
>
> *Eugen Sandow*

Kraft ist kein Luxusgut - Kraft brauchst du dauernd, um zu liegen, zu sitzen, zu stehen, zu gehen - für jeden Atemzug brauchst du die Kraft deiner Atemmuskulatur. Es lohnt sich, vor der Fortsetzung der Lektüre einen kurzen Augenblick darüber nachzudenken. Vieles wird dir dann in einem anderen Licht erscheinen!

LEBENSPOWER-TIPP

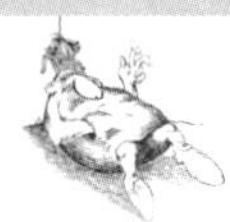

- Überleg dir mal, in welchen Lebenssituationen du keine Kraft brauchst?

Ist Krafttraining ein Sport?

Diese Ansicht ist bei weiten Kreisen unserer Bevölkerung noch stark verbreitet. Krafttraining ist aber kein Sport, bestenfalls Sportvorbereitung. Die Bedeutung des Krafttrainings aber auf Sportvorbereitung reduzieren zu wollen ist in etwa vergleichbar mit dem Versuch, einen Ferrari zum Nutzfahrzeug umzufunktionieren.

Krafttraining ist ein äusserst effizientes Mittel, um auch dein Kraft-Last-Verhältnis zugunsten der Kraft zu verändern. Dies ist vielleicht eine *der entscheidenden Veränderungen*, die du in deinem Leben für *deinen* Körper durchführen kannst.

Ist dies für dich alles zu theoretisch, zu abstrakt? Lass dir helfen: Auf dem Planet Erde unterliegen wir *alle* der Schwerkraft, das heisst, du musst bei jeder Tätigkeit diese Schwerkraft überwinden. Selbst "nur" im Sitzen musst du Haltearbeit verrichten, da du ansonsten vom Stuhl kippen würdest.

Je trainierter nun deine Muskulatur ist, umso mehr Kraft steht dir pro Kilogramm deines Körpergewichtes zur Verfügung, um beispielsweise dieses Körpergewicht eine Treppe hoch zu bekommen. Hättest du überhaupt keine Muskulatur respektive Muskelkraft, könntest du dich keinen Milimeter vom Fleck ohne fremde Hilfe wegbewegen.

Hast du dich im Wasser auch schon leichter gefühlt als auf festem Boden? Das Medium Wasser ist schwerer als das der Luft, im Wasser bist du deshalb weniger der Schwerkraft ausgesetzt, du fühlst dich deshalb schwebender.

Je funktionstüchtiger und trainierter nun deine Muskulatur ist, umso „schwebender" wirst du dich auch auf festem Boden fühlen. Du trägst zwar nicht weniger mit dir herum, aber du trägst es leichter.

Krafttraining ist Bodybuilding?

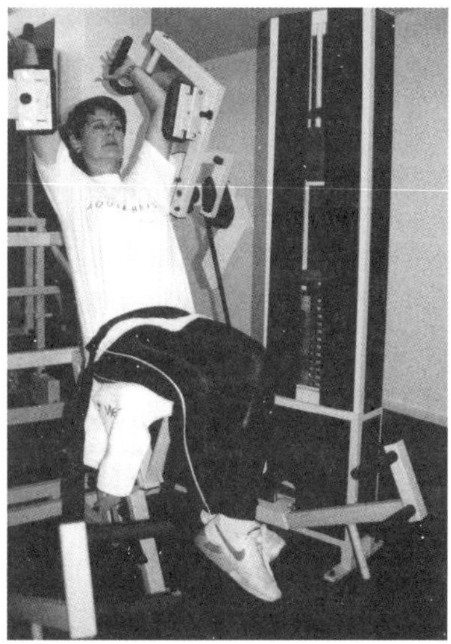

Moderne MedX-Pullover -Maschine

Leider wird Krafttraining von vielen Zeitgenossen mit Bodybuilding gleichgestellt, meist noch mit der Zusatzbemerkung geschmückt, dass je mehr Muskeln vorhanden sind, umso weniger im Kopf zu finden ist. Dies sind tiefmittelalterliche Klänge, die nichts mehr mit einer zeitgemässen Vorstellung von Prävention und Rehabilitation gemeinsam haben. Gefördert werden diese Vorurteile aber weiterhin allemal: spazieren wir an den Auslagen unserer Zeitschriftenhändler vorbei, sehen wir vor allem zwei Dinge: blanke Busen und kraftprotzende Typen mit extremen Muskelbergen, die meist noch ein Bikini-Girl auf dem Arm haben, welches ebenfalls mehr Muskeln hat als je eine Frau ohne „chemische Nachhilfe" entwickeln kann. Dass dadurch natürlich falsche Vorstellungen munter unterhalten werden, ist nicht weiter erstaunlich.

Bodybuilding ist ein (extremer) Wettkampfsport. Ob Bodybuilder tatsächlich alles Spinner oder narzistisch gestört sind, ist nicht der Gegenstand dieses Kapitels und der Säule Kraft innerhalb des ÄQUILIBRIS-Prinzips. Im Rahmen der Toleranz meine ich, sollte man auch Bodybuilder akzeptieren. Wurden nicht auch Triathleten anfänglich als gestört bezeichnet? Mittlerweile ist diese Sportart olympische Disziplin geworden (was natürlich durch diese Tatsache noch nicht mehr für sie spricht, sondern vielmehr, dass sie sich zu einem Volkssport entwickelt hat). Leider haben es die Bodybuilding-Verbände noch nicht geschafft, ihren Sport sauber zu kriegen, so dass er immer wieder durch Todesfälle von Athleten, die ganze Arsenale von muskelwachstumfördernden Substanzen konsumiert haben, negativ auf sich aufmerksam macht.

Zwischen Bodybuilding und Krafttraining liegen also Welten bezüglich Zielsetzungen: das eine als Wettkampfsport, das andere (Krafttraining) als Einsatzmittel für:

- Prävention
- Rehabilitation
- Sportvorbereitung (Verletzungsprophylaxe)
- Sportunterstützung (Leistunsverbesserung)

Ist Krafttraining gefährlich?

Korrekt durchgeführtes Krafttraining an technisch guten Geräten ist eine der ungefährlichsten körperlichen Aktivitäten. Jede Turnriege oder jedes Fussball-Plauschturnier birgt das Vielfache an Verletzungsmöglichkeiten wie das Krafttraining. Allerdings ist Krafttraining eben nicht gleich Krafttraining: Für einen Menschen mit gesundheitlichen Problemen, vorwiegend im Bereiche des Bewegungsapparates, ist ein Krafttrainingsbeginn mit Hanteln (sogenannten freien Gewichten) nicht zu empfehlen. Beim Training mit freien Gewichten ist es ähnlich wie beim Fliegen: das Starten und Landen ist wesentlich kritischer und anspruchsvoller als der konstante Flug auf vorgegebener Höhe. Eine Hantel aufzunehmen und sie, in nach durchgeführter Übung, ermüdeten Zustand, wieder abzulegen, birgt die Gefahren einer sogenannten „falschen" Bewegung, eines Hexenschusses oder einer anderen lokalen Überbeanspruchung.

Korrekt durchgeführtes Krafttraining ist eine der ungefährlichsten körperlichen Aktivitäten

LEBENSPOWER-TIPP

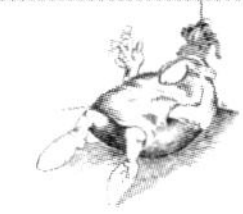

- Krafttraining an guten Geräten ist etwas vom ungefährlichsten, aber produktivsten, was du für deinen Körper tun kannst!

2 Organkontos

Zwei Organkontos haben wir in die Wiege gelegt bekommen, die wir auch selbst beeinflussen können:

- Das Muskelkonto
- Das Knochenkonto

Ohne unser Zutun erreichen beide zwischen dem 20. und 30. Lebensjahr ihre Höchststände. Danach werden sie durch den Zahn der Zeit resp. des alterns geplündert:
Meist beziehen wir nur noch von diesen Konten, sind aber nicht mehr bereit, auch Einzahlungen zu tätigen. Diese wären in Form eines regelmässigen Krafttrainings durchzuführen. Krafttraining wirkt bekanntlich nicht nur stimulierend auf die Muskulatur, sondern auf die Struktur unserer Knochen. So fand man beispielsweise bei Gewichthebern eine wesentlich höhere Dichte des Knochens im Bereich ihrer Wirbelkörper als bei kein Krafttraining betreibenden Menschen.

Pro Jahr verlieren wir ein halbes Pfund Muskulatur

LEBENSPOWER-TIPP

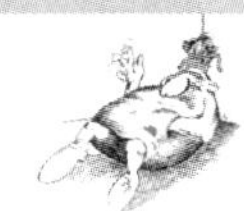

- Zahle regelmässig auf dein Muskel- und Knochenkonto ein und betreibe ein regelmässiges Krafttraining!

Der muskuläre Kollaps

An der University of Rochester, School of Medecine, NYC, zeigte Dr. Gilbert Forbes eindrücklich auf, dass der durchschnittliche Mensch zwischen seinem 20. und 50. Lebensjahr ein halbes Pfund Muskulatur pro Jahr verliert. (Als durchschnittlichen Menschen bezeichnen wir – zumindest heute noch - jemanden, der nichts dagegen tut, seinen Muskelschwund zu stoppen - im Klartext: kein Krafttraining betreibt). Mit 50 Jahren weist sein Körper 15 Pfund weniger Muskulatur auf als mit 20 Jahren.

Dieser Verlust an Muskulatur ist nichts anderes als die Folge von chronischem Nichtgebrauchs - eben genau dieser wie Butter an der Sonne schmelzenden Muskulatur. Früher oder später wird sich dieser Nichtgebrauch (es wäre wahrscheinlich sinnvoller von einem Missgebrauch zu sprechen) in einer Reihe von negativen physischen Veränderungen manifestieren: Veränderungen der sogenannten Biomarker und als Folge davon beispielsweise:

- Herzkreislauf-Erkrankungen
- Alters-Diabetes
- Arthrosen
- Osteoporose
- Degenerative Bandscheibenerkrankungen

Bei einem solchen Stadium angekommen, lässt sich die Abwärtsspirale nur noch unter deutlich erhöhtem Aufwand stoppen und evtl. umkehren.

Gips und Muskulatur

Wenn du je in der unglücklichen Lage warst und ein Bein oder Arm gebrochen hast, dir ein Gips verpasst wurde, den du mehrere Wochen tragen musstest, wirst du dich sicher noch daran erinnern, wie dünn der Arm oder das Bein nach der Gipsentfernung ausgesehen haben und wie mühsam oder gar schmerzhaft die ersten Bewegungen wieder waren. Für diesen Verlust an Muskulatur braucht es einige wenige Wochen. Die meisten unserer Zeitgenossen stecken nun ohne Krafttraining, praktisch ohne körperliche Aktivität, freiwillig nach ihrer Kindheit ihren ganzen Körper in ein Gipskorsett und wundern sich, dass er (der Körper) nicht mehr so richtig will....

Weniger Muskulatur bedeutet weniger Leistungsfähigkeit

Muskeln sind Motoren

Die Muskeln sind die Motoren des Körpers, weniger Muskulatur bedeutet weniger Leistungsfähigkeit, im Alter aber auch weniger Selbständigkeit, denn ob du fähig sein wirst, dich alleine aus einem Stuhl zu erheben, dich alleine anzuziehen, alleine deinen Haushalt zu verrichten, alleine einzkaufen, entscheidet meist nicht das böse Schicksal – sondern du, durch das, was du in all den Jahren und Jahrzehnten davor getan oder unterlassen hast. Hast du auf das Konto Muskulatur regelmässig einbezahlt, kannst du nun von den Zinsen profitieren. Hast du nur bezogen, wirst du auf fremde Hilfe angewiesen sein. Die Zinsen werden aber nicht wie eine Altersvorsorge erst im Alter ausbezahlt, sondern täglich, ab dem Moment, wo du mit Krafttraining beginnst. Garantierst du damit im Alter deine Selbständigkeit, gewinnst du in noch jüngeren Jahren an Leistungsfähigkeit: Pro Kilogramm deines Körpergewichtes wirst du mehr Kraft zur Verfügung haben, die Treppen werden dir weniger steil erscheinen, die Einkaufstüten weniger schwer, nach längerem Stehen wirst du deinen Rücken weniger spüren – du wirst leichter werden!

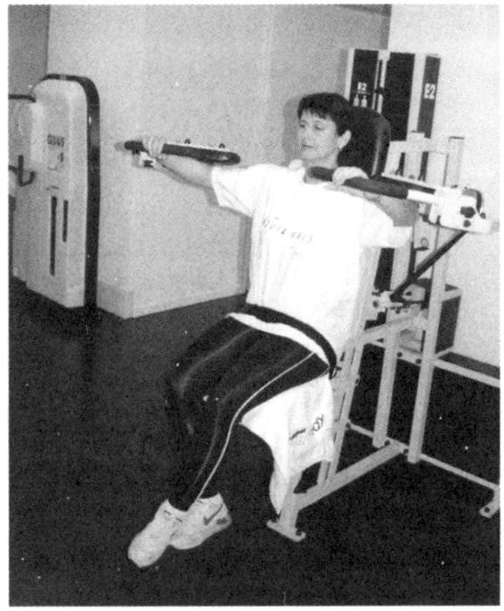

Maschine zum Training des Deltamuskels

Viele Menschen sind nicht im Pflegeheim, weil sie besonders krank sind, sondern weil sind nicht mehr selbständig alltägliche Dinge verrichten können – es fehlt ihnen an Kraft, um die nötige Mobilität und Agilität daraus zu beziehen. Die alte Frau, die gestützt von einer Krankenpflegerin oder Krankengymnastin im Spitalgang scheinbar wieder laufen lernt, lernt nicht laufen, denn dies kann sie gar nicht verlernen. Sie wird vielmehr gestützt, weil sie sich aus eigener Kraft nicht mehr auf den Beinen halten kann – es fehlt ihr schlicht die Kraft dazu.

LEBENSPOWER-TIPP

- Mehr Muskulatur macht dich leichter und selbständiger!

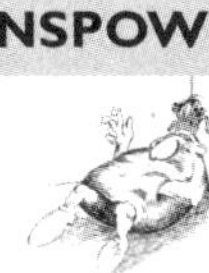

Der Ersatz der Muskulatur oder die schleichende Verfettung

Ein Mitglied der Spezies Mensch verliert nach dem 20. Lebensjahr ein halbes Pfund an Muskulatur pro Jahr. Damit sich der Mensch aber nicht plötzlich in Nichts auflöst (etwa nach dem Motto Asche zu Asche , Staub zu Staub), vermehrt sich das Fettgewebe anstelle der Muskulatur. Da es das Fett besonders gut mit uns meint, vermehrt es sich nicht etwa im gleichen Tempo wie sich unsere Muskulatur zurückbildet, sondern *dreimal* so schnell: pro Jahr 1,5 Pfund zusätzliches Fett! In dreissig Jahren bedeutet dies ein Mehr von 45 Pfund Fett. Dass dies der persönlichen Performance nicht unbedingt förderlich ist, dürfte auch dem ein*gefleischtesten* Gourmet und dem *angefressensten* fastfood- Junky einleuchten...

Viele Menschen sind im Pflegeheim, weil es ihnen an Kraft fehlt

Zu allem Überdruss wird diese duale Umwandlung aber nicht sofort sichtbar, manchmal braucht es ein ganzes Jahrzehnt oder mehr, bis sie auch nach aussen sichtbar wird.

Der Grund liegt darin, dass überschüssiges Fett inselartig in der Muskulatur eingelagert wird. Irgendwann sind diese Depotmöglichkeiten allerdings ausgeschöpft (umso mehr als sich das Muskelgewebe ja vermindert!). Das Fett muss sich neue Ablagemöglichkeiten suchen und findet sie im Unterhautgewebe. Die Folge davon sind dann dezente Rundungen, beim Mann oft als Bierbauch, bei der Frau als Hüftgold bezeichnet.

Badezimmerwaagen lügen

Fett ist leichter als Muskulatur. Diese Tatsache lässt uns oft in falscher Sicherheit und Trägheit verharren. Durch den Ersatz von Muskulatur durch zusätzliches Fettgewebe ist es durchaus möglich, mit 40 noch gleich schwer zu sein wie mit 30, aber bereits eine ziemlich verfettete Körperzusammensetzung aufzuweisen. Deshalb ist die Auskunft, die wir durch unsere Badezimmerwaage erhalten, ziemlich dürftig, um nicht zu sagen trügerisch und falsch.

Der Grundstoffwechsel

Als Grundstoffwechsel bezeichnet man die vom menschlichen Körper verbrauchte Anzahl Kalorien zu Aufrechterhaltung der sogenannten vitalen Funktionen. Dies sind in erster Linie die Funktionen Kreislauf (Herz), Atmung (Lungen) und Ausscheidung (Nieren).

Über das grösste Potential zum Verbrauch von Energie und damit zur Erhöhung auch des Grundstoffwechsels verfügt aber das Organ Muskulatur, welches bis zu 50% des gesamten Körpergewichtes eines Menschen ausmachen kann.

Füge einem menschlichen Organismus ein Pfund zusätzliche Muskulatur zu: sein Stoffwechsel wird sich um ca. 50 Kalorien erhöhen. Das umgekehrte tritt ein, wenn du ein Pfund Muskulatur entfernst: Der Stoffwechsel sinkt um dieselben 50 Kalorien.

Fairerweise müssen wir aber doch erwähnen, dass auch Fett über eine sogenannte metabolische (=stoffwechselmässige) Rate verfügt: Pro Pfund Fett 2 Kalorien pro Tag....

Muskulatur ist stoffwechselmässig 25 (fünfundzwanzig) mal so aktiv wie Fett!

Du erinnerst dich zudem, wo Fett praktisch ausschlieslich verbrennt:

In der Muskulatur!

Du hast die Wahl ...

Miss deine Körperzusammensetzung

Wenn du wirklich über die für deinen gesamten Stoffwechsel so wichtige Körperzusammensetzung Bescheid wissen willst, lass bei dir eine Body Composition Analyse (BCA) durchführen. Dies ist eine harmlose Untersuchung, bei der du weder bestrahlt, noch gestochen wirst, noch musst du irgendwelche Kontrast - oder Abführmittel vorher schlucken. Nur nüchtern musst du sein (wäre auch etwas schwierig, nach einem Fondue den prozentualen Anteil des Fettgewebes bestimmen zu wollen. Damit sei aber explizit nichts gegen ein gutes Fondue gesagt!)

In unserem Rehabilitationszentrum führen wir in regelmässigen Abständen eine solche BCA durch. Deine Ernährungs- und Trainingssünden können dadurch schonungslos aufgedeckt werden. Da dich dies aber nicht betreffen wird, formulieren wir es positiv: Deine Erfolge sind nicht nur nach aussen sicht- und dokumentierbar, sondern auch in nackten Zahlen.

LEBENSPOWER-TIPP

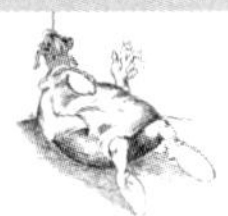

- Miss regelmässig (mindestens alle 6 Monate) deine Körperzusammensetzung! Nur so kannst du feststellen, ob dein Krafttrainig effizient ist!

Schwindendes Kapital auf dem Knochenkonto

Das zweite uns in die Wiege gelegte Konto ist das Knochenkonto. Es unterliegt praktisch gleichen Gesetzmässigkeiten wie das muskuläre Konto. Die maximale Knochendichte erreichen wir zwischen dem 20. und 30. Lebensjahr. Danach verlieren wir pro Jahr ungefähr ein Prozent an Knochendichte. Bei der Frau kann sich dieser Prozess mit dem Eintritt der Wechseljahre und dem Ausbleiben der Regelblutung noch verstärken und bis zu 3-4% pro Jahr betragen.

Alt werden war und ist für viele Kulturkreise gleichbedeutend mit weiser werden. In vielen Gesellschaften hatte und hat der Rat der Alten einen entscheidenden Einfluss auf die täglichen und nichtalltäglichen Dinge des Lebens. Alters- und Pflegeheime sind unbekannt, es ist das Selbstverständlichste der Welt, dass sich die Familie um das alternde Familienmitglied kümmert und dies nicht wie bei uns delegiert wird. Wenn man das Durchschnittsalter vieler politischer Gremien in unseren Breitengraden anschaut, kommt man oft auch nicht darum herum, von Räten der Alten zu sprechen. Ob dabei eher das Alter oder die Weisheit im Vordergrund steht, mag der geneigte Leser selber entscheiden.

Allerdings ertappen wir uns immer wieder selber dabei, alte Mitmenschen als lästig, im Weg stehend, unflexibel, bösartig, unzufrieden - die Palette liesse sich beliebig verlängern - abzuqualifizieren.

In der Tat haftet in den leistungsorientierten Industrienationen dem Alter der Beigeschmack von Leistungsschwäche, Überflüssigkeit, Krankheit, Unselbständig- und Pflegebedürftigkeit, ja gar Siechtum an. Im zunehemden shareholder-value-Denken werden viele Manager bereits mit 50 oder kurz danach als nicht mehr leistungsfähig genug beurteilt und durch sogenannt jungdynamische Mitarbeiter ersetzt. Bei jedem Sturz eines uns nahestehenden Menschen ist bei uns sofort Alarmstufe 1, denn es könnte ja was gebrochen sein, zum Beispiel der berühmt-berüchtigte Schenkelhals, die Altersfraktur (falls es so was überhaupt gibt!) schlechthin. Warum eigentlich?

Bei der Frau kommt es nach den Wechseljahren (der sogenannten Menopause) zu einer drastischen Veränderung ihres Hormonhaushaltes, insbesondere zu einer Abnahme des Östrogens- und Progesteronsspiegels, zwei der wichtigsten weiblichen Hormone. Dies wird als eine der Hauptursachen für eine Zunahme der Knochenbrüchigkeit angesehen. Deshalb raten viele Gynäkologen und Gynäkologinnen zu einem Ersatz der Hormone nach der Menopause, zu einer sogenannten Hormonsubstitution. Wie immer in der Wissenschaft scheiden sich die Geister, ob dies bei jeder Frau nach den Wechseljahren Sinn macht. Sicherlich gibt es Frauen mit einer erhöhten Wahrscheinlichkeit, einen starken Knochenschwund, eben eine Osteoporose zu entwickeln, Frauen mit einem Risikoprofil wie beispielsweise bereits in der Familie vorhandene Osteoporose, rauchende Frauen, sehr schlanke Frauen, keinerlei intensiverer Aktivität (regelmässiger Sport) nachgehende Frauen. Allerdings ist die Akzeptanz der Frauen, dauernd Hormonpräparate zuzuführen, mindestens so unterschiedlich wie die Meinungen der sie behandelnden Frauenärzte.

“If high blood pressure is a silent killer, osteoporosis is a silent thief”

(Kaplan)

Die Altersstruktur verändert sich eindeutig in die Richtung, dass es immer mehr alte Menschen gibt. Gemeint sind damit nicht etwa die Rentner generell, sondern Menschen über 80 Jahre.

In der Region Genf, die eine der ältesten Populationen der Schweiz aufweist, waren 1970 17% der über 65 jährigen auch über 80 Jahre alt. 1992 sind es bereits 29 %. Diese rasante Entwicklung wird mit unvermindertem Tempo weitergehen: bis zum Jahre 2050 werden weltweit 1,55 Milliarden Menschen älter als 65 Jahre sein, aktuell sind es 0,325 Milliarden. Auf der ganzen Welt sollen sich 1990 1,7 Millionen Schenkelhalsfrakturen ereignet haben, wobei die „Dunkelziffer“ vor allem aus Entwicklungsländern wesentlich höher sein dürfte. Die Anzahl der Schenkelhalsfrakturen wird bis zum Jahre 2050 auf 6,5 Millionen jährlich ansteigen. Diese Zahlen stellen äusserst vorsichtige Schätzungen dar.

In der Schweiz ereignen sich jährlich ca. 7000 Schenkelhalsfrakturen nur bei Frauen, die direkt auf osteoporotisch veränderte Knochenstrukturen zurückzuführen sind (bei den Männern sind es ca. 2500).
Die Osteoporose verursacht in der Schweiz pro Jahr ca. 700000 Hospitalisationstage. Im Vergleich dazu:

• Chronische Lungenkrankheiten (ohne Lungenkrebs)	890000 Tage
• Hirnschläge	550000 Tage
• Herzinfarkt	350000 Tage
• Lungenkrebs	200000 Tage

Wenn man bedenkt, dass bereits 1992 die Kosten einer Schenkelhalsfraktur in der Schweiz vom Eintritt in das Akutspital bis zum Austritt, also ohne Rehabilitationsaufenthalt, Spitex, ambulante Physiotherapie, Medikamente nach Spitalentlassung im Durchschnitt Sfr. 51000.- betragen, ist es unschwer zu prognostizieren, dass alleine die volkswirtschaftlichen Folgen der Osteoporose zum totalen Kollaps jeglicher sozialer Krankenversicherungssysteme führen werden (wenn diese bei weiterhin gleichbleibendem Gesundheits-, nein, besser ausgedrückt: Krankheitsverhalten weiter Teile der Bevölkerung nicht schon in Bälde in sich zusammenbrechen werden!), sofern es uns nicht gelingen wird, entscheidende bereits vorhandene therapeutische und präventive Massnahmen *durchzusetzen.* Durchsetzen heisst, bei den Betroffenen, also den möglichen Patieten und Patientinnen diese Massnahmen *zur regelmässigen Anwendung zu bringen* und bei *den Versicherungsträgern auch die Bereitschaft zur zumindest teilweisen Finanzierung zu fördern.*

Die verbesserte medizinische Versorgung sowie generell der medizinische Fortschritt und unser vor allem in der westlich-christlichen Denkweise vorherrschender Umgang mit dem Thema Sterben, wird also zu einer unaufhaltsamen Zunahme schwer betagter Menschen weltweit führen. Diese Menschen sind auf Grund von einschneidenden Veränderungen ihrer Knochenstruktur teilweise hochgradig gefährdet, Frakturen (Brüche) zu erleiden. Die hauptsächlich betroffenen Körperregionen sind:

Die Anzahl schwer betagter Menschen wird weltweit unaufhaltsam zunehmen

- Der Schenkelhals (die Hüfte)
- Der Unterarm (das Handgelenk)
- Die Wirbelkörper der Wirbelsäule

Was ist nun eigentlich Osteoporose?

Der Knochen besteht aus einer härteren (kompakten) Aussenschicht und einer etwas lockereren (spongiösen) Innenmasse. Diese spongiöse Knochenstruktur ist aus längs und quer verlaufenden Knochenbälkchen, den sogenannten Trabekeln, aufgebaut. Im Alter kommt es nun zu einer Abnahme (Rarefizierung) dieser Knochenbälkchen oder Knochensäulen, das heisst, der Knochen wird weniger stabil. Das Gleichgewicht zwischen knochenaufbauenden (sogenannte Osteoblasten) und knochenabbauenden Zellen (Osteoklasten) wird auf die Seite der Osteoklasten verschoben. Geringe Gewalteinwirkungen wie an sich harmlose Stürze, die in jüngeren Jahren allenfalls zu Platz- oder Schürfwunden geführt hätten, können auf Grund dieser Ausdünnung des Knochens bereits zu Frakturen führen.

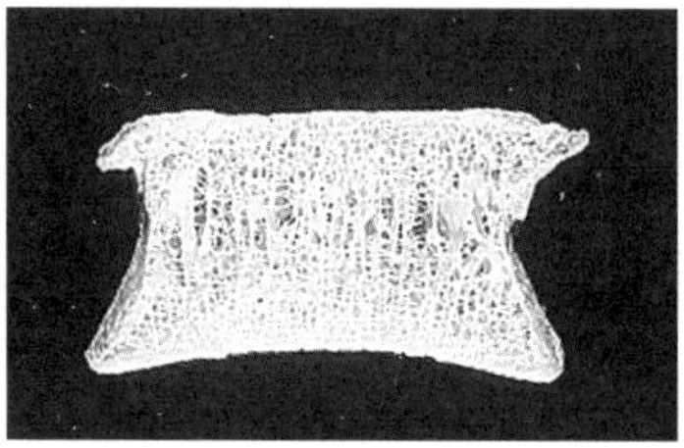

normaler Knochen

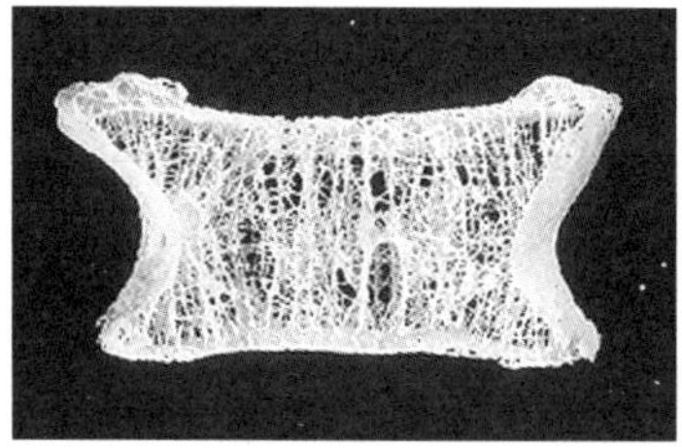

osteoporotischer Knochen

Zum besseren Verständnis möge man sich ein Haus vorstellen, das ursprünglich auf 10 tragenden Säulen gebaut worden ist. Um mehr Platz für Autos (Parkplätze) zu schaffen, beschliesst der Hausbesitzer fünf von diesen zehn Säulen entfernen zu lassen. Steht nun dieses Haus in Florida, dürfte es leicht verständlich sein, dass ein Orkan gleicher Stärke, welches das Zehn-Säulenhaus unbeschadet überstanden hat, nun von diesem schwer zerstört, wenn nicht gar abgeräumt werden kann.

Teilweise kann bei einem deutlich osteoporotisch verändertem Knochen schon ein Schlag im Sinne eines Anschlagens beispielsweise an einem Möbelstück genügen, um ihn brechen zu lassen.

Die ersten Auswirkungen der Osteoporose werden an den Wirbelknochen wahrgenommen: Schon beim Heben eines Koffers oder einer Einkaufstasche können kleine Einbrüche im kalkarmen und porösen Wirbelkörper geschehen. Dieser eingebrochene Wirbelkörper verformt sich in der Folge immer mehr und mit ihm mit der Zeit der ganze Rumpf: Jedem von uns ist sie bestens bekannt, die nach vorn geneigte alte Frau mit der Buckelbildung (Witwenbuckel) mit teilweise vorgewölbten Bauch und erheblichem Verlust an Körpergrösse. Jede zweite 65jährige Frau weist Wirbelkörperverformungen auf, die auf Osteoporose zurückzuführen sind. Chronische Rückenschmerzen sind oft die Konsequenz davon. Weitere delikate Körperstellen mit häufigen Bruchfolgen sind am Handgelenk und vor allem am Schenkelhals zu finden.

Die derzeit gültige (und verständliche) Definition der Osteoporose lautet darum:

> Erkrankung des gesamten Skelettsystems mit Abnahme der Knochenmasse und Veränderung der Struktur des Knochens. Daraus resultiert eine Erhöhung der Knochenbrüchigkeit und damit gleichzeitig eine Zunahme des Frakturrisikos.

Zusätzlich unterscheiden wir folgende Einteilung:

- Bis 10% Verlust an Knochensubstanz
  = normal
- 11- 25% Verlust an Knochensubstanz
  = Osteopenie
- Mehr als 25% Verlust an Knochensubstanz
  = Osteoporose

Warum denn diese Panik vor der Osteoporose?

Wir haben soeben gelernt, dass wir im Alter etwas an Knochensubstanz verlieren können. Dies ist ja gar nicht so schlecht, denn damit verlieren wir auch etwas an Körpergewicht. Eine der meist gebrauchten Fluchtwege der Übergewichtigen sind die angeblich schweren Knochen, also ist eine Verringerung dieser Hauptschuldigen ja von Vorteil. Durchschnittlich gebildete und eigenverantwortliche Menschen wissen aber längst, dass diese Mär der schweren Knochen natürlich nicht stimmt.

Nun gut, da ist noch dieses etwas erhöhte Risiko Brüche zu erleiden. Fast jeder von uns hat in seiner Jugend irgendwo einen Knochenbruch erlitten, der zwar einige Unannehmlichkeiten bereitet hat, aber in der Regel komplikationslos verheilt ist. Aber daraus gleich eine solche Panik zu machen?

Leider sind die Folgen eines Bruches, insbesondere eines Schenkelhalsbruches, im Alter wesentlich einschneidender und gravierender als in jüngeren Jahren, dies sowohl gesundheitlich als auch ökonomisch gesehen.

Die Schenkelhalsfraktur (Fraktur der Hüfte)

Sie ist die schwerwiegenste osteoporotische Fraktur. Meistens ist sie die Folge eines Sturzes aus dem Stand, sie kann jedoch auch spontan auftreten! Interessanterweise sind 82% der Schenkelhaslfrakturen auf Stürze innerhalb von Räumlichkeiten (meistens Wohnumgebung der Patientin) zurückzuführen und nur 18% der Frakturen ereignen sich im Freien. Die Gelehrten streiten sich noch immer, ob die Patienten stürzen und sich dabei den Schenkelhals brechen oder ob der Schenkelhals zuerst bricht und es erst deswegen zum eigentlichen Sturzereignis kommt (Diese Frage hatten wir doch schon mal beim Huhn und beim Ei...).

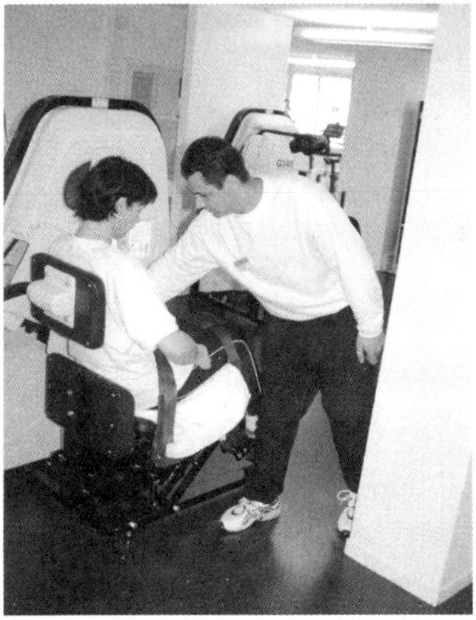

Fachkompetente Instruktion ist entscheidend

Wie auch immer:
Alleinlebende ältere Patienten liegen oft stunden- oder tagelang in ihrer Wohnung, da sie nicht mehr in der Lage sind, Hilfe zu holen. Durch diese Immobilität erhöht sich das Risiko von

- Lungenentzündungen
- Unterkühlung
- Thrombosen
- Druckgeschwüren (Dekubitus)

Das Durchschnittsalter der Patientinnen mit einer Schenkelhalsfraktur beträgt in England beispielsweise 75 Jahre, die Häufigkeit ist bei Frauen 4-5x höher. Die Fraktur ist schmerzhaft und sie erfordert so gut wie immer eine stationäre Behandlung in einem Krankenhaus (Als Gegensatz dazu der jugendliche Knochenbruch: Zwischen dem 5. und 15. Lebensjahr wird nur 1/3 aller Patienten mit Brüchen im Krankenhaus aufgenommen). Patienten und Patientinnen mit Schenkelhalsfrakturen belegen fast ein Viertel aller orthopädischen Krankenhausbetten in Grossbritannien, Schweden und vielen anderen Ländern Europas.

Der überwiegende Teil der Schenkelhalsfrakturen (ca. 95%) wird chirurgisch-operativ behandelt. Ca. 25 Tage beträgt die durchschnittliche stationäre Behandlungsdauer im Akutspital. Auch bei erfolgreicher chirurgischer Behandlung ist die Dauer der Erkrankung lang. Berücksichtigt man die Situation der Betroffenen vor der Fraktur sind 30% der Frauen hinterher auf

Langzeithilfe angewiesen, wobei zwei Drittel in einem Pflegeheim betreut werden müssen. Lediglich 14% der Patientinnen, die in einer eigenen Wohnung oder einem eigenen Heim vor der Fraktur wohnten, können nach der Entlassung direkt in dieses zurückkehren.

Ungefähr 25% erlangen ihre frühere Mobilität wieder zurück, während mehr als 50% beim Gehen oder anderen Tätigkeiten Hilfe benötigen.

Der stille Räuber

Der Knochenverlust selbst geht ohne spürbare Symptome vor sich. Erst die Fraktur führt zu Schmerzen. Der fortschreitende Knochenverlust wird dabei „die stille Epidemie“ oder „der stille Räuber„ genannt.

Wie können wir uns vor Osteoporose schützen?

Als besonders positive Einflussfaktoren für die Prophylaxe der Osteoporose haben sich körperliches Training, Verzicht auf Nikotin, kalziumreiche Ernährung sowie eine generelle Verabreichung von Hormonen an alle Frauen während und nach den Wechseljahren erwiesen.

Als wirksamste Massnahmen scheinen sich der Hormonersatz, die Einnahme sogenannter Biphosphonate sowie das körperliche Widerstands-Training zu etablieren. Es ist nicht der Zweck dieses Buches (würde seinen Rahmen sprengen!) und insbesondere des LebensPower-ÄQUILIBRIS-Prinzips, dich mit den neuesten medikamentösen Trends bekannt zu machen. Lieber stellen wir dir eine mindestens so wirksame alternative Variante dazu vor:

Die körperliche Aktivität

und dabei insbesondere das

Kraft- oder Widerstandstraining!

Körperliche Aktivität (Training)

Körperliche Inaktivität führt bekannterweise innert kurzer Zeit zu einem sichtbaren Rückgang der Muskulatur. Der Leser erinnert sich bestimmt an einen Besuch in einem Pflegeheim mit wenig mobilen und vor allem bettlägrigen Heiminsassen. Unter den Nachthemden schauen oft zwei Beine hervor, die dünn, beinahe frei von Muskulatur und in der Regel nicht mehr fähig sind, dessen Besitzer zu tragen, geschweige denn vorwärts zu bewegen.

Aber auch bei Eingriffen an den Beinen (Knien, Hüfte, Sprunggelenken) bei vor der Operation noch vollständig gesunden und mobilen Menschen führen bereits einige Tage der Bettlägrigkeit bereits zu einem Rückgang der Muskulatur. Grund dafür ist der fehlende Widerstand, damit kommt es zu einem Ausbleiben der Reize auf das Muskelgewebe und damit zu einer Rückbildung (Atrophie).

Genau das gleiche spielt sich im Knochengewebe ab. Messungen der Knochendichte am operierten im Vergleich zum nichtoperierten und belasteten Bein ergaben bereits in Kürze Veränderungen der Knochendichte zu ungunsten des nichtbelasteten Beines.

Aus dem Weltall zurückkehrende Astronauten hatten bei Untersuchungen der amerikanischen Weltraumbehörde NASA eine markante Rückbildung der Knochenmasse. Dies ist umso erstaunlicher, als es sich bei Astronauten um überdurchschnittlich gesunde (Bewerber müssen unzählige medizinische Checks bestehen!) und austrainierte Menschen handelt. Der Grund für die Knochenrückbildung dürfte in der 24 Stunden vorherrschenden Widerstandslosigkeit, die man Schwerelosigkeit nennt, zu suchen sein.

Gewichtheber, die man auf Rückenschädigungen hin untersucht hatte, wiesen eine wesentlich höhere Knochendichte ihrer Rückenwirbel auf als altersentsprechende wenig sportliche Kontrollpersonen!

Die grössten Knochendurchmesser an Schien- und Wadenbein fanden sich bei Tänzern. Hier ist wahrscheinlich bedeutsam, dass die Tänzer die sehr intensive Ausbildung bereits im frühen Kindesalter beginnen. Offensichtlich bewirkt die Belastung in jüngeren Jahren einen vermehrten Aufbau von Knochensubstanz.

Untersuchungen an Tennisspielern zeigten, dass der Knochen des Spielarmes besser mineralisiert ist als derjenige des anderen Armes. Bei den Männern betrug der Unterschied 35%, bei Frauen 28%.

Die körperliche Aktivität scheint also ein wichtiger Faktor bezüglich der maximalem Knochenmasse zu sein. Allerdings müssen verschiedene Formen der körperlichen Betätigung dabei unterschieden werden, in erster Linie zwischen Betätigungen mit und ohne Gewichtsbelastung, wobei Betätigungen ohne Gewichtsbelastungen vielleicht besser als Bewegung bezeichnet werden. Es ist also für die Auswirkungen auf die Knochendichte nicht dasselbe, ob man joggt resp. andere Ausdauersportarten betreibt oder Krafttraining macht.

Eine Arbeit aus Florida zeigt dies besonders deutlich auf: Es wurden drei Gruppen gebildet:

- 1. Gruppe: inaktiv bezüglich Sport
- 2. Gruppe: nur Ausdauersport
- 3. Gruppe: Ausdauersport und Krafttraining mit Gewichten

Die drei Gruppen wurden einem halbjährigen Programm unterzogen und vor und nach dem Programm wurde die Knochendichte in den Wirbeln der Lendenwirbelsäule gemessen (es würde den Rahmen dieses Kapitels sprengen, die Details dieses Programms zu beschreiben). Für dich mag aber die Tatsache interessant sein, dass zwischen Gruppe 1 und 2 kein Unterschied feststellbar war bezüglich der Knochendichte vor und nach dem Programm, dass allerdings die Gruppe 3 gegenüber Gruppe 1 und 2 eine deutliche Zunahme der Knochendichte in den Lendenwirbeln zu verzeichnen hatte.

LEBENSPOWER-INFO

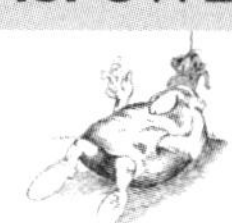

- Eine lebende Struktur wird nur dann aufgebaut und kann sich erhalten, wenn die Funktion dieser Struktur in richtigem Masse gefordert wird.

Zu grosse und v.a. häufige Trainingsreize können die Struktur schädigen, zu geringe Anforderungen führen zum Schwund

(Atrophie). Dieses allgemeine Prinzip, das eigentlich die Grundlage jeder physiotherapeutischen Handlung darstellen sollte (in Wahrheit sieht es allerdings diesbezüglich anders aus, insbesondere wenn man bedenkt, wieviel noch an Fango/Massage und ähnlichen „Therapien“ verschrieben wird), trifft auch auf den Knochen zu: zu grosse Krafteinwirkungen führen zum Bruch des Knochens, bei zu geringen Anforderungen an die statische Funktion des Knochens kommt es zur Osteoporose.

In Studien der sechziger Jahre wurde diese Aussage näher beleuchtet: die Ausscheidung des Kalziums im Urin, die als Mass des Knochenabbaus bei jungen bettlägrigen Männern untersucht wurde, konnte durch ein mehrstündiges Ergometertraining *im Liegen* nicht vermindert werden. Auch Sitzen über mehrere Stunden brachte keinerlei Verbesserung. Als die Patienten allerdings in der Lage waren, länger als drei Stunden aufrecht zu stehen, nahm die Kalziumausscheidung im Urin ab. Mit einfachen Mitteln konnte also die Bedeutung, die der statischen Belastung des Skeletts zukommt, nachgewiesen werden.

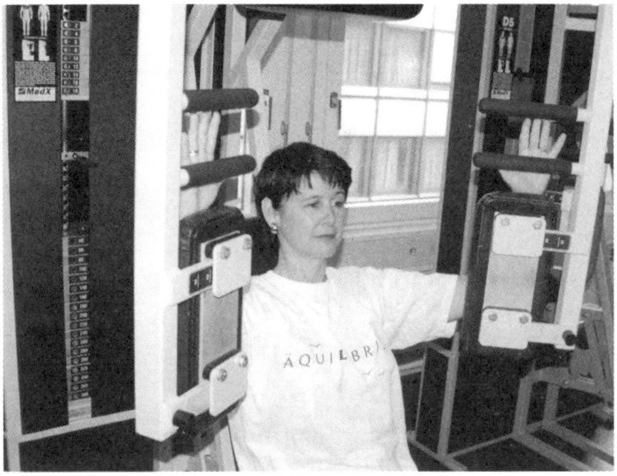

Butterfly – Maschine für die Brustmuskulatur

Wie der Knochenaufbau durch Belastung stimmuliert wird, ist noch weitgehend unklar. Als Ursache für die lokale Stimulation wie beispielsweise beim Spielarm des Tennisspielers, wurde der sogenannte piezoelektrsiche Effekt (ein so unaussprechlicher Ausdruck, dass du ihn am besten gleich wieder vergisst!) verantwortlich gemacht: Eine an einen Kristall angelegte Wechselspannung führt zur Volumenänderung dieses Kristalls. Umgekehrt kann nach Kompression eines Kristalls, das heisst durch eine *geringgradige Volumenänderung*, an den äusseren Rändern eine Spannung abgeleitet werden. Wird der Knochen nun als kristallähnliche Substanz angesehen, so wird unschwer verständlich, dass durch die wechselnde Belastung lokal elektrische Ströme auftreten können. Diesen elektrischen Strömen wird eine stimulierende Wirkung für den Knochenaufbau zugewiesen. Insbesondere der Wechsel der statischen Belastung und nicht die dauernde gleichbleibende Belastung ist für den Knochenstoffwechsel von Vorteil.

Aus all diesen Tatsachen kannst du also unschwer ersehen, dass regelmässiges körperliches Training für den Aufbau der Knochenmasse mehr als empfehlenswert ist. Durch das Training wird auch die Muskelmasse vermehrt, die in direktem und engem Zusammenhang mit dem Mineralgehalt des Knochens zusammenhängt. Zudem trägt die Muskulatur zur Verbesserung der Koordination und zur Stabilisierung des ganzen Skelettsystems bei und schützt dadurch bei Stürzen oder anderen Unfällen vor Verletzungen.

Auf Grund aller dieser erwähnten Arbeiten und Studien sind körperliche Betätigungen wie Gehen, Treppensteigen, Joggen oder Gymnastik *nicht ausreichend* für den Aufbau respektive die Erhaltung einer maximalen Knochenmasse, der sogenannten „peak bone mass".

LEBENSPOWER-TIPP

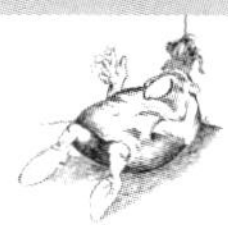

- Nur Aktivität mit Widerstand, also Krafttraining, stärkt den Knochen, Inaktivität schwächt ihn. Wandern, Gymnastik und Gartenarbeit reichen nicht aus, da sie die Knochen nur unterschwellig belasten!

Es braucht also einen höheren Widerstand, einen Fremdwiderstand, um entsprechend das Wachstum des Knochens und der Muskulatur zu stimulieren. Was bietet sich hier geeigneteres als Krafttraining 1-2 mal die Woche für jeweils 30 Minuten an?

Mit Krafttraining kann die Muskulatur und der Knochen systematisch belastet und trainiert werden. Geschicklichkeit ist dabei nicht notwendig und bei korrekter Durchführung besteht auch keine Verletzungsgefahr. Der Trainingswiderstand ist für jedermann jederzeit individuell einstellbar. Idealere Voraussetzungen für das Training des älteren Menschen sind kaum vorstellbar.

LEBENSPOWER-TIPP

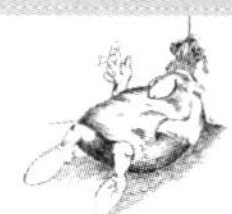

- Krafttraining ist eine ideale Trainingsform für ältere Menschen!

Training bei Behinderung

Selbst wenn ältere Menschen behindert sind, was ja nicht ganz selten vorkommt, sollen, ja müssen sie schon fast trainieren, um die Funktion der behinderten Strukturen ihres Körpers zu verbessern und die gesundgebliebenen möglichst lange auf einem hohen Funktionsniveau zu halten.

Als junger Arzt war ich in einem Trainingsstudio Betriebsleiter. Unter der Kundschaft fanden sich auch zwei vollständig blinde Mitglieder. Die Instrukturen mussten sie von Gerät zu Gerät führen, die Geräte auf sie einstellen und sie gewissermassen vor dem Beginn der Übung auch noch in diese „einbetten". Dies war jedesmal mit einem grossen personellen Aufwand verbunden, umso mehr, als diese beiden Mitglieder frei nach Murphys Law auch noch das Talent hatten, jeweils dann im Studio vorbeizukommen, wenn es vor trainierenden Mitgliedern eh aus den Nähten zu platzen drohte. Wer aber nach dem durchgeführten Training in ihre strahlenden Gesichter und nichtsehenden Augen schauen durfte, war für den übermässigen Aufwand mehr als entschädigt. Gleichzeitig wirkten sie mit ihren weissen Stöcken auf die übrigen Trainierenden als Vorbilder mit der Botschaft, dass auch ein so schwerer Schicksalsschlag wie der Verlust des Augenlichtes kein Grund darstellt, sich gehen zu lassen und nicht zu trainieren!

Ist Krafttraining bei Osteoporose gefährlich?

Bei bereits nachgewiesener Osteoporose oder vorhanden Rückenbeschwerden, ist vor Beginn eines regelmässigen Krafttrainings eine medizinische Kräftigungstherapie mit therapeutischer 1:1-Überwachung (1 Patient, 1 Therapeut) unter Umständen sinnvoll und nötig. Ziel der Therapie ist es dann, die stark geschwundene Muskulatur unter strengster therapeutischer Kontrolle wieder aufzubauen und dadurch die Schmerzen zu veringern. Für die Erhaltung (und das Erzielen weiterer Fortschritte!) sollte die Patientin dann nach Abschluss der Kräftigungstherapie ein regelmässiges Krafttraining weiterhin durchführen. Tut sie dies nicht, schwächt sie sich freiwillig selbst und erhöht dadurch die Sturz- und damit Frakturgefahr schon beinahe fahrlässig.

Diesem Folgetraining muss eine gute und exakte Instruktion (mehrmalig!) vorangehen, eine dauernde enge Betreuung ist dann meist nicht mehr vonnöten, hingegen sind immer wieder (mindestens dreimonatlich) begleitete Kontrolltrainings unabdingbar. Ebenso müssen permanent kompetente und hochspezifisch ausgebildete Ansprechpartner (Instruktoren, Therapeuten, Ärzte) für die Trainierenden zur Verfügung stehen. Gerade bei Unsicherheit neigt der Mensch lieber nichts "als etwas falsches " zu tun.... Zu was Nichtstun führt, haben wir obenstehend erfahren. Diese Unsicherheit muss er allerdings beheben können – und dazu braucht er die fachliche Kompetenz als Hilfe zur Selbsthilfe!

Lieber Leser, liebe Leserin wir hoffen, es ist uns gelungen, dir bis hierhin folgendes zu vermitteln:

- Krafttraining ist nicht Bodybuilding
- Krafttraining ist kein Sport, sondern Körperhygiene
- Krafttraining steht im Zusammenhang mit Sport bestenfalls als Sportvorbereitung
- Krafttraining erhält sowohl Muskulatur als auch Knochen und macht dich leistungsfähiger und erhält im Alter deine Selbständigkeit
- Krafttraining erhöht deinen Anteil an Muskulatur und fördert damit deinen Grundstoffwechsel und deine Fettverbrennung.
- Krafttraining wirkt sich positiv auf deine Verspannungen und Rückenbeschwerden aus
- Krafttraining ist eine optimale Prophylaxe gegen Knochenschwund (Osteoporose)
- Krafttraining verkürzt die Genesungszeit nach Operationen, Unfällen und Krankheiten
- Krafttraining trägt zu besserem Aussehen bei und fördert deine Selbstsicherheit

Gönne dir einen starken Auftritt und schütze und pflege dein Muskel- und Knochengewebe durch regelmässiges Krafttraining!

Nun aber zu den Geheimnissen der Krafttrainings-Technik. Krafttrainig kann auf verschiedene Arten durchgeführt werden, wirksam und effizient, weil zeitsparend und ungefährlich ist nur eine einzige Form. Aber alles schön der Reihe nach:

Geräte sind nicht Geräte – Die Entwicklungsstufen der Trainingstechnologie:

Übungen mit körpereigenem Gewicht

Derartige Übungen sind jederzeit und überall verfügbar: Dies ist aber auch ihr einziger Vorteil. Eine messbare Entwicklung der Kraft ist an ihnen nicht dokumentierbar; kann es auch gar nicht sein, da auch der Widerstand nicht variiert, also nicht den jeweiligen Bedürfnissen des Trainierenden angepasst werden kann. Die einzige Möglichkeit zur Erzeugung von progressivem Widerstand würde darin bestehen, sich mehr körpereigenes Gewicht zuzulegen, was wiederum ernährungstechnisch (und ästhetisch/ethisch) einige Wünsche offen liesse... Der "Leistungsfortschritt" ergibt sich demzufolge aus der Bewältigung des Widerstandes, den die Gravitation (Erdanziehung) der Bewegung des eigenen Körpers entgegensetzt.

Immerhin sind solche Übungen auch in Ansammlungen von Gleichgesinnten unter dem geselligen Begriff des Gruppenturnens möglich. Dieser Begriff kann zudem je nach Bedürfniss bei in etwa gleichbleibendem Inhalt verändert oder angepasst werden: Wirbelsäulengymnastik, Rückenturnen, Osteo-Gym, Altersturnen, Osteoporose-Gymnastik, Backacademy – der Phantasie sind kaum Grenzen gesetzt. Solange diese Happenings zum Zwecke des geführten Beisammenseins und bestenfalls zur

Förderung der Beweglichkeit und Ausdauer durchgeführt werden, ist auch nichts dagegen zu sagen. Leider wird aber den Teilnehmern von den Veranstaltern immer wieder suggeriert, dass sie dadurch auch ihre Muskulatur und Knochenstrukturen stärken würden, was in etwa so zutreffend ist, wie die Aussage, dass Rauchen gesund sei.

Der Wille zum Training ist heute weitgehend zugunsten des sich-in-Szene-setzens gewichen

Übungen mit freien Gewichten

In unserer Zeit spricht man von Hanteltraining. In früherer Zeit waren es aber durchaus auch Baumstämme, Steine, tote oder lebende Tiere, die gestemmt wurden. Der Wille zum Training, heute weitgehend zugunsten des Sich-in-Szene-Setzens gewichen, war bereits in frühester Zeit vorhanden.

Hanteltraining ist heute insbesondere bei gewissen Kraftsportlern noch sehr beliebt. Diese fürchten meist aus Unkenntnis über deren Effektivität jegliche Art maschineller Trainingsgeräte und meiden sie wie der Teufel das Weihwasser. Liebevoll bezeichnen sie ihre Art, Kraft zu trainieren, als Eisenfressen.

Für den Nichtkraftsportler, insbesondere für den mit jeglichem Krafttraining Unerfahrenen, sind Hanteln wenig empfehlenswert. Abgesehen von der gegenüber einer guten Trainingsmaschine deutlich verminderten Effizienz, bergen sie auch ein erheblich höheres Verletzungspotential in sich.

Seit relativ kurzer Zeit finden sich auf dem "Therapiemarkt" auch Gummibänder oder aus ähnlichen Materialien zusammengesetzte Trainingsutensilien. Sie dienen alle dem gleichen Zweck: Dem an sich Trainingswilligen (sei es ein Patient oder ein präventiv orientierter Zeitgenosse) zu suggerieren, dass er trainiere, ihn aber von eigentlichem Training abzuhalten. Kostenbewusstsein und allgegenwärtige Verfügbarkeit sind hilflose Scheinargumente zur Legitimation eigener Ahnungslosigkeit betreffend effizienten Krafttrainings.

LEBENSPOWER-TIPP

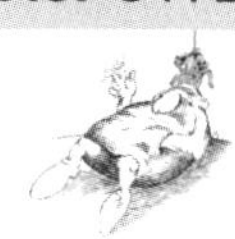

- Vergiss am besten Krafttraining mit körpereigenem Gewicht oder Gummibändern durchführen zu wollen. Es ist ineffizient und damit pure Zeitverschwendung! Hanteln gehören, wenn überhaupt, nur in professionelle Hände!

Trainingsmaschinen

Es mag dich erstaunen, aber es ist so: Das erste maschinelle Trainingsgerät wurde von einem Arzt in Wien entwickelt: Dr. Max Hertz. Am Ende des 19. Jahrhunderts liess er krankengymnastische Geräte nach eigenen Konstruktionsplänen anfertigen. Diese Geräte variierten den Widerstand während der Bewegung des Trainierenden genau so, wie sich die Kraft des Trainierenden während seiner Bewegung veränderte. Die Hertzsche Erkenntnis bestand darin, dass die Kraft nur über jenem Gelenkwinkel zunimmt, welcher *überschwellig* belastet wird. Er erkannte ferner, dass eine optimale Gelenkfunktion forderte, dass sich die Kraft über den gesamten Bewegungsausschlag des entsprechenden Gelenkes entwickelt.

Nach Ermittlung der nötigen Kraftkurven an den verschiedenen menschlichen Gelenken löste Dr. Hertz das Problem des angepassten Widerstandes – und zwar mittels eines exzentrischen Rads. Dieses Rad gab das Drehmoment der zu bewegenden Achse in den verschiedenen Gelenkwinkeln vor. Nicht nur wurden zahlreiche Kliniken mittels dieser Hertzschen Geräte ausgerüstet, er gründetet auch die Gesellschaft für Mechanotherapie. Der erste Weltkrieg sorgte dafür, dass die Idee und die Technologie untergingen, bevor sie richtig etabliert waren. Was folgte, war eine lange Durststrecke.

Erst 1972 konstruierte Arthur Jones die Pullover-Maschine, ein Gerät zum isolierten Training des grossen Rückenmuskels (latissimus dorsi). Dieses Gerät setzte für das Training des Latissimus im Gegensatz zu den bisherigen verwendeten Geräten (Ruderapparate, Zugapparate) den Widerstand *direkt* am Oberarmknochen an. Bisher war das Training dieses wichtigen Muskels immer durch "vorgelagerte" kleinere und damit auch potentiell weniger leistungsfähige Muskeln beeinträchtigt gewesen. Durch die Konstruktion der Pullover-Maschine fiel diese Leistungslimitierung natürlich weg.

Unter Berücksichtigung desselben Prinzips entwickelte Jones in der Folge über vierzig weitere solcher Geräte, die nahezu das ganze Trainingsspektrum der menschlichen Muskulatur abdeckten. Unter dem Firmennamen *Nautilus* verzeichneten sie zuerst in den USA, später auch bei uns in Europa einen grossen Erfolg.

Jones gab sich aber nicht mit der Entwicklung von

Trainingsgeräten zufrieden, sondern strebte die Schaffung einer therapeutischen Gerätelinie an. Ausgangsmotivation dieses Strebens und Schaffens war die an der Universität von Florida aufgestellte Hypothese, dass die meisten der Rückenbeschwerden sowohl im Bereiche der Halswirbelsäule als auch vor allem des Kreuzes ihren Ursprung in einer zu schwachen Muskulatur hätten. Diese Behauptung musste bewiesen werden, allerdings fehlten trotz Nautilus die dazu notwendigen technischen Voraussetzungen.

Nach 15 Jahren der Entwicklungsphase mit Design und Konstruktion von teils mehr als 3000 Prototypen brachte Arthur Jones 1987 mit dem Lumbar-Extensionsgerät die erste computergestützte Vorrichtung für eine adäquate Messung und (bei entsprechenden Defiziten konsequenterweise) Auftherapieren der unteren, wirbelsäulennahen Rückenmuskeln. Kurze Zeit später folgte, da das Prinzip der Technik zur Isolierung von Problemabschnitten nun bekannt war, ein entsprechendes Gerät zur funktionellen Testung und Therapie der Muskulatur der Halswirbelsäule. Jones verkaufte Nautilus und gründete die Firma MedX. Unter diesem Label werden die Messgeräte auch aktuell noch vertrieben. Zusätzlich zu den Diagnose- und Therapiegeräten werden zudem ebenfalls unter dem Markennamen MedX Trainingsgeräte hergestellt, welche allesamt Weiterentwicklungen der Nautilus-Maschinen der ersten Generation darstellen.

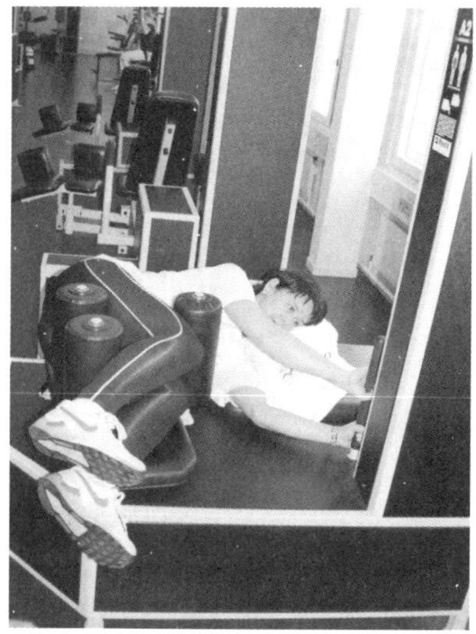

Bauchmuskel-Maschine: liegend

Beide Maschinentypen, jene von Dr. Max Hertz sowie die Nautilus- und später die MedX-Geräte von Arthur Jones fünfzig Jahre später erfüll(t)en die Anforderungen nach einem Widerstand, der sich mit der Bewegung ändert, indem sie von ihren geistigen Vätern einen Exzenter eingebaut bekamen. Im Fachjargon wird dieser Exzenter als *Cam* bezeichnet. Es würde den Rahmen dieses Buches und wahrscheinlich auch deine technische Geduld sprengen, würden wir an dieser Stelle auf technische Details der Funktionsweise dieser Cams eingehen. Wir wollen es deshalb bei folgender Feststellung bewenden lassen:

Die physiologischen (natürlich vorhandenen) Sachverhalte des Muskelgewebes ergeben spezielle technische Anforderungen an die Geräte (insbesondere an ihre Hersteller!). Diese werden heute noch von den wenigsten, auch angeblich "professionellen" Geräten und ihren Konstrukteuren erfüllt. Deshalb gilt unmissverständlich:

Geräte sind nicht gleich Geräte!

Für den Laien sind Trainingsgeräte auf den ersten Blick wenig zu unterscheiden, aber so wie ein Auto in der Regel einen Motor, ein Steuerrad und sonst noch vier Räder besitzt, verfügen Trainingsgeräte über zwei Griffe und einen verstellbaren Gewichtsstock. Das wär's dann aber schon an Gemeinsamkeiten, die Details und den Unterschied merkt aber auch der krafttrainingsmässig völlig Unerfahrene schon bei der ersten Anwendung.

LEBENSPOWER-INFO

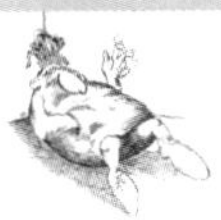

- Unterschreibe nie einen Vertrag in einem Trainingsstudio, ohne dass du die Geräte-Infrastruktur selbst ausprobiert hast.

Maschinen oder Hanteln?

Maschinen (Geräte) für das Krafttraining sind zweifelsohne auf dem Weg, die Hanteln sowohl in Trainingsstudios als auch in Therapiezentren abzulösen. Noch immer erfreuen sich die Hanteln aber einer recht grossen Fangemeinde. Die Fans rechtfertigen den Vorteil des Hanteltrainings mit folgenden Argumenten:

- "Hanteln sind für jedermann, insbesondere aber für Sportler besser, da sie keine geführten Bewegungen wie bei den Maschinen zulassen. Dadurch ist ihre Nutzung anspruchsvoller und auch die Koordination wird gefördert!"

Welch schwerer Irrtum! Koordinative Fähigkeiten für eine Sportart oder Tätigkeit generell müssen sportart- oder eben tätigkeitsspezifisch trainiert werden. Ein guter Speerwerfer wird nur, wer den Speerwurf trainiert. Damit verbunden sind Anlauf- und Abwurfkoordination. Wie sollen diese mit Hanteln trainiert werden? Was er für den Speerwurf mit Krafttraining tun kann, ist sich genügend Kraft zu holen, um den spezifisch geübten und eingeschliffenen Bewegungsablauf Anlauf-Abwurf mit möglichst viel Power zu unterfüttern.

Vielleicht einleuchtender ist das Beispiel des Schwimmens: Es kann einer noch solche Berge von Muskeln haben, würde er grundsätzlich die koordinative Technik des Schwimmens nicht beherrschen, er würde mit grösster Wahrscheinlichkeit ertrinken.

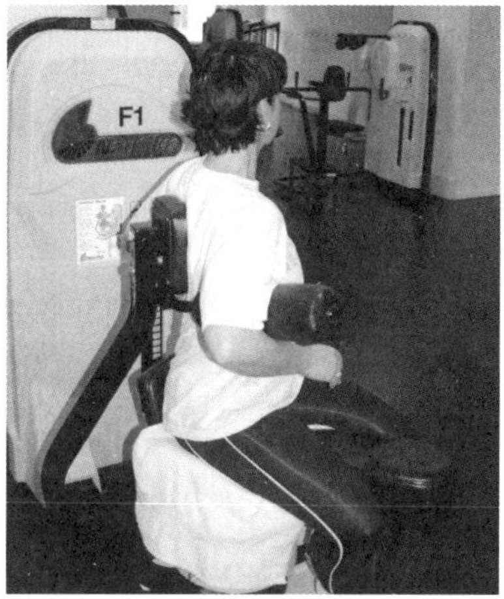

Maschine für seitliche (schräge) Bauchmuskulatur

Aus diesem Grund ist auch konsequent davon abzuraten, etwa mit Hanteln oder Gewichtsbändern an den Knöcheln laufen zu gehen: Komplexe Bewegungsabläufe, die unter "Handicap", also erschwerten Bedingungen durchgeführt werden, lösen andere zerebrale (hirnlokalisierte) Steuerungsprogramme aus. Die Folge davon ist, dass die ursprünglich vorgesehenen und eventuell bereits eingeübten Bewegungsprogramme in ihrer Feineinstellung und damit letzten Endes auch in ihrer Effizienz gestört werden.

Frustrierend kommt hinzu, dass die Imitation solcher Bewegungsabläufe kaum zu einem tatsächlichen Kraftgewinn führt. Der Grund ist in einem zu unterschwelligen Reiz auf die einzelnen Muskeln zu suchen, da sich die Belastung ja auf viele verschiedene Muskeln oder Muskelgruppen verteilt.

- "Hanteln trainieren mehr Muskeln gleichzeitig, weil sie auch andere, nicht direkt an der Bewegung beteiligte Muskeln belasten."

In der Tat werden diese Muskeln zwar *beansprucht* und *belastet*, aber eben nicht *überschwellig*, was deshalb keinen adäquaten Reiz für eine Kraft- oder Muskelquerschnittszunahme darstellt. Dafür muss ein Muskel direkt und möglichst isoliert trainiert werden.

Die Beliebtheit der Hantel

Worin ist also die bleibende Beliebtheit der Hantel zu suchen? Könnte sie gar eher emotionaler, ökonomischer (Hanteln sind wesentlich billiger als Maschinen!) oder historischer (Hanteln wurden schon vor 150 Jahren auf Jahrmärkten für Kraftdemonstrationen verwendet) Natur sein? Eine mögliche Erklärung liefert uns Werner Kieser:

> "Hanteln sind hant-lich. Man kann mit ihnen Kraft nicht nur trainieren, sondern vor allem zeigen. Man möchte sehen, was man leistet; und man möchte auch, dass andere es sehen."

Gegen Ende des 19. Jahrhunderts kommerzialisierte Charles Atlas dieses Business als erster und betrieb einen Fernunterricht, bei dem er mehr als 3 Millionen Kurse verkaufte (ähnliches Tat der Däne Jens P. Müller mit seinem Fernkurs "Mein System").

Nichtsdestotrotz galt bei vielen Trainern und Betreuern von Athleten in der ersten Häfte des zwanzigsten Jahrhunderts der Glaube, dass Krafttraining schwerfällig, reaktionsschwach und vor allem *langsam* mache. 1950 und 1951 verglichen zwei in der Fachzeitschrift *Research Quarterly* publizierte Studien Gewichtheber mit anderen Athleten. Die erste Arbeit kam zu dem Schluss, dass ein Krafttrainingsprogramm zu grösserer Leistungsfähigkeit führte als ein die Kraftkomponente vernachlässigendes "Fitness"-Programm.

Die zweite in *Research Quarterly* publizierte Arbeit zeigte auf, dass die Armbewegungen von Gewichthebern trotz der teilweise beeindruckenden Muskelmasse *schneller* als diejenigen von Menschen einer Durchschnittspopulation waren.

Etwa zur gleichen Zeit publizierte Dr. Thomas DeLorme, ein operativ tätiger Orthopäde aus dem Army Medical Corps, verschiedene Arbeiten sowie ein Buch mit dem Titel "Progressives Widerstandstraining". In diesen Arbeiten schrieb DeLorme, er habe keine Hinweise dafür gefunden, dass Krafttraining zu einer Reaktionsverlangsamung führen würde.
Im weiteren setzte DeLorme als einer der ersten Orthopäden konsequentes Krafttraining zur Rehabilitation von Knieverletzungen während und nach dem zweiten Weltkrieg ein. Verschiedene andere Ärzte begannen sich, wenn auch nur zögerlich (wen erstaunt's?), für seine Rehabilitationsmethoden zu interessieren. Trainer, Betreuer, Sportlehrer und Physiotherapeuten folgten nach und führten zu einer (ersten) verbesserten Akzeptanz von Krattraining als einer rehabilitativen und sportvorbereitenden Massnahme.

Krafttraining als Medikament

Dir Krafttraining zu verordnen ohne spezifischere Angaben ist in etwa damit vergleichbar, wie wenn du zum Arzt gehst, ihm mitteilst, dass du dich schwer erkältet hast und grippal fühlst, er dich untersucht und dir am Ende der Konsultation, bestätigend, dass du tatsächlich krank bist, empfiehlt, *(irgend)ein Medikament* zu nehmen. Ich wage zu bezweifeln, dass du ihm noch lange dein Vertrauen schenken würdest....

Falsch angewendetes Krafttraining kann wie ein falsch dosiertes Medikament völlig unerwünschte Wirkungen, Nebenwirkungen, haben. Falsche Dosierung – und dein "Krafttraining" ist ineffizient (führt zu keiner Zunahme der Kraft und den daraus resultierenden positiven Folgen) und gefährlich (kann zu Verletzungen und Überlastungsschäden führen).

Das Chaos

Du hälst also nun die ärztliche Verordnung über drei Monate Krafttraining in den Händen, bist zu Recht stolz, einen modern denkenden Hausarzt oder Rheumatologen/Orthopäden konsultiert zu haben und möchtest nun ein erstes Training durchführen. Die Auswahl an Trainingstudios ist gross, deshalb beschliesst du, dir verschiedene Studios anzuschauen, was an sich richtig ist. Ich kann dir aber verraten, dass du nach dieser Odyssee durch die Tempel neuzeitlicher Körperkultur verwirrter sein wirst als je: Die Anzahl dir erzählter Trainingsphilosophien dürfte mit der Anzahl besuchter Studios ziemlich genau übereinstimmen. Da gewisse dieser Trainingsphilosophien ihre Ursprünge in mittelalterlichen Folterkammern haben, lohnt es, sich vor Trainingsbeginn, wie beim Erlernen jeder anderen Wissenschaft, sich mit den Grundlagen des Krafttrainings und insbesondere des Muskelgewebes vertraut zu machen.

Falsch angewandtes Krafttraining ist wie ein falsch dosiertes Medikament, gefährlich oder wirkungslos

Aufbau und Funktion der Muskeln

Die Einteilung der Muskulatur

Es werden drei Typen von Muskulatur unterschieden:

- ***Die glatte Muskulatur.*** Sie ist unserem Willen *nicht* zugänglich, sondern unterliegt dem sogenannten vegetativen Nervensystem und ist beispielsweise für unsere Verdauungstätigkeit resp. Darmmotorik zuständig.
- ***Die quergestreifte Skelettmuskulatur.*** Sie untersteht unserem Willen und ist für die Bewegungen unseres Skelettsystems verantwortlich.
- ***Die Herzmuskulatur.*** Auch sie ist quergestreift, ist jedoch unserem direkten Willen nicht zugänglich, aber durchaus etwa durch autogenes Training zumindest indirekt zugänglich! (Gleiches gilt auch für die glatte Muskulatur.)

Die Funktion und Tätigkeit des Muskels

Die Tätigkeit des Muskels besteht darin, sich zu *kontrahieren* (zusammenzuziehen), seine Funktion darin, *Knochen*, genauer gesagt, *Gelenke* zu bewegen. Man spricht in diesem Zusammenhang von ein-, zwei- oder mehrgelenkigen Muskeln, je nachdem wie viele Gelenke der Muskel bewegt.

Das Funktionsspektrum des Muskels ist beschränkt: Er kann sich nur zusammen- und wieder auseinanderziehen, aber nicht auseinander"stossen". Soll das Gelenk in die Gegenrichtung bewegt werden, tritt sein Kollege Gegenspieler auf den Plan, zieht sich zusammen und zieht dadurch den oder die Knochen auf die entgegengesetzte Seite. Man nennt ihn den *Antagonisten.* Je nach Bewegungsablauf werden gleichseitige Bewegungen von mehreren Muskeln gleichzeitig oder parallel durchgeführt. Man spricht dann von *Synergisten.*

Beim Muskel unterscheidet man Ursprung (origo) und Ansatz (insertio). Der Ursprung findet sich meist am weniger beweglichen Gelenkanteil, der Ansatz am beweglicheren.

Was geschieht im Muskel selbst?

Unsere Skelettmuskulatur ist aus zahlreichen Proteinfilamenten zusammengesetzt. Die dünneren Filamente werden Aktin, die dickeren Myosin genannt. Unter Anwesenheit von zwei anderen Proteinen (Troponin und Tropomyosin, unnötig, sich dies zu merken!) sowie Calcium und Magnesium können sich das Aktin und das Myosin zusammenziehen. Der "Treibstoff" für diese Kontraktion ist das ATP (Adenosintriphosphat). Durch die Abspaltung eines Phosphatmoleküls entsteht die nötige Energie, um das Aktin um das Myosin herumzugruppieren. Unter Anwesenheit von Calcium entsteht eine Aktion-Myosin-Brücke, die sich durch die Abspaltung eines energiereichen Phosphatmoleküls verkürzt, was wiederum zu besagter muskulärer Kontraktion führt.

Durch Krafttraining finden folgende physiologische Veränderungen im Muskel statt:

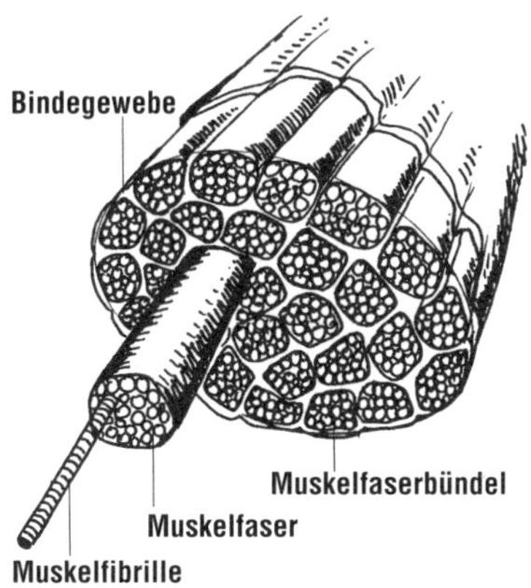

Muskeln / Filamenten

- Die *Anzahl* Aktin- und Myosin-Filamente nimmt zu.
- Die Aktin- und Myosin-Filamente nehmen an *Grösse* zu.
- Die Anzahl Blutgefässe (Kapillaren) innerhalb der muskulären Filamente nimmt zu (und dadurch auch die Sauerstoffversorgung).
- Das Bindegewebe vermehrt sich und wird straffer.

Das Alles-oder-Nichts-Gesetz

Die Fasern der Muskulatur funktionieren nach dem Alles-oder-Nichts-Gesetz: Sie ziehen sich zusammen oder eben nicht, schwarz oder weiss, keine Grautönungen.
Das Zentralnervensystem (Grosshirnrinde) setzt jeweils genau so viele Fasern in Bewegung (Rekrutierung), wie nötig sind, um die für eine bestimmte Tätigkeit nötige muskuläre Spannung aufzubauen. Die übrigen vorhandenen Fasern hängen primär mal mit dran, werden gewissermassen einfach mitgezogen, ohne selbst aktiven Anteil am muskulären Arbeitsprozess zu haben. Sie lösen durch andauernde Arbeit ermüdete Muskelfasern ab, bis sie selbst schlapp machen und wiederum durch "frische" Fasern ersetzt werden.

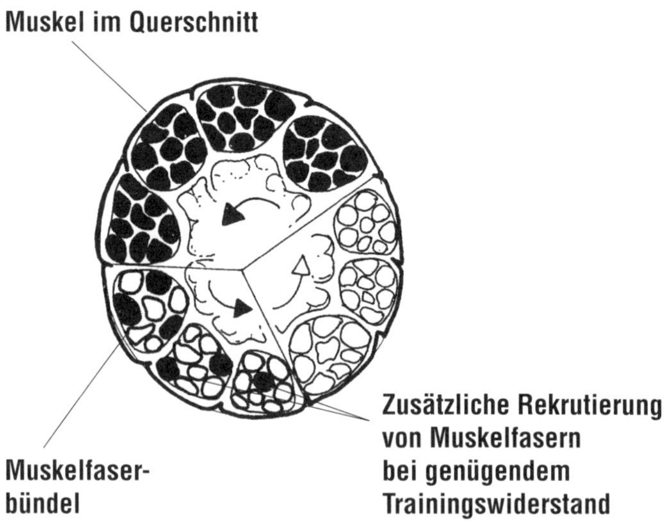

Rekrutierung von Muskelfasern – das "Faser-Einschaltrad"

Den Ablauf kann man sich als Kreisbewegung vorstellen. Ist die zu verrichtende Arbeit nur mit geringer Anstrengung und vor allem Widerstand verbunden, kann sie theoretisch unendlich fortgesetzt werden, was dem biologischen perpetuum mobile entsprechen würde!

Von einem gewissen Widerstand an aber müssen *gleichzeitig* so viele Fasern zum Einsatz kommen, dass keine ausgeruhten mehr für deren Ablösung zur Verfügung stehen. Nach einer gewissen Zeit entsteht dann eine Dysbalance (Ungleichgewicht) zwischen ausfallenden und ablösenden Fasern: Die Fasern werden immer weniger ausgeruht wieder rekrutiert, das Faser-Einschaltrad gewinnt an Geschwindigkeit, dreht sich immer schneller mit den Befehlen des Nervensystems, frische und ausgeruhte Fasern zu finden. Schliesslich verläuft die Suche erfolglos, sie wird abgebrochen, der Muskel versagt, eine weitere Bewegung ist zu diesem Zeitpunkt nicht mehr durchführbar.

Wie trainierst du effizient?

Weniger ist manchmal mehr

Quantität ist bekanntlich nicht gleich *Qualität,* mehr Training bedeutet nicht besseres, effektiveres Training. Allerdings gilt es hier doch zu unterscheiden und zu wissen, wovon man spricht

- **Ausdauertraining:** Die Basis des Ausdauertrainings ist wenig intensiv, von hoher Anzahl Bewegungswiederholungen gekennzeichnet (low intensive, high repetitive exercise).
- **Krafttraining:** Krafttraining ist in seiner Natur intensiv, aber sollte kurzdauernd sein (high intensive, low repetitive exercise).

Wir wollen uns hier mit dem Krafttraining befassen und nochmals zu unserem Faser-Rekrutierungs- oder -Einschaltrad zurückkehren.

Die Wirksamkeit des Krafttrainings liegt in den letzten Sekunden dieses Einschaltrad-Prozesses. Erst dann erfolgt die Mobilisierung und der Zugriff auf die Reservefasern, welche schliesslich den Mechanismus des Kraftwachstums starten.

Mehr Training bedeutet nicht besseres, effektiveres Training

Was sind nun aber Reservefasern? Es handelt sich dabei um die Fasern, die uns zwar in einem Muskel aufgrund unseres genetischen Anlageplans in die Wiege gelegt worden sind, aber nie genutzt werden. Wegen ihrer Untätigkeit, die man auch als muskuläre Bettlägrigkeit bezeichen kann, sind sie ausgedünnt (wie eben die Beine eines Bettlägrigen) und weisen kaum mehr Energiespeicher auf.

Werden sie aber für muskuläre Arbeitsprozesse mobilisiert, entwickeln sie sich, das heisst, sie reagieren mit *Dickenwachstum.* Entscheidend ist, dass der Widerstand so dosiert sein muss, dass diese "faulen Betthocker-Fasern" überhaupt zum Einsatz kommen.

Die Höhe des Widerstandes

Es ist dies der entscheidende Faktor für die Erzielung eines Trainingseffektes. Ähnlich wie bei einem Medikament besteht auch hier eine "therapeutische" Bandbreite.

- *Zu geringer Widerstand:* Die Arbeitsleistung wird ausschliesslich von schon immer aktiven Fasern geleistet, Reservefasern kommen gar nicht zum Einsatz – der eigentliche Trainingseffekt bleibt aus, die Trainingszeit (bei zu geringem Widerstand meist auch nicht gerade kurz) ist fehlinvestiert, da ohne Wirkung.
- *Zu hoher Widerstand:* Die Ermüdung tritt zu früh ein, das Einschaltrad kommt gar nicht erst bis zu den Reservefasern – ein eigentlicher Trainingseffekt bleibt ebenfalls aus (wenigstens ist in diesem Fall der zeitliche Aufwand geringer ...!)

Widerstand und Widerstandsdauer sind von einander abhängig wie Geschwindigkeit und Bremsweg. Die ersten ca. zwanzig Sekunden stellen noch keinen Trainingsreiz im engeren biologischen Sinne dar. Sie dienen lediglich einer gewissen Vorermüdung der immer im Einsatz stehenden Fasern. Erst im weiteren Verlauf der Übung und vor allem, wie bereits erwähnt, in den letzten Sekunden, wenn alle sonst verfügbaren Fasern erschöpft sind, werden die Reservefasern zur Mitarbeit durch das Faser-Einschaltrad aufgefordert. Dies ist der Moment, in dem ein trainingseffektiver Reiz gesetzt wird.

Zu grosser Trainingsumfang – mangelnde Regeneration

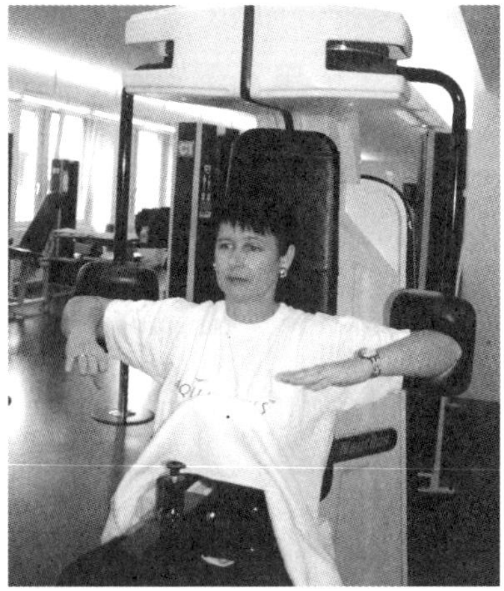

Maschine für Schulterblatt-Fixatoren

Von einem bestimmten Punkt an hat der erhöhte Trainingsumfang eine kontraproduktive Wirkung auf den Trainingseffekt. Die Regenerationszeit verkürzt sich in der Regel direkt proportional zum Trainingsumfang. Im Klartext bedeutet dies, dass je umfangreicher die Trainingsgestaltung angelegt ist, um so grösser die Wahrscheinlichkeit wird, dass überhaupt kein produktiver Trainingseffekt mehr erreicht wird, weil ganz einfach die nötige Reizschwelle (beim Muskel: Spannung) nicht mehr überschritten wird. Der Grund dazu ist, dass mit steigendem Umfang vermehrt die Reserven des Organismus angegriffen werden, die zur Wiederherstellung (Regeneration) nach dem Training benötigt würden.

LEBENSPOWER-TIPP

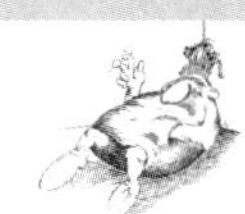

- Respektiere bei jeglicher körperlicher und insbesondere sportlicher Tätigkeit die Regenerationsphase, speziell aber beim Krafttraining!

Darin liegt im wesentlichen auch der entscheidende Vorteil des Berufssportlers, der oft nicht oder nur unwesentlich mehr trainiert (qualitativ und quantitativ) gesehen als ein noch berufstätiger Sportler: Er hat entscheidend mehr Zeit für Pflege, Relaxation und Regeneration zur Verfügung (sofern er sie nach der ersten Rangierung in den Top Ten nicht ausschliesslich mit Werbe- und Interviewauftritten verschwendet). Zeit, während der er optimale Voraussetzungen und Grundlagen für die nächste Trainingseinheit schaffen kann.

Wie wächst der Muskel?

Muskelwachstum, was gleichzusetzen ist mit Kraftzuwachs (unser eigentliches Ziel!) kann mit zwei Worten beschrieben werden:

- Ermüdung
- Überkompensation

Nehmen wir an, du bist fähig, hundert Pfund mittels irgendeines Muskels mehrfach zu heben. Nach der Übung bist du noch fähig, maximal 80 Pfund zu bewältigen. Durch das Training hast du dich temporär also sogar geschwächt. Aber: Nach einer gewissen Regenerationszeit wirst du in der Lage sein, 102 Pfund mehrfach zu heben, nicht mehr nur 100 Pfund. Dies bezeichnet man als Überkompensation (auch Superkompensation).

Diese Kombination aus Ermüdung und anschliessender Schwächung scheint der Schlüsselreiz für eine vermehrte Kraftbildung (Muskelwachstum) zu sein.

Bevor die Kraftbildung durch den Trainingsreiz aber abgeschlossen ist, muss die Überkompensation einsetzen. Unmittelbar nach der Übung beginnt die Regenerationsphase des Muskels. Diese erfordert mindestens 24 Stunden, die Überkompensation minimal 48 Stunden. Diese Umstände sind, wie wir noch später sehen werden, entscheidend für die Häufigkeit deiner Krafttrainingseinheiten.

Regeneration kommt immer vor dem Wachstum!

Fortgesetzte Überkompensation und damit Trainingserfolg erfordern damit immer obligatorisch:

- einen adäquaten Trainingsreiz – genügend Regenerationszeit
- einen dem neuen Kraftniveau angepassten neuen Trainingsreiz.

Dies bezeichnet man auch als *progressives Widerstands-Training.* Ein Nichtbefolgen dieser einfachen Grundsätze führt zu erhöhter Verletzungsanfälligkeit, Demotivation durch Ausbleiben von Trainingserfolgen und ist damit hochgradig *kontraproduktiv.* Leider sind diese Erkenntnisse bei vielen Trainern, Therapeuten und selbsternannten Fitness-Spezialisten noch nicht durchgedrungen.

Mehr Kraft ohne zusätzliche Muskulatur?

Muskulatur und Kraft bilden sich nicht parallel aus. Das Kraftwachstum ist kontinuierlich, das Muskelwachstum erfolgt schubweise. In der Tat findet in den ersten Wochen eines Krafttrainings kein eigentliches Muskelwachstum statt, trotzdem steigt die Kraft:
Bevor neue Muskelfasern rekrutiert und mit Blutzufuhr gefüttert werden müssen, versucht das Zentralnervensystem die bereits aktivierten Fasern besser zu organisieren. Dies ist vergleichbar mit einem Management, welches versucht, innerbetriebliche Betriebsabläufe zu vereinfachen und zu optimieren, bevor es neue, ebenfalls zu fütternde Mitarbeiter einstellt. Begriffe wie Restrukturierung oder *lean management* sind heutzutage schon bald in aller Munde. Im Muskelgewebe spricht man von *intramuskulärer* Koordination. Das Kraftsteigerungs-Potential dieser intramuskulären Koordination ist allerdings gering, denn: Sofern die Anforderungen erhöht werden (progressives Training), werden die bestehenden und bereits aktivierten Fasern bald neue "Mitarbeiter" brauchen. Wir schliessen also daraus, dass der Muskel auf steigende Anforderungen erst nach Ausschöpfung seiner eigenen Gewebereserven mit Wachstum reagiert.

Schnelle und langsame Muskelfasern

Der Einfachheit halber soll an dieser Stelle die Einteilung in zwei wesentliche Muskelfasertypen erfolgen, die auch wissenschaftlich anerkannt sind.

- Der erste Muskelfaser-Typ ist der sogenannte *slow-twitch-Typ.* Slow, weil er sich nur langsam zusammenzieht (kontrahiert), dies dafür über einen längeren Zeitraum tun kann. Marathonläufer, Radrennfahrer oder Langstreckenschwimmer haben einen hohen prozentualen Anteil an langsamen Muskelfasern.

- Die entgegengesetzte Faser ist der *fast-twitch-Typ*. Wie schon ihr Name verrät, hat diese Muskelfaser die Fähigkeit, sich schnell und sehr kraftvoll zu kontrahieren, zeitlich dafür deutlich limitierter als die slow-twitch-Faser. Sprinter haben eine fast-twitch-Dominanz.

Menschen mit einer grösseren Anzahl "schneller" Muskelfasern haben ein grösseres Potential, Muskelwachstum und Kraft zu erlangen als Menschen mit einem überwiegend dominierenden Anteil an langsamen Fasern. Der Grossteil unserer Zeitgenossen scheint aber über ein in etwa *ausgeglichenes* Verhältnis von schnellen und langsamen Muskelfasern zu verfügen (teilweise gibt es sogar Variationen innerhalb verschiedener Muskelgruppen bei ein und demselben Individuum).

Die Faserzusammensetzung ist genetisch determiniert und kann nicht verändert werden, auch nicht durch spezifisches Training.

Trainingsintensität

Krafttraining ist kurz, aber intensiv (glücklicherweise ist es kurz, da es weder landschaftliche noch spielerische Momente in sich vereinigt, sondern eher "nüchtern" und trocken ist).

Je länger die Übung dauert, um so anstrengender soll sie werden, die letzte Wiederholung der Übung soll demzufolge die "härteste" sein. Die ersten Wiederholungen dienen dazu, den entsprechenden Muskel (oder die Muskelgruppe), den du trainieren willst, auf Betriebstemperatur für die schwierigen und anstrengenden letzten drei bis vier Wiederholungen zu bringen.

Momentane muskuläre Erschöpfung

Führe eine Übung durch, bis du nicht mehr in der Lage bist (auch unter Zuhilfenahme jeglicher Motivation) das gewählte Gewicht vollständig zu heben. Dies bezeichnet man als momentane *muskuläre Erschöpfung*. Anders ausgedrückt: Es ist dir temporär nicht mehr möglich, noch eine weitere vollständige Übungswiederholung durchzuführen. Dieser Zustand ist verbunden mit einem Brennen und phasenweise auch Zittern im Muskel. Diese Art von Training ist hochintensiv und garantiert den grösstmöglichen Kraft- und Muskelzuwachs.

LEBENSPOWER-TIPP

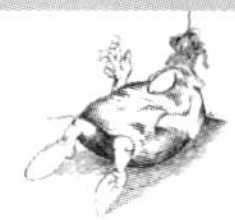

- Versuche dich immer zu motivieren, diese letzten entscheidenden Wiederholungen durchzuführen und zu erleben, denn nur diese bringen zusätzliche Kraft!

Übungstempo

Merke dir im Zusammenhang mit Krafttraining eines gut:

DU KANNST GAR NICHT ZU LANGSAM TRAINIEREN!

Das Besichtigen von sogenannten Geräteabteilungen von Fitnesscentern (hoffentlich wird oder bleibt man dort auch fit ...) bietet dem Besucher immer das gleiche Bild: Mit relativ zügigen, schnellen Bewegungen wird an den einzelnen Geräten herumgeturnt, gleichzeitig noch gepeept, wer oder was sich sonst noch in den eisernen Hallen tummelt und wo es aus ästhetischen Gründen am sinnvollsten wäre, die nächste Übung in Angriff zu nehmen. Möglicherweise kann man dies noch zu einem gleichzeitigen Schwatz mit dem Mitglied am Nebengerät nutzen. Als Alternative, um ja unterhalten zu werden (sonst müsste man sich ja noch auf das konzentrieren, zu dessen Zweck man ja ursprünglich in den Trainingsraum gekommen ist, jawohl - auf das Training), bietet sich an, einen Walkman zu montieren mit möglichst geilem Sound, um Schwung "in die ganze Sache" zu bringen. Meist wird einem dies aber abgenommen, da man von grösseren und kleineren Lautsprechern mit "fetziger" Musik bedröhnt wird (Es wird dann ausgesprochen interessant, wenn gleichzeitig alte und junge Mitglieder im Trainingsraum sind, was ja ein wunderschönes Bild abgeben würde).

Schnelle und schwungvolle Bewegungen bedeuten Effizienzverlust und damit unproduktives und dadurch wertloses Krafttraining. Schnelle Bewegungen haben mit Kraftdemonstration zu tun, wir wollen aber nichts demonstrieren, sondern Kraft aufbauen. Deshalb nochmals:

LEBENSPOWER-TIPP

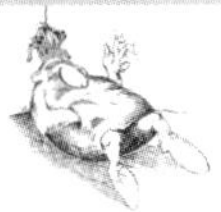

- Trainiere möglichst langsam und vermeide Schwung in deine Bewegungen zu bringen!

Führe die hebende (= konzentrische) Bewegung in vier Sekunden durch, halte das Gewicht auf der maximalen Höhe während 1-2 Sekunden (= isometrische Pause) und senke es (exzentrische Phase) in erneut vier Sekunden. Mache auf dem tiefsten Punkt der Übung keine isometrische Pause, stelle das Gewicht auch nicht ab, sondern gehe sofort zur nächste Wiederholung über. Dieses Temposchema funktioniert für alle Übungen. 4-2-4, so einfach ist das (und so selten wird diese Grundregel befolgt).

Warum eigentlich langsam trainieren? Wenn wir schnelle Bewegungen durchführen, gelingt es schlecht, einzelne zu trainierende Muskeln zu isolieren. Es werden zusätzliche Muskeln und Muskelgruppen in die Übung integriert, die den eigentlichen Zielmuskeln die Arbeit leichter machen. Für maximale Effektivität wollen wir aber die Muskeln in erster Linie isoliert auftrainieren, ohne irgendwelche Körperteile zu vernachlässigen. Disziplinierte, langsame und gleichmässige (nicht abgehackte) Bewegungen isolieren den Zielmuskeln und machen die Übung effektiv. Langsame Bewegungen sind anstrengender, härter und produktiver als schwungvolles Herumturnen an den Geräten.

LEBENSPOWER-TIPP

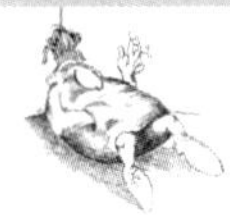

- Um ein produktives und effizientes Krafttraining durchzuführen, müssen wir versuchen, die Übungen schwieriger zu gestalten – nicht einfacher

Bewegungsradius

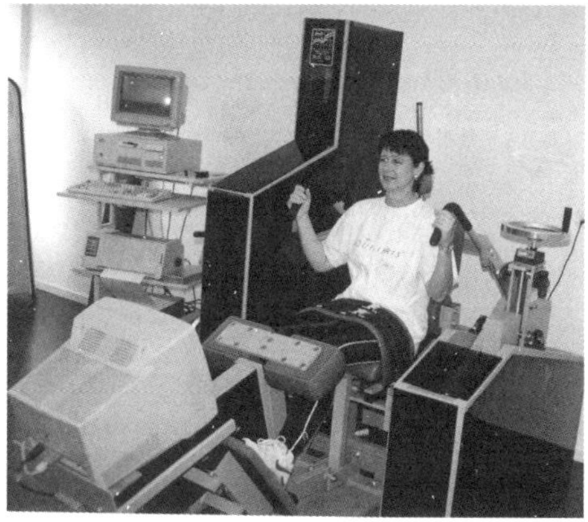

Die MedX-Lumbar-Extensions- Maschime für die Lendenwirbelsäule

Trainiere immer über den ganzen möglichen Bewegungsradius, das heisst, nutze den ganzen möglichen Bewegungsumfang eines Gelenkes aus. Nur so trainierst du die das Gelenk bewegenden und stabilisierenden Muskeln optimal. Zudem führt die exzentrische Bewegung (du erinnerst dich: Die Bewegung, die das gehobene Gewicht wieder senkt) auch zu einer Dehnung des beübten Muskels, was auch muskuläre Verkürzungen vermeidet. Aus diesem Grund ist auch ein Stretching nach einem korrekten Krafttraining (im Gegensatz zu Phase nach einem Ausdauertraining!) unnötig.

LEBENSPOWER-TIPP

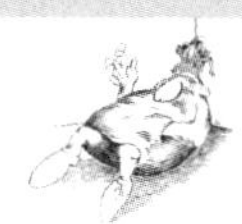

- Trainiere einen Muskel möglichst immer über seinen ganzen Bewegungsumfang!

Ausnahme dieser Regel könnte eine rehabilitative Phase, zum Beispiel nach einem Unfall oder einer Operation sein, in welcher aus Gründung der Genesung ein Gelenk nur bis zu einem ärztlich vorgeschrieben Winkelgrad bewegt und/oder belastet werden darf.

Wie viele Sätze?

Ein Thema, bei welchem sich die Geister vor allem scheiden. So viele Fitnesscenter, wie du besuchen wirst, so viele Meinungen dazu wirst du nach Hause tragen.

Krafttraining ist, korrekt durchgeführt, sehr anstrengend und produktiv. Für ein Training bis zur oben beschriebenen momentanen muskulären Erschöpfung, ist *ein Satz* völlig ausreichend. Sollltest du nach diesem einen Satz das Verlangen verspüren, einen weiteren Satz durchzuführen, kann dies zweierlei Gründe haben:

1. Du hast nicht bis zur momentanen muskulären Erschöpfung trainiert oder

2. Du verwendest (was bei der grossen Verbreitung an schlechten Geräten durchaus möglich ist) eine ineffiziente Infrastruktur.

LEBENSPOWER-TIPP

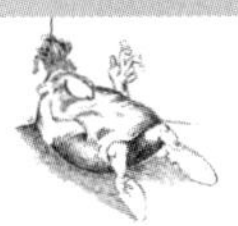

• Trainiere einen Satz, diesen aber bis zur momentanen muskulären Erschöpfung, die dir keine weitere saubere Wiederholung mehr erlaubt.

Die Atmung während des Trainings

Es gibt Empfehlungen, während des Hebens des Gewichtes aus- und während des Senkens der Last einzuatmen. Es gibt aber auch Empfehlungen, die einem genau das Gegenteil mit auf den Weg geben. Was nun?

Denke daran: eine Übung dauert 9-10 Sekunden. Dies würde bedeuten, dass du pro Minute lediglich 6-7 Atemzüge durchführen. Unter solchen Sauerstoff-Bedingungen ist ein Krafttraining schlicht nicht durchführbar Also: atme einfach ununterbrochen! Dies hört sich so einfach an, aber schaue dir mal die hochroten, grimassierenden Gesichter an den Trainingsgeräten an. Diese Mitbürger vergessen ganz simpel zu atmen und stellen sich freiwillig die Sauerstoffzufuhr ab. (Dies war nicht gemeint mit die Übungen "so schwierig wie möglich zu gestalten"...)

Wenn du den Atem anhälst, kommt es zu einer Pressatmung und zu einem Phänomen, welches sich Valsalva-Effekt nennt. Das heisst für dich , dass dadurch dein Blutdruck unnötig ansteigt, du Schwindel oder Kopfschmerzen bekommen kannst. Halte die Griffe der Geräte locker und vermeide Klammergriffe. Auch dies kann zu völlig unnötigen Blutdrucksteigerungen führen.

LEBENSPOWER-TIPP

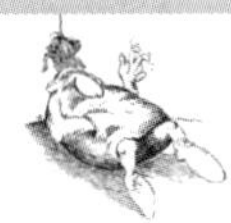

• Atme regelmässig auch in Phasen grösster Anstrengung (letzte Wiederholungen!) und vermeide verspannte Klammergriffe!

Soll die Belastung gesteigert werden?

Wenn du Englisch lernen möchtest, wirst du die Sprache nie beherrschen, wenn du wieder und wieder Lektion 1 wiederholst. Diese erste Lektion wirst du zwar im Schlaf beherrschen, aber Englisch kannst du dadurch nicht sprechen. Irgendwann musst du zur zweiten, dann zur dritten, zur vierten Lektion schreiten und so viele Lektionen lernen, bis du dich in der Beherrschung des Englischen sicher und wohl fühlst oder sattel*fest* bist.

Biologische Systeme, zu denen auch wir Menschen gehören, haben die Fähigkeit, sich zu adaptieren. Sie entwickeln sich allerdings nur, wenn die Anforderungen an sie gesteigert werden. Bleiben die auftretenden Belastungen immer gleich, stagnieren sie, gehen die Belastungen zurück, kommt es zum Rückschritt:

Use it or loose it!

Wenn du immer mit dem gleichen Gewicht trainierst, wirst du keine Fortschritte erzielen. Es gibt scheinbar kluge Trainer, Therapeuten und sonstige Instruktoren, die dir empfehlen werden, anstelle des Gewichtes die Anzahl der Wiederholungen zu steigern, weil dies für dich "angenehmer" ist. Diese an sich guten Menschen (denn es liegt uns ja fern, ihnen zu unterstellen, dass sie angenehmeres Training empfehlen, um die Verkaufsrate der Trainingsabonnemente zu steigern ...) haben 2 elementare Dinge schlicht nicht erkannt:

- Quantität ersetzt niemals Qualität. Genauso wie du nicht dadurch Englisch lernst, indem du dauernd und fleissig Lektion 1 wiederholst, wirst du nicht kräftiger werden, wenn du wieder und wieder, dafür aber länger mit der gleichen Belastung trainierst.
- "Angenehmes" Krafttraining ist ein Widerspruch in sich. Es ist zwar kurz, dafür intensiv und kann dadurch per se nicht angenehm sein. Aber: Es ist freiwillig! Wenn du stärker werden willst aus allen obengenannten Gründen, dann trainiere progressiv (was dies bedeutet, erfährst du im nächsten Kapitel), wenn du nicht stärker werden willst und trotzdem Mitglied eines Fitnessclubs sein möchtest: Suche dir einen mit möglichst grosser Nasszone, langer Bar und grossem Angebot an gesellschaftli-

chen Events (immerhin wird dies nicht mehr als Fitness-, sondern als Wellness-"programm" angeboten).

Möchtest du aber auch nicht Mitglied eines Trainingscenters werden, keine Fortschritte machen und trotzdem das Gewissen beruhigen: Mache sogenannte kräftigende Heimübungen (das einzige, was du allerdings dabei kräftigst, ist das Gewissen wenigstens etwas zu tun).

LEBENSPOWER-TIPP

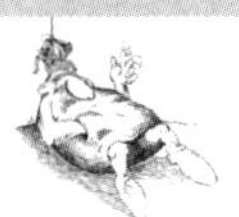

- Passe die Trainingsgewichte an deine zunehmende Kraft an und trainiere nicht immer mit dem gleichen Gewicht. Scheue dich aber auch nicht, die Belastungen nach längerer Trainingspause (Krankheit, Ferien von mehr als zwei Wochen ohne Krafttraining) oder bei zunehmend unkorrekter Bewegungsausführung zurückzunehmen!

Wie und wann soll die Belastung gesteigert werden?

Die ersten drei Trainingssitzungen sollen dazu verwendet werden, dich mit den korrekten Bewegungsabläufen bekannt zu machen. Verantwortungsbewusste Instruktoren und Therapeuten werden von dir dann auch keine Höchstleistungen erwarten. Ab der vierten Sitzung solltest du die jeweiligen Übungen mit einem Gewicht bestreiten, welches dir erlaubt, 8 oder mehr Wiederholungen durchzuführen. Behalte das gleiche Gewicht bei, bis du mehr als 12 Wiederholungen schaffst. Kannst du mehr als 12 Wiederholungen korrekt durchführen (ohne Schwung, über die gesamte Bewegungsreichweite, ohne Herumzurutschen und dadurch noch Hilfsmuskeln beizuziehen), steigere das Gewicht bei der nächsten Sitzung um ca. 5%. Dies nennt man *progressives Widerstandstraining.* Es ist im zweifachen Sinn

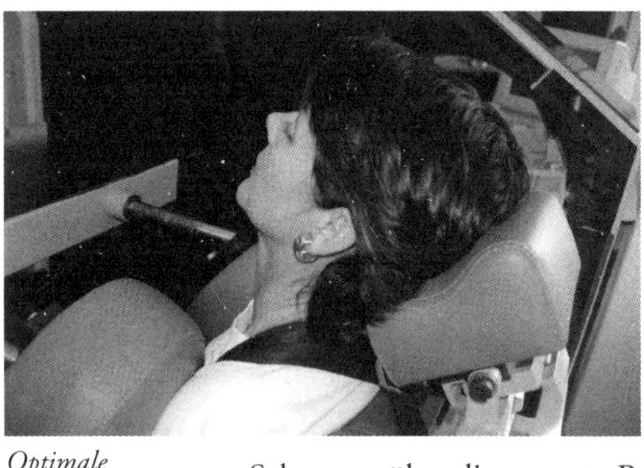

Optimale Fixierung in der MedX- Zervikal-Maschine für die Halswirbelsäule

progressiv. Zuerst wird in beschränktem Umfang die Zahl der Wiederholungen erhöht, anschliessend das Gewicht (den Widerstand). Denke dabei immer an folgende Grundregeln:

LEBENSPOWER-TIPP

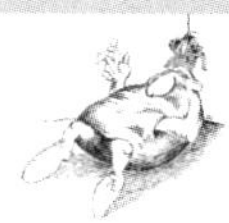

- Trainiere langsam, ohne Schwung (4-2-4).
- Trainiere, bis du das Gewicht wirklich nicht mehr vollständig heben kannst. Versuche jeweils noch eine Wiederholung anzuhängen, auch wenn es dir unmöglich erscheint.
- Wenn du mehr als 12 "saubere" Wiederholungen schaffst, erhöhe den Widerstand beim nächsten Training um 5%, wenn du weniger als 8 schaffst, senke den Widerstand um 5%.
- Mache dir vor jeder Übung bewusst, was für einen Muskel du trainieren willst, und konzentriere dich während der ganzen Übung ausschliesslich auf den entsprechenden Muskel.
- Trainiere den Muskel über den ganzen möglichen Bewegungsumfang.
- Atme regelmässig.
- Trinke während des Trainings genug Wasser, nimm unmittelbar nach dem Training ein Eiweiss-Drink zu dir.

So simpel dieses Konzept ist, so häufig wird es falsch angewendet. Wir sehen immer noch unzählige Trainingsprogramme, bei denen ein Widerstand *und* eine Wiederholungszahl vorgegeben werden. Sobald die Wiederholungszahl erreicht ist, wird pausiert. Dann wird das gleiche nochmals mehrmals durchgespielt. Auch hier wird Quantität mit Qualität verwechselt.

Trainingsdauer: Wie lange dauert ein Krafttraining?

Ein Krafttrainingsprogramm, das ausgewogen-ganzkörperlich orientiert ist, beinhaltet ca. 12 Übungen. Wenn du dich an unsere 4-2-4-Methode hältst und wir von einem Schnitt von 10 Wiederholungen pro Übung ausgehen, kommen wir auf knapp hundert Sekunden pro Übung oder 1200 Sekunden pro Training (Ca 12 Geräte beinhaltet ein ausgewogenes Ganzkörper-Krafttraining). Rechnen wir 60 Sekunden Pause für den Übungswechsel (je kürzer du die Pausen gestaltest, um so mehr tust du gleichzeitig für dein Herz-Kreislauf-System!), kommen wir auf zusätzlich 660 Sekunden. Dies sind total ca. 1860 Sekunden oder 31 Minuten. Vorhin zuviel versprochen mit intensiv, aber kurz?

Trainingshäufigkeit

Trainiere zweimal pro Woche. Achte dabei darauf, dass zwischen den Trainingssitzungen mindestens 48, besser 72 Stunden liegen (Regeneration!)

Mehr Krafttraining wird dir keinen zusätzlichen Nutzen bringen; du wirst lediglich ein Gefühl ständig schwerer werdender Gliedmassen haben.

LEBENSPOWER-TIPP

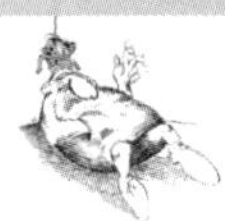

- Krafttraining ist kein Ausdauertraining, welches du täglich ausüben kannst, weil es dort Sinn macht, die Intensität zu variieren. Krafttraining ist intensiv – oder gar nicht!

(Solltest du aus welchen Gründen auch immer mehr als zweimal die Woche ein Krafttraining durchführen wollen, teile dein Programm in ein Oberkörper- und ein Beinprogramm auf, was aber zu Beginn eines Krafttrainings nicht zu empfehlen ist).

Sicherheit über alles

Die Gewissheit, dass ein langsames, korrekt durchgeführtes Training ungefährlich ist, gibt dir Sicherheit. Du weisst genau: Schnelles und explosiv-ruckartiges Training ist prädestiniert für Verletzungen oder andere schmerzhafte Reaktionen.

Deshalb vermeide auch maximale dynamische Kraftübungen, bei denen es darum geht, wieviel Gewicht du *ein einziges mal* heben kannst.

Es ist nicht dein Ziel, Kraft zu demonstrieren, sondern Kraft *aufzubauen.*

Dieses Ziel kann sicher und ohne Verletzungsgefahr erreicht werden.

Die Wichtigkeit der ärztlichen Untersuchung

Die Empfehlungen in diesem Kapitel und in diesem Buch richten sich grundsätzlich an Menschen *ohne* gesundheitliche Probleme. Solltest du krank sein, chronische Schmerzen verspüren oder schon mal negative Erfahrungen mit irgendeiner Form sportlicher Betätigung oder Krafttraining gemacht haben (dazu gehört auch, dass dir dies ärztlich untersagt wurde!), dann lasse dich (evtl. nochmals) ärztlich untersuchen.

Diese Empfehlung schützt dich und uns. Wir möchten mit dir zusammen ein Optimum an Effizienz für dich bei einem Minimum an Problemen erreichen.

Suche dir dafür aber einen Arzt aus, der Wert auf aktiven Lebensstil legt und daher Krafttraining nicht einfach für "neumodisches Zeug" hält.

Mache am besten noch heute einen Termin aus. Jede Reise beginnt mit dem ersten Schritt oder, wie es Dr. Ellington Darden, einer der populärsten Mediziner der USA und Autor vieler Bestseller, sagt:

> Play it safe. Do it now!

LEBENSPOWER-TIPP

Krafttraining im Überblick:

- Trainiere an guten Geräten (Nautilus, MedX)
- Trainiere zweimal die Woche
- Trainiere deinen ganzen Körper (ca. 12 Geräte)
- Trainiere langsam: 4-2-4
- Trainiere den Muskel immer über den ganzen Bewegungsumfang
- Trainiere pro Übung einen Satz
- Trainiere mit einem Gewicht, das dir 8-12 Wiederholungen erlaubt
- Trainiere progressiv, erhöhe das Gewicht, wenn du mehr als 8 saubere Wiederholungen schaffst
- Erhöhe aber niemals das Gewicht auf Kosten einer unsauberen, hastigen oder schwungvollen Übungsausführung!
- Reduziere deine Gewichte nach einer Trainingspause von mehr als zwei Wochen oder bei Beschwerden in einem Körperabschnitt!
- Atme dauernd während der ganzen Übung
- Trinke während des Trainings genug Wasser, nach dem Training einen Eiweiss-Drink (Z.B. ÄQUILIBRIS-POWER-PROTEIN)

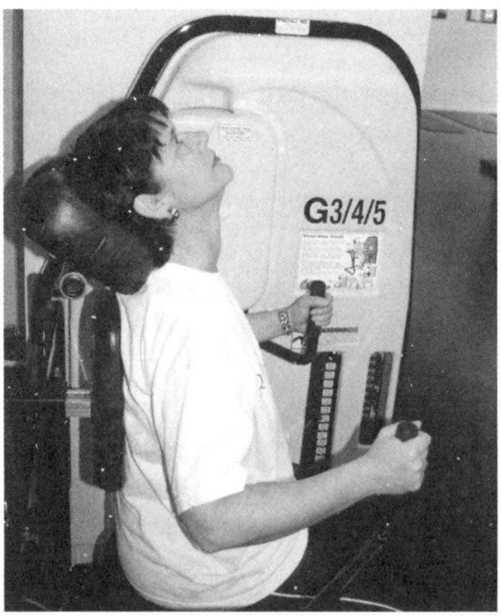

Einfacheres Übungsgerät für die Halswirbelsäule

4

MENTALENERGIE

"Das gefährlichste Organ am Menschen ist der Kopf."

Alfred Döblin

4. SÄULE: MENTALENERGIE

4.1 LebensPower beginnt im Kopf

Zwei Thesen vorab:

- LebensPower und Gesundheit beginnen im Kopf.
- Erfolg ist die Folge von etwas. Erfolg ist das, was aus unserem Denken und Tun erfolgt, eine selbststeuerbare Handlung - Selfmanagement.

Wir Menschen sind in etwa zu 90% durch Programme, die aus unserem Unbewussten kommen gesteuert. Knappe 10% aller mentalen Prozesse laufen auf der Ebene des bewussten Seins ab. Das mag mit ein Grund dafür sein, dass viele Menschen sich als Opfer empfinden. Sie haben keine Ahnung warum Dinge mit ihnen geschehen, die sie im Grunde gar nicht so haben wollten. Viele kapitulieren, nennen es Schicksal, Karma oder Zufall und versuchen, ein Leben lang sich mit dieser Opferrolle abzufinden. Statements wie die folgenden sprechen Bände:

- "Es trifft sowieso immer mich, ich kann daran nichts ändern, mein Leben ist halt so ..."
- "Immer auf die kleinen dicken ..."
- "Das ist offenbar mein Schicksal ..."
- "Es kommt sowieso, wie es kommen muss ..."
- "Mir kommt es vor, als sei in meinem Leben alles vorbestimmt ..."
- "Erstens kommt es anders, zweitens als man denkt ..."

Schon mal gehört?

Im letzten, abschliessenden Teil des "Betriebshandbuches für Menschen" gehen wir auf einfache mentale Prozesse des Selfmanagement ein, mit dem Ziel, "alltagstaugliche" Wege aufzuzeichnen, welche es uns ermöglichen, dein bewusst steuerbares geistiges Potenzial maximiert einzusetzen und unsere vielleicht bis jetzt noch schlummernden Ressourcen aufzuwekken und optimal auszuschöpfen.

Es ist an der Zeit, die bremsende Opferrolle durch eine lebensbejahende "Könner/innenrolle" auszutauschen.
Dieses Ziel setzt das Wissen voraus, dass jede angestrebte Veränderung, sei sie auch noch so klein, ihren Preis kostet. Die Höhe dieses Preises ist individuell unterschiedlich, nur wir selbst entscheiden, ob wir diesen Preis bezahlen wollen oder nicht. Zahlen wir mit Hängen und Würgen, wird das Pendel in Richtung Mühsal ausschwingen, der Weg zur Zielerreichnung wird steinig und schwer. Gelingt es uns jedoch, den Preis mit einem lockeren Lächeln und mit einer positiven Erwartungshaltung zu bezahlen, dann werden wir viel Freude an unserem neuen Weg haben. LebensPower wird uns in vielen Dingen unterstützen und helfen, unseren Weg mit viel Freude und Übersicht zu gehen.

LebensPower ist für alle da ...

LebensPower ist kein theoretisches, unerreichbares, abstraktes Fernziel, das ausschliesslich durch privilegiertes Insiderwissen oder nur von handverlesenen, inbrünstig am Rockzipfel mächtiger, meist in weisse, wallende Kleider gehüllter Gurus hängenden Jüngern erreicht werden kann. *LebensPower ist aus dem Alltag und für den Alltag und erst recht für ALLE da, alle, die sich gut vorstellen können noch etwas mehr aus ihrem Leben zu machen.* Einzige Voraussetzung: Bringe einfach den Willen auf, neugierig und offen zu sein, ja es kaum erwarten zu können, in deinem Leben einen freudigen Quantensprung vorwärts zu machen.

Wir werden hier keine religiösen oder politischen Ansichten, spezifischen Weltanschauungen oder Dogmen predigen. Wir erheben auch nicht den Anspruch, allumfassend auf das komplexe Thema des Denkens einzugehen. Falls das eine oder andere Thema deine Aufmerksamkeit oder dein Interesse weckt, so findest du am Ende des Buches eine ausführliche Literaturliste mit Büchern, die die jeweiligen Themen ausführlich darstellen. Die Hintergrundinformationen, die wir hier niederschreiben, sollen Dich unterstützen deinen persönlichen Weg zum Selbstmanagement und Eigenverantwortung mit maximaler LebensPower realisieren zu können. Vielleicht auch den vielen "Ja, abers" deiner Zeitgenossinnen und Zeitgenossen, aber auch, deinen eigenen vielen Vorurteilen und Vorbehalten konstruktiv zu begegnen und diese frohen Mutes in "warum eigentlich nicht?" umzudrehen. Probieren geht auch hier über zu lange studieren

"Qualität und Quantität ..."

Unser Mindware ist vergleichbar mit einem grossen Gefäss, das wir täglich mit vielen Dingen füllen. Es sind nicht nur gute Dinge, die wir, vielfach unbedacht, einlagern. Denken wir nur einmal an die täglichen Nachrichten. Diese sind leider nur ganz selten positiv. Eine krasse Negativbilanz an Informationen ist die Folge. Entsprechend negativ sind unsere Gedanken und dadurch unsere Gedankengänge vorbelastet. Unterschwellig meinen wir bereits zu wissen, dass etwas nicht klappt. Dieses ist der Hintergrund, warum wir manchmal völlig zu Unrecht übervorsichtig verzichten oder uns selbst ausbremsen. "Ja, abers" sind eine Folge davon. Alles was wir in unser "Gefäss" einfüllen, kommt irgendwann wieder heraus. Wann und zu welchem Zeitpunkt das sein wird, ob er gerade passend ist oder nicht, das können wir nicht bestimmen.
Deshalb ist es wichtig, welche "Qualitäten" wir in unserem "Oberstübchen" sammeln und auf Vorrat legen. Denn die Qualität dieses Gedankengutes bestimmt, wie gut wir in unserem Leben zurecht kommen, und welche Ausstrahlung wir auf unser Umfeld haben. Aber Vorsicht! Gedanken sind keine unbedeutenden, kurzlebigen Impulse. Gedanken sind Energie, sie können eine dramatische Kettenreaktion auslösen. Es ist sinnvoll, sehr achtsam mit dem umzugehen, was wir täglich aufnehmen, denn es bestimmt, was wir täglich, auch in unbedachten Momenten rauslassen, und genau dies kann zu unserem Schicksal werden.

- Achte auf deine Gedanken, sie werden zu Worten.
- Achte auf deine Worte, sie werden zu Handlungen.
- Achte auf deine Handlungen, sie werden zu Gewohnheiten.
- Achte auf deine Gewohnheiten, sie werden zu Charaktereigenschaften.
- Achte auf deinen Charakter, er wird zu deinem Schicksal.

Du stehst im Mittelpunkt ...

Du und dein mentales Gut bestimmen dein Schicksal. Du alleine bist der Mittelpunkt – du bist für dich der wichtigste Mensch in deinem Leben. Diese Wahrheit verdient es, dankend angenommen zu werden. Wenn du es schaffst, dass es dir gut geht, dann geht es auch deinem Umfeld gut! LebensPower strahlt aus!

Gut Ding will Weile haben.

Alles braucht seine Zeit. Sie ist eines unserer kostbarsten Güter. Glücklicherweise erhalten wir jeden Tag ganze 24 unverbrauchte und brandneue Stunden geschenkt, im Durchschnitt sind das in unserem Leben ca. 300'000 Stunden – es obliegt unserer Entscheidung, wie wir sie einsetzen.

An dieser Wegkreuzung können wir uns für den Opfer- oder für den Schöpferweg entscheiden. Positives Selbstmanagement gedeiht nur auf dem Schöpferweg.

Gratulation, auf diesem Weg befindest du dich bereits, denn du gehörst zu den ca. 5% der Bevölkerung, die ihr Schicksal selbst in die Hand nehmen, die sich selbst weiterbilden.

> Wer viel über andere weiss, ist vielleicht gebildet, aber wer sich selbst kennt, ist klug.
> Wer andere beherrscht, ist vielleicht mächtig, aber *wer* sich selbst beherrscht, ist noch viel mächtiger.
>
> Lao-Tse

Theorie und Praxis...

Du bist dazu dazu da, das Leben zu geniessen.
Leben heisst für uns in Bewegung oder "bewegt" sein, ständig im Fluss. Die Begrüssungsformel: "wie geht's?" hat ihren tieferen Sinn und eine ursprünglich durchaus soziale Komponente. Ein Urmensch, der nicht mehr gehen konnte, der war zum Tode verurteilt. Er konnte sich nicht mehr ernähren oder wurde, weil er nicht mehr fliehen konnte, schlicht von wilden Tieren gefressen. "Wie sitzts?" wäre heute die weitaus zutreffendere Begrüssungsformel.

Nichts geht von alleine ...

> "Wenn du ein Schiff bauen willst, so trommle nicht Männer zusammen, um Holz zu beschaffen, Werkzeuge vorzubereiten, Aufgaben zu vergeben und die Arbeit einzuteilen, sondern lehre die Menschen die Sehnsucht nach dem weiten, endlosen Meer."
>
> *Antoine de Saint-Exupéry*

LebensPower hat unendlich viele positive Facetten, alle haben mit durch Selfmanagement verbesserter Lebensqualität, Leistungsoptimierung, Kreativität und Lebensfreude zu tun. Wenn wir es schaffen, dich mittels dieses Buches und unserer Seminare körperlich und geistig in Bewegung zu setzen, dann ist eines unserer persönlichen und wesentlichen Sinnziele erreicht.

Alles ist möglich, wenn du nur etwas dafür tust!

Werte können sich wandeln...

Oft tun wir unüberlegte Dinge, die nicht (mehr) in unser heutiges Lebenskonzept passen. Wir bereuen sie und versprechen uns, dass diese Ausrutscher nicht mehr vorkommen. Hinterher sind wir immer schlauer. Drei Wochen später wiederholt sich der Spuk. Wir finden uns nicht mehr so toll, der Selbstwert fällt und wir mögen uns immer weniger.

Hinter diesen, für uns im Nachhinein kaum noch nachvollziehbaren Versagern, kann durchaus ein tiefsitzender Reflex vergangener Tage stecken.

Das geht allen so und kommt auch immer wieder vor. Werte können sich im Verlauf des Lebens wandeln. Was in der Kindheit als guter Wert überlebenswichtig war, kann sich heute als schlechter Wert lebensverkürzend auswirken. Wichtig ist, dass wir sie erkennen, analysieren und unschädlich machen.

Ein Beispiel:
Für Kinder im Wachstum spielt die ausreichende Nahrungsaufnahme eine wichtige Rolle. Kinder im Vorschulalter sind dynamisch und bewegt. Täglich sind sie mindestens 10 km leichten

Fusses unterwegs. Bewegte Kinder haben ständig Hunger, sie brauchen ihre Kalorien auf, sie müssen genügend essen! Das ist ein guter Wert den wir alle aus unserer Kinderzeit kennen:

"Ich muss genügend essen!"

Diesem guten Wert haben wir entsprochen, er sitzt tief. Nebst den drei festen Essenszeiten, dem Frühstück, dem Mittagessen und dem Nachtessen, bauten wir kleine Zwischenversorgungseinheiten ein, denn – wie gesagt – "ich muss genügend essen". Damals verfügten wir noch über eine somatische Intelligenz. Mit anderen Worten, wir wussten wann wir "nachladen" mussten oder genug hatten. Dieses Zwischendurchfuttern führte allerdings dazu, dass wir zu den Hauptmalzeiten nicht mit Heisshunger erschienen, sondern mit eher moderatem Appetit. Nachladen war angesagt, nicht auffüllen. Sehr zum Leidwesen geprüfter Eltern, die natürlich alles daransetzten, dass der geschöpfte Teller auch leergegessen wurde.

Dieser gute Wert aus der Kinderzeit bekam aber noch einen zusätzlichen Turbo!

"Nur wenn du deinen Teller leer gegessen hast, dann bekommst du die Nachspeise!"

Das wurde uns täglich eingetrichtert. Es ist in unserem Gedächtnis eingebrannt, ein Engramm ist entstanden.

Ein Engramm, mit dem wir heute dummerweise nichts mehr anfangen können. Der 10 km Aktionsradius aus der Kinderzeit, schrumpfte auf einen lausigen Kilometer Aktionsradius des erwachsenen Stadtmenschens zusammen. Das wirkte sich in der Folge negativ auf unser Körpergewicht aus. Neuste Untersuchungen zeigen, dass ca. 51% der Bevölkerung übergewichtig ist. In dieser schwergewichtigen Ziffer sind die "kosmetischen Pfunde zu viel" noch nicht mal berücksichtigt.

Gewichtsreduktionen auf die unmöglichsten (Ab-)Arten sind die Folge. Fasten, Diäten, Medikamente vom Fettausscheider bis zum Appetithemmer, Fettabsaugen, Magenbanding, Magenschrittmacher etc. heissen die Abhilfen. 51% unserer Mitmenschen kämpfen gegen das Übergewicht, doch die Fressattacken siegen, der Jo-Jo- Effekt macht Dicke nur noch dicker.

Die ehemals positiven Engramme:

- "Ich muss genügend essen!"
- "Iss den Teller leer!"
- "Nur wenn du deinen Teller leer gegessen hast, dann bekommst du die Nachspeise!"

haben sich ins Negative gedreht, sind zu schlechten Werten mutiert. Sie sind aber immer noch fest im Unbewussten eingebettet und täglich hochaktiv. Diese mutierten Werte sind u.a. hauptschuldige Urheber der anstehenden Gewichtsproblematik.

Problematische Denkfraktale...

Problematische Werte aus unserer Vergangenheit, Denkfraktale aus früher Kindheit. Ein Beispiel von vielen und nicht zu unterschätzen. Viele solcher in die Jahre gekommener überholter Werte sind - unserer Erziehung sei Dank - unvergesslich fest in unseren Gehirnen eingebrannt – immer noch als aktive Programme.

Wenn du die Handlungen hinterfragst, die scheinbar jeder Logik widersprechen und die du reflexartig ausführst, dann wirst du über solche alten"Dinge" stolpern. Genau diese "Dinge" sind es, die dich zurückwerfen und das Leben oftmals schwer erscheinen lassen. Begegne diesen alten Werten sehr aufmerksam.

Hinterfrage, wann in deinem Leben du diese Engramme gefestigt hast.

Versuche, dich gedanklich in diese vergangene Zeit zurück zu versetzen und durchlebe eine typische Szene nochmals so ausführlich wie möglich.

Mache danach einen Zeitsprung ins Hier und Jetzt, sehe diesen Wert von deinem heutigen Standpunkt heraus an.
Formuliere diese Engramme um. Zum Beispiel:

- "Ich geniesse mein Essen!"
- "Ich muss meinen Teller nicht leeressen!"
- "Dafür schlage ich heute mit diversen Nachspeisen mal so richtig zu!"

Achte auf veraltete Werte und drehe sie so um, damit sie in dein heutiges Lebensmanagement passen. Denke fortan nur noch an die neuen, gedrehten Werte.

Wir sind das, was wir tun...

Der Mensch ist perfekt – ein wahres Meisterwerk. Wir haben uns im Verlaufe der Evolutionsgeschichte leider in zunehmendem Masse "ver"-zivilisiert. Ein wesentlicher und beachtlicher Teil unserer LebensPower wurde dadurch verschüttet. Dessen ungeachtet oder gerade deshalb hetzen wir blind und in übersetztem Tempo einer Unmenge von Nebensächlichkeiten und Banalitäten hinterher. Unsere Lebensoptik ist vom Wesentlichen abgelenkt oder getrübt.

Unsere Entwicklungsgeschichte führt, sofern wir nichts dagegen tun, im Nullkommanichts zum kinetischen Nullpunkt, in körperlicher, in mentaler und seelischer Hinsicht. Erstaunt es da, wenn Zeitgenossen "Leben" eher rückwärts gelesen wahrnehmen: als "nebeL"?

Glücklicherweise verfügen wir über die nötigen Anlagen und Fähigkeiten, diesen Niedergang zu stoppen. Wir sind perfekte Wesen, Wissen und Glück liegt in uns, wir müssen es nur finden.

Das ist die frohe Botschaft, die wir uns nur von Zeit zu Zeit ins Gedächtnis rufen müssen. Oliver Wendell Holmes sagt dazu:

> "Was hinter uns liegt und was vor uns liegt, sind Winzigkeiten im Vergleich zu dem, was in uns liegt."

Die perfekte Denkzentrale...

Unser Gehirn gleicht einer gigantischen Festplatte, die ALLES, was sie vorgesetzt bekommt, sofort abspeichert. Alles heisst leider wirklich alles. Einerseits sämtlichen Schrott, alle schlechten, negativen Gedanken und Einflüsse. Andererseits auch alle guten positiven Gedanken und Einflüsse. Unser Tun und Handeln aber ist Spiegelbild und Output dieser Performance.

Wir sind das, was wir wiederholt tun, Vorzüglichkeit ist daher keine Handlung, sondern eine Gewohnheit.
Aristoteles

Vorzüglichkeit als Gewohnheit setzt voraus, dass unser "Denkprogramm" automatisch, ohne Nachbessern oder Konstruieren ablaufen kann. Erst dann können wir uns auf uns verlassen, können annehmen, dass wir selbst-ver-antwort-lich entscheiden. In diesem Kapitel findest du Ideen, die dein Tun und Handeln positiv beeinflussen können. Deine persönliche "Vorzüglichkeit" soll zur Gewohnheit werden, du wirst dich auf dich verlassen können.

ÄQUILIBRIS und LebensPower beginnt in deinem Kopf, dem unbekannten und unberechenbaren Wesen, einem Etwas, das sich vom Körper zu distanzieren scheint. Asiaten sagen uns Europäern gerne nach, dass wir nicht in der Harmonie und der ausgewogenen Verbindung von Körper und Geist leben, sondern dass unser Geist vom Körper losgelöst sei. Wir sind für diese Menschen nicht im Körper-Geist-Seele-Gleichgewicht, im Äquilibrium von Ying und Yang.

Diese innere Unausgewogenheit oder Disharmonie kann die Ursache gebremster LebensPower sein. Wir laufen unrund, Widerstand, Reibungs- und Energieverlust sind die Folge. Diese Unwucht kannst du beheben und dich statt dessen zu mentaler und körperlicher Topperformance sowie kreativer Höchstleistung katapultieren. Das Rezept dazu liest du gerade jetzt!

Deine Denkgewohnheiten bestimmen den Charakter deines Geistes – denn die Seele nimmt die Farben der Gedanken an.
Mark Aurel

Ich wünsche dir eine fröhliche und farbige innere Welt. Denn nur, wenn du innerlich im Gleichgewicht bist, kommst du zu dem Selbstvertrauen, das hier und jetzt, heute und in Zukunft von dir benötigt wird.

ÄQUILIBRIS® ist das Synonym für Gleichgewicht zwischen Körper, Geist und Seele. Eine positive Ausstrahlung kann dir auch der beste Maskenbildner nicht anschminken. Echte Ausstrahlung kommt von innen heraus. Das ist es, was dir mit diesem Buch gelingen soll. Von innen heraus strahlen können. Kurzum, ein rundum zufriedener, glücklicher und gesunder Mensch sein, einer, den nichts so leicht aus der Bahn werfen kann!

LEBENSPOWER-TIPPS

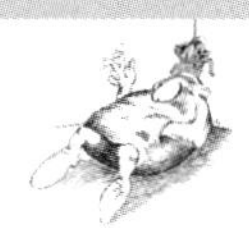

- Gehe selektiv vor: Schritt für Schritt – dein Buch läuft dir ja nicht davon.

- Mache dieses Buch zu deinem persönlichen Arbeitsbuch.

- Schreibe und male es voll, verwende Farben dazu, markiere alles, was du für Dich interessant findest, kaufe dir in der Papeterie "Tape-flags", selbstklebende, kleine Buchzeichenfähnchen, sie helfen dir, deine aktuellen Seiten schnell aufzufinden.

- Schreibe dir immer wieder Erkenntnisse, die im Moment für dich wichtig sind und passen, auf kleine A6-Karten auf. Stelle diese Karten an Orten auf, wo du sie siehst. Sammle sie anschliessend in einer kleinen Schachtel. Diese wird dir als deine persönliche Memory- oder Ideenbox in Zukunft nützliche Dienste leisten.

Viel Erfolg, Spass und Unterhaltung im nächsten und letzten Akt dieses Drehbuches, des Stückes das da "Leben" heisst. Dem Stück, in dem du – immer nur du – die Hauptrolle spielst. Vorhang auf!

Aufbau des letzten Aktes:

4.2 **Hallo, neuer Tag!**
LebensPower-Tipps, wie du deinen Tag beginnen kannst, damit er zu deinem Erfolgstag wird.

4.3 **Gute Nacht – schlafe gut!**
LebensPower-Tipps, wie du deinen erfolgreichen Tag abrunden kannst.

4.4 **Visionen?!**
Statt eines abstrakten Begriffs ein paar Beispiele, was und wie wichtig Visionen im Leben sind.

4.5 **Zum Erfolg mit Zwischenzielen!**
Zwischenziele – Sprossen auf deiner Erfolgsleiter.

4.6 **Ziele verankern**
Vom Programmieren in anderen Bewusstseinsebenen.

4.7 **Absage an negatives Denken!**
Nein-Bilanz durch positive Botschaften drehen.

4.8 **MindPower – LebensPower!**
Die 12 Stufen zu positiver LebensPower.

4.9 **LebensPower beginnt in deinem Kopf!**
Sind Body und Mind eine Einheit, fühlt sich die Seele wohl!

4.2 Hallo, neuer Tag

Früher erging es mir wie vielen anderen auch. Ich hatte grauenhaft Mühe, morgens mein kuschelwarmes Bett zu verlassen. Um ganz ehrlich zu sein, ich konnte es mir nicht vorstellen, freiwillig, über einen langen undefinierten Zeitraum hinweg, Sommer und Winter, bei schönem und bei schlechtem Wetter, bei Hitze und Kälte, an allen möglichen und unmöglichen Destinationen auf der Welt, und in aller Herrgottsfrühe, aufzustehen, um nüchtern, dafür planlos in der Gegend umherzuirren. Ich gehörte der besonderen Spezies "Schlaffi Munk" an.

Das allmorgendliche Aufstehprozedere läuft scheinbar bei den meisten Mitmenschen nach ähnlichem Muster ab.

Der Wecker schrillt, musiziert, säuselt oder weckt uns durch die neusten, notabene "schlechten" Nachrichten. Unfall auf der A2, es hat bei einer Schnellzugkollision in Martigen Tote gegeben, Erdbeben in Bumsda etc. Draussen ist es noch dunkel. Ein frischer Oktobertag steht uns bevor, und dazu regnet es zu allem Übel wie aus Kübeln. Ein schlaftrunkener Blick auf den Wecker stellt uns vor die unverrückbare Tatsache, dass maximal noch 5 Minuten Nestwärme angesagt sind, ehe zum Sprung in den Tag angesetzt werden sollte, müsste, dürfte?

Muss?

Muss es denn ein Muss sein, warum nicht ein freudiges "Ich darf"? Wenn du immer nur "musst" und dir das mit der Zeit auf den Wecker geht, frage dich: "Was ist hier falsch?"
Macht dir dein Beruf immer noch Freude? Steckt noch etwas von dem inneren Feuer der Berufung darin oder ist der Ofen bereits aus?
Dein Beruf sollte dir aber Freude machen, schliesslich verbringst du einen wesentlichen Teil deiner Wachzeit damit. Wenn du hierzu Probleme hast, wende dich der weiterführenden Literatur zu, ich habe hilfreiche Buchtitel für dich zusammengetragen.
Früher war es für mich auch ein "Müssen" und nicht ein "Dürfen" oder "Wollen". Heute ist das anders geworden. Die Tage, an denen ich es kaum erwarten kann, in meine bereits unruhig neben dem Bett "stampfenden" Laufschuhe zu steigen, sind in der Mehrzahl. Es gibt zwar immer wieder Tage, an denen ich am lieb-

sten den ganzen Tag im Bett herumfaulen möchte, doch sind diese selten geworden. Wenn sie sich dennoch anmelden, und ich es mir zeitlich erlauben will, ja, dann geniesse ich mein Bett ohne schlechtes Gewissen! Ein griechischer Tag ist angesagt. Griechisch? Ja, vom Bett aufs Sofa und von dort wieder zurück ins Bett "griechen".

Was ist denn heute anders als früher?

Ich stelle ich dir ein paar kleine Dinge vor, die ich heute anders als früher mache oder solche auf die ich heute vermehrt achte. Alltägliche Dinge, die für Dich nützlich sein können, die du sicher gut kennst oder vielleicht einfach vergessen hast.

Das Aufwachritual

Aufwachen nach einem erholsamen Nachtschlaf wurde bei mir zu einem neu definierten Ritual. Das Ins-bewusste-Sein-Gleiten erfolgt sanft mit einer fröhlichen Aufwachmusik. Diese läuft bei mir über eine Musik-CD-Wecker-Anlage ab. Ich geniesse meist klassische Musik. Bei dir wird es vielleicht ein ganz anderer Musikstil sein, doch von Hardrock als Aufwachmusik würde ich eher abraten. Denn entscheidend ist nicht der Musikstil, das ist Geschmackssache, sondern der Rhythmus. Ein langsamer Rhythmus mit tragenden Tönen holt dich sanft aus den Tiefen des Schlafes an die Oberfläche des Wachseins.

Danach schenke ich mir ein wenig Zeit, um mich zu strekken und genüsslich zu räkeln. Ich nutze ich diese Zeit und beginne den Tag mit einer Autosuggestionsübung.

Ich strecke mich, halte die Augen geschlossen und wiederhole 20-mal hintereinander im Geist die folgende Affirmation:

> "Es geht mir Tag für Tag in jeder Hinsicht besser und besser."

Mit dieser Autosuggestion füttere ich erst mal mein Unterbewusstsein mit einer Megadosis an positiver Kraft und Zuversicht. (Du kannst eine eigene Affirmation kreieren. Weiter unten kommen ein paar Alternativvorschläge als Denkanstoss.)

Heute ist Freutag...

Ich bin mir dabei bewusst, dass ich wieder ganze 24 brandneue und unverbrauchte Stunden geschenkt bekommen habe, und freue mich darauf, diese lustbetont und effektiv zu erleben. Als kleine Hilfe dazu überlege ich mir drei Dinge, auf die ich mich an diesem Tag ganz besonders freuen will. Dann durchlebe ich mental diese drei Freu-Dinge. Kaum steige ich in Gedanken in diese Freudinge ein, stelle ich fest, dass ich zunehmend ungeduldiger werde, weil ich es kaum erwarten kann, sie in die Tat umzusetzen. Nun ergreife ich mein kleines Freu-Büchlein, das seinen festen Platz auf meinem Nachttisch hat, und halte darin die drei aktuellen Freu-Dinge schriftlich fest.

Als Freu-Buch verwende ich ein kleines Notizbuch im Format A6.

Kaum habe ich meine drei Freu-Dinge aufgeschrieben und den Schreibstift zur Seite gelegt, geschieht etwas erstaunliches:

Es reisst mich förmlich aus den Federn, denn ich will keine Zeit mehr verlieren, ich will meine drei Dinge, auf die ich mich heute ganz besonders freue, möglichst schnell haben.

Versuche es einmal, du wirst feststellen, dass das ein leistungsfähiger Turbo zur Morgendynamik ist. Schlaffi Schlaffsack, der normalerweise alles dran setzt, damit du die Vorzüge des warmen Bettes erkennst, hat schlicht keine Chance, sich gegen so viel Erwartungsdynamik durchzusetzen.

Spieglein, Spieglein...

Im Badezimmer wird mein "Morgen-Blick", beinahe mit magischer Kraft, auf den Badezimmerspiegel gezogen. Ei, wer blickt denn da zurück und lächelt mich heute wieder so sympathisch an? Richtig, mein Spiegelbild – Hallooo, ich bins. Richtig gelesen, es lächelt! Wenn ich schon so nett angelächelt werde, bleibt mir einfach keine andere Wahl, ich muss zurücklächeln. Das ist ja wirklich allseitig bekannt: Lächeln steckt an! Aktion = Reaktion.

Nach diesem freudigen Intermezzo erwartet mich schon die nächste Überraschung. Kaum in den fast nicht mehr zu bändigenden Laufschuhen, befinde ich mich schon vor dem Haus und schnuppere saubere Morgenluft. Das tut ganz besonders gut, Morgenluft ist was ganz Spezielles. Erstens ist sie qualitativ viel besser als die Abendluft und zweitens ist es meine persönliche Erfolgsluft.

Während meine Beine das morgendliche Laufprogramm abspulen, wird mein Geist von Meter zu Meter klarer und klarer. Plötzlich sehe ich Dinge oder Herausforderungen in neuem richtigen Zusammenhang, ich kann sie da einsetzen, wo sie konstruktiv zum Gelingen meines Erfolgstages beitragen.

We are the champions ...

Beim Dehnen, nach dem Lauf, fühle ich mich zum ersten Mal so richtig als Gewinner. Ich weiss, dass ich die Erste meiner heutigen, brandneuen 24 Stunden richtig einsetze. Unter der Dusche duscht das Glücksgefühl mit und steigert sich beim wohlverdienten Frühstück zu einem wahren Crescendo.

In dunkler früherer Zeit hörte ich beim Frühstück noch Radio, das war so lange gut, bis die Nachrichten kamen und mein Glücksgefühl sich merklich zu dämpfen begann. Dasselbe passierte mir beim Lesen der Zeitung. Plötzlich hatte ich eine Wut auf Menschen, die ich vor der Lektüre noch gar nicht kannte.

Aus reiner Freude an der zurück gewonnenen LebensPower, verzichte ich am Frühstückstisch auf das Zeitunglesen. Ich geniesse das Frühstück und freue mich auf den Tag.

Dein Tor zum Unterbewusstsein kann offen stehen ...

Vielleicht fragst du dich, was dieser detaillierte Einblick in mein persönliches Morgenritual soll. Es ist wissenschaftlich nachgewiesen, dass wir uns jeden Morgen, in den ersten ca. dreissig Minuten des Wachseins, im so genannten Alpha-Zustand befinden. Das heisst, während dieser Zeit steht das Tor zum Unterbewussten noch sperrangelweit offen.

Zum besseren Verständnis: Der Alpha-Zustand ist eine Art

Dämmer- oder Döszustand während dem alles um uns herum, Negatives oder Positives, ungefiltert Einlass in unser unbewusstes Sein findet.

Diese wissenschaftliche Erkenntnis sollten wir ernst nehmen und nutzen. Wenn unser Unbewusstes auf Empfang ist, dann lassen wir in Zukunft keinen Zivilisationsmüll mehr herein, sondern verwöhnen uns mit vielen positiven Gedanken, Ideen und Vorstellungen. Am Morgen geht das ganz besonders gut!

Kontrolliere dein Denken, achte darauf, dass du insbesondere die erste Stunde deines neuen Tages mit möglichst viel Positivem anreicherst. Suche nach dem Guten!

Bei noch geschlossenen Augen kannst du dein Unterbewusstsein mit einer Megadosis an Zuversicht, Freude und Kraft laden. Sage dir zwanzigmal hintereinander, z.B.: "Es geht mir Tag für Tag in jeder Hinsicht immer besser und besser."

Wenn dir diese Affirmation nicht zusagt, dann kannst du entweder eine eigene, neue Affirmation erfinden oder deinen Tag mit einer oder mehreren "MorgenPower-Fragen" begrüssen und dich mit einer positiven Antwort verwöhnen.

LEBENSPOWER-DENKTIPPS

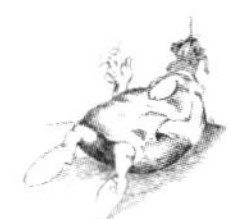

- Was finde ich in meinem Leben jetzt gerade im Moment toll und spannend? Was genau ist es, das die Spannung und die Aufregung auslöst? Wie fühle ich mich in dieser herrlichen Lebensphase?
- Was macht mich jetzt, gerade in diesem Lebensmoment, so glücklich und was löst dieses Glücksgefühl aus? Wie fühle ich mich dadurch?
- Was gibt es in meinem jetzigen Leben, wofür ich dankbar bin? Was löst Dankbarkeit in mir aus?
- Worauf kann ich in meiner jetzigen Lebensphase stolz sein? Was genau ist der Grund für diesen Stolz und wie fühle ich mich durch ihn?
- Wen liebe ich? Von wem werde ich geliebt? Wie genau drückt sich diese Liebe aus? Wie fühle ich mich dadurch?
- Was geniesse ich in meinem Leben momentan ganz besonders? Was genau ist es denn, was ich so geniesse? Wie fühle ich mich dadurch?

- Welche schönen Ziele verfolge ich im Moment? Stehen diese Ziele für mich in einem grösseren Zusammenhang, vielleicht zu einem noch grösseren Ziel? Was genau ist der Grund, um dieses Ziel anzustreben? Wie fühle ich mich so, wenn ich auf dem Weg zur Zielerreichung bin?
- Was erreiche ich für mich persönlich, wenn ich das ÄQUILIBRIS-Prinzip anwende? Auf welche Freuwerte freue ich mich am meisten? Wie fühle ich mich, wenn ich diese erreicht habe?

Kontrolliere dein Denken, achte darauf, dass du insbesondere die erste Stunde deines neuen Tages mit möglichst viel Positivem anreicherst. Suche nach dem Guten!

- Keine (schlechten) Nachrichten hereinlassen, weder aus der Zeitung, den Zeitschriften, dem Radio noch dem Fernseher. Höre einfach weg, wenn dich jemand mit dem allerneusten Sensationsklatsch bequatschen will. Gerüchteerzähler hören meist sowieso nur sich selbst. Sie werden dein Nichtzuhören gar nicht bemerken und wenn doch, dann sag ihnen einfach, dass du das im Moment nicht wissen willst.
- Führe dein persönliches Freu-Büchlein, das neben deinem Bett in Griffnähe liegt und notiere dir darin als erste Handlung drei Dinge, auf die du dich an diesem Tag freust. Denke grosszügig, verwöhne dich mal wieder und lasse dir dazu was ganz Tolles einfallen. (Es darf dich ruhig auch mal was (dreistelliges) kosten!)
- Wenn dich dein Spiegelbild anlächelt, dann lächle zurück. Du wirst mit der Zeit feststellen, dass du von innen zu strahlen beginnst. Das Spiegelprinzip wirkt weiter, als du anfänglich denkst. Dein Umfeld wird schliesslich zurücklächeln, weil es Freude an dir hat.
- Nutze die Energie des frischen Morgens, deiner angebrochenen neuen 24 Stunden, mit einem Morgenlauf im Sauerstoffüberschuss.
- Freue dich auf deine Morgendusche und dein Frühstück.
- Geniesse deinen Morgen, du bist sowieso den meisten eine Nasenlänge voraus.

4.3 Gute Nacht – schlafe gut!

Als Gegenstück zum frohen Erwachen nun ein paar Tipps, um deinen erfolgreichen Tag abzurunden, gut ein- und durchzuschlafen und auf den nächsten Morgen gut vorbereitet zu sein.

Ich möchte hier nicht auf Allgemeinplätze wie gut durchlüftetes Schlafzimmer, gute Matratze etc. eingehen, darüber gibt es unter dem Stichwort Schlafqualität ausreichend Informationen.

Es kann vorkommen, dass du nicht einschlafen kannst. Deine Gedanken – Nonsens produzierend – drehen sich immer und immer wieder im Kreise. Du ertrinkst im eigenen Gedankenmüll. Du mahlst in deiner Gedankenmühle Gedanken zu kleinen, immer weniger zusammenpassenden Fragmentchen.

Die Gründe sind so unterschiedlich, wie ein individuell durchlebter Tag, ein bevorstehendes Tagesgeschehen oder die nahe persönliche Zukunft es sein können.

Bei mir fährt dieses Kreiselkino solch einen unverständlichen Film meist dann ab, wenn ich zu lange vor dem Bildschirm gearbeitet habe. Oder eines meiner kostbarsten Güter – nämlich meine Zeit – vor der Glotze verschleudert habe. Doch es gibt noch eine Reihe anderer möglicher Gründe:

Das Abendessen

Essen ist in unserem Kulturkreis unbestritten ein gesellschaftliches Ereignis.

Vielerorts ist das Nachtessen die Hauptmahlzeit des Tages. Weil dann alles so gut schmeckt, schlagen wir wenige Stunden vor dem Schlafengehen so richtig zu. Ausreichend Zeit um das Ganze zu verdauen bleibt nicht, das gute Essen liegt teilweise unverdaut im Magen. An einen erholsamen Schlaf ist in diesem Zustand nicht zu denken. Bahn frei für unsere Gedankenmühle.
Eine chinesische Weisheit dazu:

> Schenke das Abendessen deinen Feinden.

Adrenaline & Co...

Unverarbeitete Stresssituationen des vergangenen Tagesgeschehens können uns ebenfalls am Einschlafen hindern. Sie produzieren Adrenaline. Adrenalin wird als Kampf- und Fluchthormon bezeichnet, Adrenalin musst du loswerden. Das geht am besten mit einem schnellen Lauf oder einem heissen Tennismatch.

Grossk(r)ampftage...

Stehen wir vor einem ereignisreichen Grosskampftag (Prüfungen etc.), an dem wir topfit sein müssen, dann ist es besonders toll, wenn wir von der Kirchturmglocke von Stunde zu Stunde durch die Nacht begleitet werden. Die Gedankenmühle mahlt in diesen Nächten besonders intensiv.

600 Worte pro Minute...

Die neuronale Forschung hat herausgefunden, dass immer dann, wenn wir Gedankenmüll produzieren, uns pro Minute bis zu 600 Wörter zusammenhangslos und unkontrolliert durchs Gehirn schiessen.

Abhilfe naht...

Es gibt einfache Tricks, wie du diese Gedankenmühle unterbrechen und abstellen kannst.

Freu-Büchlein, Band II...

Kaufe dir ein 2. kleines Büchlein und lege es neben das Freu-Büchlein I (das für den Morgen). Nenne es dein "persönliches Erfolgsbuch" oder "das Buch meiner grossen Erfolge" oder "immer gut drauf!" oder etwas diskreter: "Ich bin gut und der/die Beste"! Oder...oder... dir fällt bestimmt ein passender Titel ein.

Wenn du bereits im Bett liegst und bevor du das Licht löschst, überlege dir 3 Dinge, die dir am vergangenen Tag ganz besonders gut gelungen sind. Notiere sie in deinem Erfolgsbuch und verankere sie so. Formuliere alles positiv und bestimmt.

Bei mir steht da beispielsweise: Am heutigen Seminartag habe ich mein absolut Bestes gegeben. Die Reaktionen der Teilnehmer/innen waren überdurchschnittlich intensiv und durchwegs positiv. Ich habe das gute Gefühl, dass 90% der Gruppe das Prinzip umsetzen wird. Ich freue mich für diese Leute.

Du wirst schnell feststellen, dass dein Erfolgsbuch von Eintrag zu Eintrag wertvoller für dich wird. Läuft dir mal eine Laus über die Leber, und du bist nicht gut drauf, schaffe einfache Abhilfe:

Nimm dein Erfolgsbuch und lese. Es werden dir die schönen und erfolgreichen Momente wieder in den Sinn kommen. Vielleicht hast du anfänglich etwas Mühe, das vergeht. Deine Laune wird von Eintrag zu Eintrag besser werden.

Die Gedankenmühle hingegen hat bei dieser Lektüre keine Chance!

Glanzvolle Augenblicke nochmals durchleben...

Eine weitere Breakmöglichkeit: Du denkst dich in eine deiner Erfolgssituationen hinein und durchlebst sie nochmals voll und ganz. Versuche dabei, ganz differenziert in Details zu gehen, dir alles so identisch und plastisch wie möglich vorzustellen. Geh so weit, dass du dir sogar die Lichtverhältnisse im Raum in Erinnerung rufst, auch wie es geduftet hat, ob da eine bestimmte Musik oder Geräusche zu hören waren, wer noch anwesend war, wie die Stimmung war und wie du dich dabei gefühlt hast etc. Denk dich in die Tiefe. Wenn du dich nur noch auf diesen einen schönen Gedanken konzentrierst, dann bringst du deine Gedankenmühle zum Stillstand, mag sie sich auch noch so schnell gedreht haben. Das Sandmännchen kann kommen, dem Schlaf steht nichts mehr im Wege, weil du aus den vielen Gedankenfraktalen einen schönen und positiven Gedanken gemacht hast.

Leere Worthülsen denken...

Noch ein Trick, der die Gedankenmühle abstellt: Du denkst eine leere, nichts bedeutende "Worthülse".
Mach aus einem Wort eine leere Hülse. Zum Beispiel Maschendrahtzaun wird zu Madatan.
Hänge diese bedeutungsleere Worthülse unendlich hintereinander.
Also: MadatanMadatanMadatanMadatanMadatan...
Suche dir deine leere Einschlaf-Worthülse. Zur Abwechslung kannst du sie vor deinem geistigen Auge auch mit grossen Lettern auf eine imaginäre Wand pinseln.

Ein-Satz-Stopp...

Du kannst die Mühle selbst mit einem einzigen Satz oder einem Vers abstellen. Wenn du zu spät ins Bett kommst und mit wenig Schlaf auskommen musst, dann schaffst du ein recht gut ausgeschlafenes Aufstehen mit dem folgenden, unendlich aneinander gehängten Satz:

> "Ich stehe am Morgen ausgeschlafen,
> topfit und erholt auf."

Es kann allerdings sein, dass du die zwanzigste Wiederholung nicht mehr wahrnimmst, weil du bereits eingeschlafen bist.

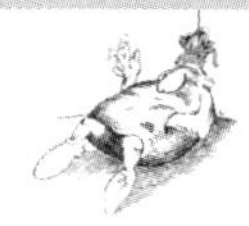

- Achte darauf, dass du einen deutlichen zeitlichen Stopp nach längerer Bildschirmarbeit oder dem Fernsehabend einhältst. Unterstützend ist ein kleiner Abendlauf oder -spaziergang.
- Versuche gesellschaftliche Dinner-Verpflichtungen etwas früher anzusetzen, nicht zu schwer und zu viel auf die Nacht zu essen. Nie mit vollem Magen ins Bett, lieber vorher einen kleinen Spaziergang einplanen. Alkohol ist ein "Einschlafkiller", Schlummertrunk hin oder her. (Vom gefässverengenden Rauchen möchte ich hier schon gar nicht reden. Schmeisse die Dinger fort, besser heute als morgen.)
- Kaufe dir dein Erfolgsbuch und notiere jeden Abend 3 Dinge, die dir an diesem Tag geglückt sind. Beschreibe dich positiv und lobe dich, schreibe es ruhig aus, dass du dich grossartig findest, dass du dich magst.
- Wenn es dir nicht so gut geht, lies in deinem Erfolgsbuch nach, wie du auch noch bist, es wird dich aufstellen.
- Du kannst dir abends auch eine oder gleich alle der folgenden drei AbendPower-Fragen stellen und damit einschlafen.
    - Was habe ich heute von mir gegeben? Womit habe ich anderen eine Freude gemacht oder sie beschenkt?
    - Was habe ich heute dazugelernt?
    - Auf welche ganz besondere Weise hat der heutige Tag zur Qualität meines Lebens beigetragen? Wie kann ich diesen heutigen Tag auch als Investition in meine Zukunft sehen?
- Konzentriere dich auf nur EINEN Gedanken und durchlebe ihn mit allen deinen Sinnen.
- Stelle dir eine Situation vor, die du ganz besonders toll gefunden hast. Eine relaxte Situation aus deinen Ferien oder einen wundervollen Lauf durch eine herrliche Sommerlandschaft. Durchlebe sie nochmals mit allen deinen Sinnen.
- Mache eine Autosuggestionsübung und sage dir zwanzigmal hintereinander nach tiefem Ausatmen: "Ich stehe am Morgen ausgeschlafen, topfit und erholt auf."
- Konstruiere dir deine eigene leere Worthülse und stell die Mühle damit ab.

4.4 Visionen?!

Visionen? Im Verlauf meiner Aus- und Weiterbildung wurde ich fortwährend mit neuen, oft "zurechtgebogenen", Interpretationen zum Begriff "Vision" konfrontiert. Die Krux war dann die, dass ich im Verlauf des gerade aktuellen Kurses herausfinden musste, was der jeweilige Meister mit dem Begriff "Vision" nun genau anzustellen gedachte. Ich kann mir sehr gut vorstellen, dass dir das ganz ähnlich ergangen sein könnte. Nicht zuletzt mit ein Grund, warum der Begriff "Vision" oftmals als ausgereizt, als Modewort o.ä. beiseite gelegt wird.

Zu Unrecht denke ich, darum erlaube ich mir – auch auf die Gefahr hin, dass du nun nochmals eine neue Definition kennenlernst – vorweg zu stellen, was ich unter dem Begriff "Vision" verstehe.

Eine Vision ist für mich etwas kausales, zusammenhängendes, eine Geschichte, die ich mir vorstelle, die ich anstreben und erreichen will, die aber noch nicht geschehen ist, eine 360°-Sicht in der fernen Zukunft. Ein Luftschloss, eine Idee, die vor meinen geistigen Auge Gestalt annimmt, etwas wohin ich gehen möchte, etwas das ich erreichen möchte. Eine Vision ist für mich ganz weit weg, im out of the blue, wie Hans von Bergen immer zu sagen pflegte oder einfacher: "neben dem Tellerrand".

Ziele sind für mich immer untergeordnet, eigentliche Zwischenziele. Ich höre sie schon, die grossen Allesbesserwisser, die nun kopfschütteld reklamieren, dass eine Vision letztendlich doch auch ein Ziel sein kann. Ja kann, muss aber nicht. Eine Vision sollte für mich ein Leben lang als Fixstern weit oben in meinen geistigen Firmament leuchten, ein Wegweiser vielleicht, der gar nie erreicht werden muss. Ziele hingegen, die will ich erreichen, wohlwissend, dass sie im gleichen Moment wie ich sie erreiche, zerstört sind, sich in nichts auflösen. Ziel erreicht.

Visionen können dein Leben grundlegend verändern. Erstaunlich, dass über 90% der Menschheit keine Visionen zu haben scheint. Ja schlimmer noch, diese gar kategorisch ablehnen und darauf bauen, dass es eben kommt, wie es kommt. Verschiedenste Untersuchungen in Europa und in Amerika belegen dies.

Menschen, die mit Visionen leben, kommen vorwärts im Leben. Es sind Menschen, die bewegt sind, die nicht stur auf einem Standpunkt verharren, die offen für Neues und neugierig sind.

Probleme mit der bildlichen Vorstellungskraft?

Bildliche Visionen sind nicht jedermanns Sache. Viele Mitmenschen könne sich nichts bildlich vorstellen. "Ich bin eben kein visueller Typ, ich sehe einfach nichts, keine farbigen und bewegten Bilder, nix, ich bin halt nicht so kreativ und habe keine bildliche Vorstellungskraft."

Keine Angst das kannst du ändern.

Nimm dir ein Papier und beschreibe deine Vision ganz ausführlich (Ort, wenn du in einer Hängematte liegst, schreibe was du fühlst und spürst, geh aufs Klima, Personen, Architektur, Landschaft, Stimmung, Laute, Gerüche, Temperatur usw. ein). Wenn du auch damit Mühe hast, mach Benchmarking. Besorge dir Bilder von deiner Vision, aus Zeitschriften, Büchern vom Internet oder sonst wo her. Dann bringe deine Person in diese Bilder ein. Ersetze den/die "Hauptdarsteller-In" auf dem Bildmaterial durch eine Fotografie von dir. Hänge diese Bilder anschliessend an einem Ort auf, wo du sie ungestört betrachten und träumen kannst. Mache das eine Woche lang ganz intensiv, dann behalte die Bilder einfach im Blickwinkel. Auf diese Art kannst du dein Unbewusstes mit der bildlichen Darstellung deiner Vision vertraut machen und es lehren. Je öfter du das tust, desto schneller wird sich dein Unbewusstes auf deine neue Visualisierungsmethode einstellen, das freie Visionieren wird dir plötzlich möglich sein.

> "Wenn Sie glauben, dass Sie eine Sache tun können, oder wenn Sie glauben, dass Sie eine Sache nicht tun können, so haben Sie in jedem Fall Recht."
>
> Henry Ford

Vision als Chance zur Veränderung

Du bist für deine heutige Lage verantwortlich...

Wir alle haben unsere individuelle Vergangenheit, unsere ganz persönliche Story. Diese Geschichte ist es, die uns zu dem werden liess, was wir heute darstellen.

Einem jeden geschieht nach seinem Glauben.

Deine heutige Lage im privaten, sozialen, beruflichen, finanziellen und gesundheitlichen Bereich ist das Resultat deines früheren Glaubens, Denkens und Handelns. Diese Aussage mag anmassend tönen, dennoch lohnt es sich sie zu akzeptieren, denn in ihr steckt eine Riesenchance.

Wenn du früher so viel Energie besessen hast, dich in deine heutige Lage zu "befördern", dann kannst du auch jetzt die Power und Kompetenz aufbringen, dich visionär in eine neue Lebenslage zu denken. Voraussetzung für eine Veränderung ist natürlich, dass du eine Idee hast, eine Vision wohin du in deinem Leben willst.

Überwinde die Grenzen in deinem Kopf

Die Umwelt mit ihrem immer höher taktenden Hightech-Anspruch schränkt uns mehr und mehr in Selbstbestimmung, Kreativität, Glück und Erfolg ein – sie belegt uns zunehmend mit Grenzen.

Wir müssen wieder das lernen, was wir als Kinder intuitiv und ohne zu überlegen konnten. Wir müssen wieder lernen, unserer Fantasie und unserem Vorstellungsvermögen, unserer Spiritualität freien Lauf zu geben, gewohnte Bahnen zu verlassen, über unseren "Schatten" zu springen, der ausgereizten Routine und dem Alltagstrott eine gehörige Absage zu erteilen. Nicht alles, was uns auf dieser Welt begegnet, lässt sich rational begründen, referenzieren, wie die Wissenschaft das so gerne sehen möchte, das Irrationale spielt in vielen Lebensbereichen mit, ist Teil von uns.

Sind es nicht gerade diese unerklärlichen Zufälle, die das Leben so spannend gestalten und die uns letztlich über uns hinauswachsen lassen, grenzenlos werden lassen?

Wir müssen den Mut zum Träumen ganz schnell wieder finden, uns auch "unmögliche" Träume einfallen und diese wahr werden lassen, denn wir sind auf dem besten Weg, seelisch zu verkümmern und zu verhärten. Damit blockieren wir uns den Wandel und damit unser ganzes fliessendes Werden.

"Du selbst musst der Wandel sein, den die Welt vollziehen soll."

Mahatma Gandhi

Eine Blockade, wie sie sich viele freiwillig selbst setzen, korreliert direkt mit mutlosem Visionieren und engen selbst auferlegten Grenzen.

"Setze dir Grenzen und du hast sie!"

Wenn du zu den "Selbstbegrenzern" gehörst, glaube mir, eine Vision kann für dich nicht verrückt und schön genug sein, vorausgesetzt sie ist nicht zu Lasten von Dritten ausgedacht. Bedenke, je besser es dir geht, desto besser geht es deinem Umfeld. Umgekehrt kennen wir das doch auch, Jemand, dem alles schief läuft, kann uns ganz schön runterziehen. Dreh das für dich einfach um!
Du bist in deinem Leben niemals Opfer, sondern immer nur Schöpfer, und zwar Schöpfer aller deiner Umstände. Den Positiven und leider auch den Negativen. Nimm die neue Rolle an, sie macht Mut und Lust auf eine Zukunft mit voller Lebens-Power!

Dem Menschen sind keine Grenzen gesetzt, ausser denen, die er sich selbst setzt, denn was der menschliche Geist erfassen und glauben kann, das wird er auch vollbringen.

Glaube an dich

Deine Visionen müssen von "innen" kommen. Du musst überzeugt sein, dass diese Idee für dich richtig ist und du dich darauf freust. Zweifel sind hier fehl am Platze. Wenn du deine Vision hast und davon überzeugt bist, wirst du dich automatisch in die richtige Richtung zu bewegen beginnen. Da hilft dein unbewusstes Ich ganz intensiv mit. Es kann vorkommen, dass du zufälligerweise Leute kennen lernst, die in irgend einem Zusammenhang mit deiner Vision stehen und die dir weiterhelfen. Eine Bedingung muss erfüllt sein, du musst an dich und deine Vision glauben.

Der Mensch ist das, woran er glaubt.

Anton Tschechow

Vision als Chance zum Loslassen

Eine Vision erleben und auf dem Weg sein, kann heissen, dass du bestehende, dir vertraute und bekannte Werte loslassen musst. Christoph Columbus hätte Amerika vermutlich niemals entdeckt, wenn er nicht die ihm bekannten Gewässer verlassen hätte. Er musste Bekanntes loslassen, um Neues zu gewinnen. Loslassen kann zwei Seiten haben. Eine Seite suggeriert Angst etwas zu verlieren, da könne wir uns am Festhalten ertappen, die andere Seite löst das pure Gegenteil aus, es befreit. Loslassen steht hier für leben, fliessen und frei sein.

In Südindien benutzt man, um Affen zu fangen, eine Falle, die auf dem einfachen Prinzip des "Nicht-Loslassen- Könnens" basiert. Eine hohle Kokosnuss mit einem Loch in der Schale wird an einen Baum gebunden. In das Loch der Kokosnuss wird ein Leckerbissen für Affen gegeben. Der Affe sieht oder wittert das, greift mit seiner Hand in das Loch, packt den Leckerbissen. Weil er nicht loslässt, kann er seine geschlossene Faust nicht mehr durch das Loch herausziehen. Der Affe tobt herum, zerrt wie verrückt an seiner Faust und kommt nicht los. Nur das Loslassen könnte ihn retten, doch seine Gier lässt ihn krampfhaft daran festhalten.

Festhalten = Stillstand = Tod
Loslassen = Fliessen = Leben

Mit allem, was du krampfhaft festhältst, blockierst du dich selbst und somit auch deinen gesamten Lebensfluss. Dein Leben kann sich durch Festklammern (deine Affenfaust) nicht weiterentwickeln, es steht still. Wenn du deine/n Lebenspartnerin permanent festhältst, weil du sie/ihn doch so sehr liebst, dann wirst du sie/ihn verlieren. Durch dein Klammern erstickst du deine/n Partner/in.

Loslassen hat noch eine weitere Dimension: Alles Loslassen fordert einen Preis. Über die Höhe dieses "Preises" musst du dir im stillen Kämmerlein Rechenschaft abgeben. Für den Affen wäre das Loslassen seines Leckerbissens ein lebensrettender Preis. Loslassen ist nicht einfach, es kann schwer fallen und sogar schmerzvoll sein. Viele Eltern können davon ein Lied singen. Das eigene Kind in die Selbstständigkeit zu entlassen, ist für viele Eltern ein schmerzvolles Loslassen.

Love it
Leave it or
Change it.
Reinhard K. Sprenger

LEBENSPOWER-TIPPS

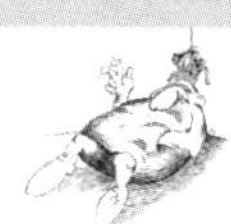

- Hast du deine Vision? Ist deine Vision zum Wohle aller?
- Setze dir keine Grenzen. Versuche mal grenzenlos zu sein.
- Durchlebe deine Vision in allen Belangen
- Wenn du deine Vision hast, schreibe sie nieder. Ende mit dem Satz: "So oder besser soll es sein."
- Schreibe die Vision eine Woche lang jeden Tag neu auf. Verbessere sie von mal zu mal.
- Durchlebe deine Vision mental eine ganze Woche lang vor dem Einschlafen als erreichter Ist-Zustand. Schlafe drüber ein.
- Lasse deine Vision los. Freue dich drauf.

4. 5 Zum Erfolg mit Zwischenzielen!

Kennst du erst einmal deine Vision, dann nähern wir uns ihr vorsichtig, step by step mit Zwischenzielen. Zwischenziele formulieren wir bewusst, das heisst wir greifen auf uns bereits bekannte, gespeicherte Werte zurück.

> Welche Zwischenschritte könnten deiner Vision förderlich sein?

Wenn du dich als Tennisstar siehst, dann musst du irgendwann mal mit dem Tennisspielen und dem Trainieren beginnen. Zwei Dinge sind also wichtig: Erstens, du musst ein Zwischenziel definieren (das Tennisspielen lernen) und zweitens, du musst beginnen (das Tennisspielen trainieren)! Ins Handeln kommen – tun.

Das sind uns bewusste Schritte. Dazu gesellen sich oft ein paar überraschende Programme aus unserem Unbewussten. Überraschende Dinge können sich zutragen. Neue Bekanntschaften, Umstände, Chancen und Wege tun sich auf. Es lohnt sich also diese "Zufälle" zu beobachten. Ich kann dir versichern, das kann ein Riesenspass werden. Lass dich überraschen.

Mit der folgenden identischen Story, aus meinem nahen Freundeskreis, möchte ich ein Beispiel geben.

Blaues Meer statt rote Zahlen

Mein Freund Prospero hatte vor vielen Jahren die Vision, mit seiner Frau Kundy in einem fernen, wunderschönen und herrlich warmen Land ein, so seine Worte im Originalton: "erwerbsfreies Leben zu zelebrieren".

An einem von Dr. med. Walter Frei durchgeführten NLP*-Intensiv-Seminar (*: NLP = Neuro Linguistisches Programmieren; beschäftigt sich mit den Strukturen subjektiver Erfahrungen und damit, wie man diese auf eine neue und subjektiv befriedigendere Weise verändern kann. NLP ist ziel- und nicht problemorientiert), an dem wir gemeinsam teilgenommen hatten, nannte er seine Vision: "Trivialvision".

Seine Vision entwickelte sich, recht dynamisch, zum starken Wunsch, möglichst bald "DAS" Land zu finden, das seiner Vision entsprechen könnte. Im Geschäft war Prospero erfolgreich. Als Werbeberater war er unter anderem auch für eine bekannte Weltfirma die mit Bananen handelt, tätig. Weil er seine Arbeit gut machte, wurde er von der Firma in das Land eingeladen, wo die Bananen kultiviert werden. Die Geschäftsreise führte nach Costa Rica. Der Kunde zeigte Prospero und Kundy das ganze Land. Zufälligerweise gelangten sie in eine einsame, beinahe unbesiedelte Gegend am Pazifik namens Playa Coyote. Plötzlich realisierte Prospero, dass Playa Coyote dem Ort seiner Trivialvision entsprach. (So viel zum Thema "Zufall" und "Weg".) Sie waren angekommen! Der Ort stand nun fest.

Zurück in der Schweiz, begannen sie, sich klare Zwischenziele zu stecken. Prospero informierte sich über die gesetzlichen Bestimmungen des Landes sowie die gängigen Auswanderungsbestimmungen der Schweiz respektive Einwanderungsbestimmungen für Schweizer in Costa Rica. Bauland war im Nu gefunden, sie erwarben "das" Traumgrundstück. Prospero lernte Spanisch, stellte sich seine Zukunft in Costa Rica bildlich vor, wie er in der Hemingway-Bar sein Bier bestellt und aufs tiefblaue, glitzernde Meer blickt. Kundy, der eindeutig praktische Part in dieser Ehe, entwarf mit architektonischem Geschick ein traumhaftes Haus, das den klimatischen und landschaftlichen Herausforderungen entsprechen sollte. Der Glaube an ihre Vision, ihr tiefer Wunsch, aber auch die fortgeschrittenen präzise ausformulierten Zwischenziele waren in der Tat so intensiv und reif, dass offenbar die Verwirklichung keinen zeitlichen Aufschub mehr duldete. Die "Welt" trat für die Beiden zur Seite. Wie magnetisch angezogen, begannen sich weitere "Zufälle" zu häufen. Alle Ampeln, die Vision so schnell wie möglich zu leben, standen auf "GO!"

Wenn Glaube und Begeisterung so stark werden, wie das bei Prospero und Kundy tatsächlich der Fall war, kann man zum eigenen Glück "gezwungen" werden. Dieses "Gezwungenwerden" kann auch unangenehm, ja auf den ersten Blick sogar kontraproduktiv erscheinen. So war das bei Prospero und Kundy auch.

Für alle wie aus heiterem Himmel, völlig unverständlicherweise, ging im Geschäft plötzlich nichts mehr. Um es vor drohenden Verlusten zu retten, musste investiert werden. Doch auch das half nichts mehr. Die beiden sahen sich gezwungen, so schnell wie möglich das Geschäft zu liquidieren. Sie nutzten die Gelegenheit, die Liquidation des Geschäftes durchzuführen und zeitgleich ihre ganze Habe, Haus, Autos, Mobiliar, Kleider, Geschirr und die Velos, zu verkaufen. Als dieser Loslassprozess erfolgreich abgeschlossen war, verabschiedete sich Prospero mit dem eindrücklichen Satz:

> "Ich sehe lieber blaues Meer statt rote Zahlen."

Als er auf seinem, nota bene von einem ausgewanderten Schweizer gekauften Land bauen wollte, stellte er fest, dass er einem Betrüger aufgesessen war. Sein "Traumgrundstück" entsprach nicht den gesetzlichen Bestimmung zur Bebauung. Es war weder im Grundbuch verzeichnetes Bauland, noch hatte es Wasser. Da sie irgendwo wohnen mussten, mieteten sie einen Bungalow. Dieser lag etwas unterhalb ihres nicht bebaubaren Grundstückes. Sie glaubten damals fest daran, dass sich das mit der Baubewilligung und dem Wasser schon irgendwie regeln würde. Das tat es nicht. Auch nicht nach einem ganzen Jahr endloser Verhandlungen mit den Behörden und Anwälten.

Offenbar musste das so sein, denn nach diesem Jahr Leben an der Küste stellten sie fest, dass das Wohnen so nahe an der Küste eine Menge Schwierigkeiten mit sich bringt. Da waren die hohe Luftfeuchtigkeit, der fehlende Schatten grosser Bäume, das permanente Donnern der Brandung, um nur einige zu nennen. Zufälligerweise lernten sie zur selben Zeit drei Holländer kennen, die am anderen Ende der Bucht ein tolles Stück Bauland mit Wasserleitungen verkauften. Das Grundstück befand sich an einem Hang, umgeben von Urwald, mit einem traumhaften Blick über die ganze Bucht der Playa Coyote. Dieses neue Grundstück war bedeutend grösser und kostete zudem noch weniger als das Erste. Vielleicht muss das Unbewusste auch mal ein wenig Zeit zum tief Durchatmen haben.

Heute wohnen Prospero und Kundy glücklich in ihrem Traumland und sie sind mitten drin, ihren "offenen" und zu Lebzeiten hoffentlich nie endenden Trivialtraum – das Leben zu "zelebrieren" – zu leben.

Fazit aus dieser Geschichte: Aus einem brennenden Wunsch entstand eine grosse Vision, die in viele Zwischenziele aufgegliedert wurde, um dann mit einer klaren Strategie und einem Zeitziel konsequent umgesetzt zu werden. Das Ergebnis ist die Verwirklichung, die "Manifestation" des Traumes, der grossen Vision. Immer wenn die beiden in die Entwicklung eingegriffen haben und den Weg ganz bewusst beschleunigt haben, dann hat sie ihr "Unbewusstes" mit neuen anderen Konzepten überrascht, die letztlich zu ihrem Vorteil ausgefallen sind. Beide haben sie immer fest an sich und ihre Vision geglaubt. Sie wussten, dass es möglich ist.

LebensPower-Prinzip als Vision?

Es könnte durchaus sein, dass deine grosse Vision auch etwas mit deiner körperlichen guten Verfassung zu tun hat. Dass du einfach mehr aus dir, deinem Körper und Geist machen möchtest. Deiner Seele eine Freude bereiten willst und begleitend dazu noch locker, lächelnd einige dir wichtig erscheinende Zwischenziele erreichen möchtest.
Vielleicht ist es an der Zeit, mehr Vertrauen in dich selbst zu investieren, wieder an dich zu glauben und dich liebevoll annehmen zu können. Dazu brauchst du dein inneres Gleichgewicht, dein Äquilibrium.

> *"Die beste Arznei für den Menschen ist der Mensch. Der höchste Grad von Arznei ist die Liebe."*
>
> *Paracelsus*

Nichts ist unmöglich

Nichts ist unmöglich, ausser du willst explizit, dass etwas unmöglich ist.

> *"Das Wort "unmöglich" existiert nur im Wörterbuch von Narren!"*
>
> *Napoleon*

Aus der Spitzensportszene sind eine Menge "unmöglicher" Beispiele bekannt, die beweisen, dass wir uns unsere Grenzen meist selber setzen. Gerade weil wir das wissen können wir sie auch abschaffen. Nichts ist unmöglich.

Anfang der Sechzigerjahre trainierte der Hochspringer Richard Fosbury, genannt "Dick", klammheimlich und abseits der Öffentlichkeit eine komplett neue Hochsprungtechnik. Als er an einem Wettkampf seine neue Sprungtechnik vorführte, er sprang erstmals in der Geschichte rückwärts über die Latte, sorgte er in der Fachwelt für grosse Heiterkeit.

"Ein Mann mit einer neuen Idee ist ein Narr –
So lange, bis die Idee sich durchgesetzt hat."
Mark Twain

Dieses änderte sich jedoch an der Olympiade in Mexiko schlagartig. Mit einer Höhe von 2,24 m holte sich "Dick" den Olympiarekord und wurde auf einen Schlag durch seinen Rückwärtssprung weltberühmt. Seine neue Technik etablierte sich unter dem Namen "Fosbury-Flop" und wird heute von allen Sportlern weltweit als Sprungstil praktiziert.

"Dick" schaffte seine Grenzen ab, revolutionierte die Technik und pulverisierte damit den Olympiarekord.

Das Motto lautet daher:

Indem wir das Unmögliche anstreben,
machen wir das Mögliche möglich!

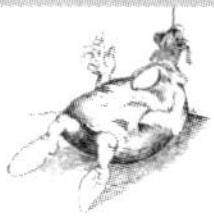

- Lege dir für dich erstrebenswerte Zwischenziele fest.
- Schaffe auch beim Ausformulieren deiner Ziele die Grenzen ab.
- Vertraue auf deine angeborene spirituelle Intelligenz. Glaube an dich und höre auf deine Intuition.
- Lasse deinen Träumen freien Lauf, kindliche Fantasie ist wieder gefragt.
- Du bist niemals Opfer, sondern du bist immer Schöpfer deines Lebens.
- "Tellerwäscher-Karrieren" gibt es auch heute jeden Tag. Warum sollen Märchen nur immer für andere wahr werden?
- Schaffe das Mangelbewusstsein ab, lebe das Wohlstandsbewusstsein.
- LebensPower beginnt in deinem Kopf, deine derzeitige Denkhaltung bestimmt auch den zeitlichen Ablauf, verankere deine Träume und lasse sie dann los, deine Seele hat einen Anspruch auf grosse Träume, sie machen dein Leben erst so richtig lebenswert und spannend.

4.6 Ziele verankern

Der Alpha-Zustand

Wir bestimmen wir unser gesamtes Tun zu ca. 90% aus dem Unbewussten und nur zu ca. 10% aus dem Bewussten. Da wir grenzenlose Visionen anstrebe, reichen uns die 10% Mental-Power nicht aus. Die Lösung liegt in der Erkenntnis, dass wir Visionen, sollen sie erfolgreich sein, vorzugsweise im Unbewussten verankern.

Da dies hier kein Fachbuch über die verschiedenen Bewusstseinräume ist, möchte ich mich explizit auf einen Zustand beschränken, den wir Alpha-Zustand nennen, weil im Alpha-Zustand die Türe zu unserem Unbewussten offen steht. Die neuronale Forschung definiert diesen Zustand wie folgt:

Die Hirnstromaktivität kann mit dem EEG (Elektroenzephalograf) exakt gemessen werden. (Das Prinzip ist bereits seit 1791 bekannt. Entdeckt hat es Galvani, doch verfügte er noch nicht über die elektronischen Instrumente, um die elektrische Spannung des Gehirns zu messen.)

Gehirnwellen sind die Summe der elektrischen Aktivitäten unserer Grosshirnrinde. Sie können mittels Elektroden direkt an der Kopfhaut gemessen werden. Permanent finden kleine elektrochemische Entladungen unserer Nervenzellen statt. Diese Entladungen erzeugen ein kleines elektromagnetisches Feld mit einer Frequenz zwischen einer und vierzig Schwingungen pro Sekunde.

Die Alpha-Wellen weisen eine Frequenz von 8 - 12 Hz auf. Der Alpha-Zustand entspricht relaxten Momenten, wie sie bei geschlossenen Augen in den Stadien zwischen Schlafen und Wachsein auftreten. Typisch für den Alpha-Zustand ist eine wohlige Entspannung, ein ruhiges fliessendes Sein und Denken, ein zuversichtliches und offenes Gefühl des übereinstimmenden Körper- und Geistgleichgewichtes. Vom Wohlbefinden her ein eher neutraler Zustand, in dem unser Unwusstsein ganz besonders aufnahmefähig ist. Dieser Zustand kann durch eine grosse Vielfalt unterschiedlichster Meditationstechniken herbeigeführt werden. Der anzustrebende Bewusstseinszustand, um Visualisierungen und Ziele zu verankern oder das so genannte "Superlearning" zu praktizieren. Soweit die Wissenschaft.

Die Alpha-Momente – wichtige Zeitspannen

Du befindest dich automatisch, ohne gezieltes Tiefenentspannungstraining, mindestens zweimal am Tag, im Alphazustand. Direkt nach dem Aufwachen und am Abend direkt vor dem Einschlafen. Dieser Dämmerzustand hält jeweils ca. 30 Minuten an. Doch du kannst auch ganz gezielt diesen Zustand herbeiführen. Im Handel gibt eine Menge an Tonbandkassetten, die dir ein gezieltes Eintreten in diesen offenen Zustand ermöglichen. Doch Vorsicht, nicht alles was da angeboten wird ist gut. Esoterik und Meditationsübungen ist ein weites Feld auf dem sich jene Menge Scharlatane ein Zubrot zu verdienen hoffen. Gerade weil wir im Zustand des geöffneten Unbewusstseins unkontrolliert auf Empfang gestellt sind, ist es enorm wichtig, dass du extrem kritisch prüfst, was du einkaufst.

EIN LEBENSPOWER-TIPP SPEZIAL

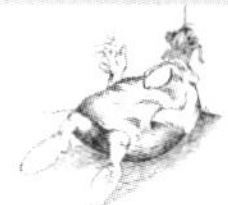

- Beschaffe dir einen geeigneten Entspannungstext, der es dir ermöglicht in den Alpha-Zustand zu gleiten. Besorge dir zudem eine CD mit Entspannungsmusik die dir gefällt (langsamer Takt, ruhige getragene Töne, keine starken Lautstärkeschwankungen). Nimm ein Tonbandgerät zur Hand, spiele im Hintergrund deine Entspannungs-CD ab und spreche den Entspannungstext in deinem Tempo auf. Mit dieser Kassette schaffst du dir dein persönliches Alpha-Setup.

Keine Negativ-Botschaften ...

Achte bitte genau darauf, was während dieser Zeiten in dein Unbewusstsein vordringen könnte.

Achte innerhalb dieser Zeitfenster darauf, was du denkst. Sind es schlechte, negative Gedanken? Oder lässt du dich "von aussen" negativ steuern, indem du beispielsweise Nachrichten aus dem Radiowecker oder dem Fernseher etc. konsumierst. Getreu dem journalistischen Credo müssen die Nachrichten schlecht sein. "Good news are no news, bad news are good news!" (Gute Nachrichten sind keine Nachrichten, schlechte Nachrichten sind gute Nachrichten.)

Wie verhindern?

Seit mir die Tragweite dieser problematischen mentalen Infiltration bewusst ist, verzichte ich am Morgen auf sämtliche "neue" Nachrichten, egal ob aus Radio, Fernseher oder aus der Zeitung. Dito am Abend. Früher konsumierte ich bedenkenlos; vor der Glotze liegend, schlummerte ich mitten im Nachrichtenblock, im heissesten Actionthriller oder in Derricks grün gestrichenem Büro sanft ein. Ich fütterte mein Unbewusstes, das auf Schlummermodus gestellt war, mit unkontrollierbarem Mattscheibenmüll.

Es könnte sein, dass du das kennst. Ist dem so, dann tu dir und deinem Unbewussten den Gefallen und wirf nur noch dann einen Blick in die Röhre, wenn du hellwach bist. Sobald du merkst, dass du in den Dämmerzustand abgleitest, schalte sofort ab!

Alles was du in dein Unbewusstsein einfüllst, kommt wieder raus –, meist dann, wenn du nicht damit rechnest. Das Ausmass an mentalem Müllimport ist beachtlich. Eine neue britische Studie belegt, dass der 18jährige Mensch mit Fernseher zuhause, rund 80 000 TV-Morde "live" erlebt hat. Wir dürfen uns nicht wundern, wenn auf der Basis dieses Inputs die Grenze von Achtsamkeit und Respekt dem Leben gegenüber mehr und mehr ab- und damit die Gefühlsarmut rasant zunimmt. Schiebe dieser mentalen Verrohung einen Riegel vor, tus auch deiner Familie zuliebe.

LEBENSPOWER-TIPPS

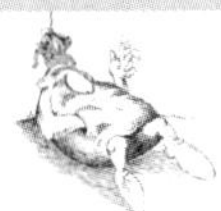

- Optimiere die ca. 10% deines bewussten Seins.
- Füttere deine 90% Unbewusstes nur mit guten Botschaften.
- Nutze die Aufwach- und Einschlafphase zum positiven Denken und zum Programmieren deiner Visionen und Zielsetzungen. Gibt es etwas Schöneres, als eine Sehnsucht mental als erfüllt zu durchleben und dabei glücklich einzuschlafen oder aufzuwachen?
- Verankere deine Visionen und Sehnsüchte eine Woche lang hintereinander nach obigem Konzept und lasse sie dann los. Jetzt kannst du dich weiteren, neuen Ideen und Zielen widmen.
- Achte darauf, wann oder ob du überhaupt Nachrichten aufnehmen willst.

4.7 Absage an negatives Denken!

Negative Gedanken dominieren unser grosses Ich, unser Unterbewusstsein. Leider beschränkt sich diese negative Gedankenbilanz nicht "nur" auf schlechte Nachrichten oder die oben erwähnten 80 000 TV-Morde.
Eine deutsche Studie belegt, dass Kinder im Vorschulalter täglich mit einer negativen Botschaftsbilanz von 45:5 aufwachsen. Eine kürzlich durchgeführte britische Studie kommt auf ein ähnliches Resultat. Sie spricht von 180 000 Negativbotschaften bis zum erreichten 18. Lebensjahr.
Die Mutter "füttert" ihr Kind im Vorschulalter täglich mit 45 Nein-Botschaften. Zum Beispiel: "Nein, lass deine Finger davon!" – "Hände weg, dafür bist noch zu klein!" – " Das kannst du nicht!" – "Dafür bist du zu jung!" und dergleichen mehr bis hin zum Klaps auf den Hintern. Als positives Gegengewicht bezieht das gleiche Kleinkind nur gerade fünf Ja-Botschaften. Diese gehen von "Fein, das hast du aber ganz toll gemacht"– "Das ist lieb von dir" bis hin zu einer Liebkosung.
Wir alle waren einmal Kleinkinder, den wenigsten von uns wird es anders als dem statistischen Durchschnitt ergangen sein. Das ist bitte nicht als Vorwurf an die Adresse unserer Eltern gedacht. Ich bin überzeugt, dass sie ihr absolut Bestes gegeben haben – auch deine Eltern.

Die folgenden acht "Warums" könnten durchaus eine direkte Folge dieser übermässigen Negativladung, die wir fast alle mitbekommen haben, sein.

- Warum stehen die meisten Menschen allem Neuem zuerst immer ablehnend gegenüber?
- Warum liegt vielen von uns ein Nein bedeutend weiter vorne auf der Zunge als ein spontanes Ja?
- Warum tun sich die meisten mit einer Entscheidung so schwer?
- Warum suchen die meisten immer zuerst nach dem Negativen in einem Vorschlag, statt einfach offen, unbeschwert und neugierig darauf zuzugehen?
- Warum sind "Ja, aber-Typen" in unserer Gesellschaft mehr vertreten als "Ja, warum nicht-Typen?"
- Warum hat die grosse Mehrheit den Kampf gegen die Gravitation ihrer beiden Mundwinkel verloren?

- Warum verbreitet sich Mobbing zunehmend?
- Warum bestimmt Neid unsere Gesellschaft?

Zeit endlich gegen zu steuern., Zeit viel positives für unser Unbewusstes zu tun.

- Nein oder Ja?
- Frage dich: Welches Wort bewirkt mehr in deinem Leben?
- Ja oder Nein?

Gedanken sind nicht zollfrei!

Damit du schnellstmöglich zu einem positiv geladenen Unbewussten gelangst, sollst du jede Möglichkeit positive Gedanken zu produzieren nutzen. Das heisst, dass du ab sofort sehr wählerisch mit dem umgehst, was du deinem Geiste zuführen willst. Ich denke da an TV-Filme, an Literatur, auch an Musik und an die Gespräche, die du führst. Bedenke jederzeit, dass Gedanken nicht zollfrei sind. Versuche, nie schlecht zu denken.

LEBENSPOWER-TIPPS

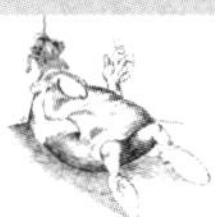

- Drehe deine negative Gedankenbilanz in eine positive, indem du so viel wie möglich an positiven Gedanken in deinem Unbewussten deponierst.
- Suche dir eine einfache Affirmation aus und wiederhole sie sooft du kannst. Vor dem Einschlafen, beim Morgenlauf oder dem darauf folgenden Stretchen, im Geschäft, während der Autofahrt etc.
    - o Ich strotze vor Gesundheit und bin voller LebensPower.
    - o Ich denke nicht in Problemen, sondern in Lösungen.
    - o Ich werde immer gesünder, schöner und lebendiger. Danke.
    - o Ich schaue dorthin, wo ich hin will, und erreiche meine Ziele.

- o Ich bin leicht, locker und lächle meinem Glück entgegen.
- o Ein Fehlschlag ist für mich ein Schritt vorwärts.
- o Ich entscheide und habe mein Schicksal selbst in der Hand.
- o Wenn ich mir keine Grenzen setze, gibt es für mich keine.
- o Ich bin meines Glückes Schmied.
- o Ich achte auf meine Gedanken, denn sie sind mein Schicksal
- o Mein Leben ist dazu da, es zu geniessen.

Denke dir deine eigene Affirmationen aus und notiere sie hier:

- ______________________________
- ______________________________
- ______________________________
- ______________________________
- ______________________________
- ______________________________

4. 8 MindPower - LebensPower

Das positive Denken ist ein komplexes Ganzes

Beginnst du einmal, dein Alltags-Denken zu analysieren und von Tag zu Tag qualitativ zu verbessern, wird es sich auf deine mentale Power auswirken. Dein Umfeld wird es dir nicht nur dann anmerken, wenn es sich mit dir unterhält, sondern man wird es dir ansehen. Du strahlst es aus und das wirkt durchaus ansteckend und klimaverbessernd. Deine Nähe wird gesucht, ein glücklicher Zustand für alle Seiten.

Ich weiss, dass sehr viel über positives Denken geschrieben und gesagt wurde, bin aber überzeugt, dass es im Rahmen des LebensPower-Konzeptes unbedingt in Erinnerung gerufen werden muss. Denn nichts schafft mehr "drive" nach Aussen und Innen als positive Mentalpower.

Dein Gesicht, ein Spiegel deiner Seele

Egal in welchem Alter du bist, nur du alleine bist für dein "Gesicht" verantwortlich. Schade, dass das so wenige Menschen zu wissen scheinen. Anders ist die offen zur Schau getragene Nachlässigkeit nicht erklärbar, die sich in den Gesichtern so mancher Zeitgenossinnen und -genossen widerspiegelt.

Eine morgendliche Tramfahrt kann dir als Anschauungsunterricht helfen. Betrachte die Physiognomie dieser Gesichter. Du wirst feststellen, dass offensichtlich über 90% der Fahrgäste auf dem Weg zur eigenen Hinrichtung sind. Das muss nicht so sein , du hast es in der Hand, das zu ändern. Je mehr du dich im positiven Denken und Handeln übst, ja es zum Reflex werden lässt, desto intensiver werden deine Augen wieder zu leuchten beginnen. Du erfüllst damit gleich zwei wesentliche Dinge. 1. rückst du mehr und mehr in deine eigene Mitte, du kommst in dein eigenes Gleichgewicht, wirst zunehmend selbstsicherer und fröhlicher. 2. nimmst du, ohne es sofort zu bemerken, eine soziale Aufgabe wahr. Du beginnst mit deinem heiteren Wesen dein Umfeld zu erhellen. Glück ist ansteckend, genauso ansteckend wie ein Lächeln.

"Es gibt nichts Gutes oder Böses, erst unsere Gedanken machen es dazu."

William Shakespeare

12 PowerMind-Tipps

1. PowerMind-Tipp

Nimm jeden Stolperstein in deinem Leben als willkommene Stufe zum persönlichen Erfolg.
Tritt ein Problem an dich heran, so suche einen Keim des Guten darin. Dieser Keim ist oftmals so winzig klein, dass du ihn fast nicht findest – bleib dran und suche, denn er IST garantiert da, du wirst ihn finden! Pflege ihn und bringe ihn zum Spriessen.
Analysiere in Ruhe diesen "Stolperstein" ganz exakt. Bedanke dich, dank ihm wird persönliches Wachstum möglich. Wenn dir dieses gelingt, akzeptiere ihn als Stufe zu deinem persönlichen Erfolg. Mit dieser Reaktion zeigst du, dass du noch offen bist. Dank dieser Offenheit wird sich dein Leben positiv entwikkeln können. Schulterklopfendes Belobigen verhindert Fortschritt!

2. PowerMind-Tipp

Nutze Probleme als Chancen, mögen sie im Moment auch noch so gemein erscheinen.
Das funktioniert, denn bereits im Wort "Problem" steckt die positive Schlüsselsilbe "PRO". Wenn du das Wort "Problem" in deinem Wortschatz behalten willst, und das solltest du, dann hilft dir die Silbe "Pro", die anstehende Herausforderung ins positive Licht zu manövrieren. Du kannst natürlich noch weiter gehen und mit der Zeit "Problem" durch "Chance" ersetzen. Spürst du, wie bereits bei diesem einfachen Gedankengang das "Problem" an sich an Schärfe verliert und eine völlig neue Wertigkeit erhält.
Prüfe ein Problem genau und entscheide, ob du es selbst meistern kannst oder ob es ausserhalb deiner persönlichen Kompetenz liegt, oder ob es dich überhaupt etwas angeht.
Wenn du positiv denkst, dann wirst du mit der Zeit nur noch diejenigen Probleme annehmen, die du selbst beeinflussen kannst. Vergiss die anderen, denn da bist du nicht gefragt.

"Das Pro-blem als Chance"

Hast du ein Problem angenomen, gehe einen Schritt weiter. Wandle das anstehende Problem erst mal in verschiedene klei-

ne Problemchen und zerstückle diese schliesslich in "keine". Probleme, denen wir die Power nehmen, verschwinden von selbst.
Stellst du dich bewusst einem Problem, so analysiere es. Dein Unbewusstes arbeitet mit. Das zeigt sich darin, dass es dir auf seine ganz spezielle Art Lösungsansätze anbietet. So kann es sein, dass du intuitiv einen Ausweg siehst, an den du vorher nicht mal zu denken gewagt hattest. Alles erscheint dir augenblicklich in einem neuem Licht. Das Problem wird zur Chance. Packe sie beim Schopf, du wirst es schnell merken, Probleme die du zu Chancen gewandelt hast, sind starke Powerquellen, sie katapultieren dich vorwärts.

3. PowerMind-Tipp

Schadenfreude ist die reinste Freude? Niemals, ganz im Gegenteil. Schadenfreude wirkt wie ein Boomerang – sie fällt auf dich zurück. Mache es besser und lerne aus den Fehlern anderer. Übe dich in Nachsicht und Mitgefühl den Schwächen und Fehlern deiner Mitmenschen gegenüber. Du gehört zu den Privilegierten denen diese Fehler zufälligerweise nicht unterlaufen sind. Richtig – diese Fehler nicht, dafür vielleicht aber andere!
Andere, für dich im ersten Moment negative Denkhaltungen, können auf dich extrem abstossend wirken. Ein Vorurteil über den Verursacher ist schnell gefällt. Ein einfacher Weg um sich schadlos zu halten. Aber selbst aus diesen "Gelegenheiten" kannst du positive Energie gewinnen und diese reaktiv sinnvoll einsetzen. Nutze die Chance, zeige Empathie und übe Nachsicht ohne überheblich zu sein. Vielleicht lohnt es sich, die Hintergründe, die zu einer so diametral gelegenen Optik führten, in Erfahrung zu bringen. Das kann eine ungeahnte Horizonterweiterung für dich zur Folge haben.
Du kannst noch eine Stufe weitergehen. Eine ganz grosse Herausforderung dürfte in folgender Aufforderung liegen: "Liebe deine Feinde!" Ich bin mir bewusst, dass gerade du zu den wenigen Glücklichen gehörst, die keine Feinde haben. Dennoch lohnt es sich – im Namen aller derer, die Feinde oder Neider haben, einmal diese Powerübung durchzudenken.
Suche dir dein "Opfer", ich bin überzeugt, dass du irgendwo, vermutlich sogar in deiner allernächsten Nähe, ein potentielles "Opfer" findest, das sein Heu nicht auf gleichen Bühne hat wie

du. Versetzte dich – rein übungshalber, versteht sich doch von selbst – in seine Rolle. Hinterfrage, wie es dazu kommen konnte, dass die Person so (re)agiert. Durch diesen Standortwechsel siehst du nun plötzlich dich, durch die Brille des anderen. Könnte es nicht sein, dass vielleicht gar du den sturen Part in diesem Schwank spielst?
Wenn es dir gelingt – und auch da spreche ich aus Erfahrung – deinen Standpunkt zu ändern, weil du den Mut hast, einmal durch die Brille des Anderen zu sehen, und deinem ehemaligen "Feind" als Freund begegnest, dann kann sich sehr viel positive Lebensenergie befreien. Klar, dieser Wandlungsprozess kann sich nicht von Heute auf Morgen um 180° drehen, gerade dieser Prozess braucht Zeit. Rekonvaleszenz. Was danach geschieht, kann der Beginn einer Freundschaft werden. LebensPower pur, und das gleich auf zwei Seiten!

4. PowerMind-Tipp

Glaube fest an dich, denn alleine die Tatsache, dass du auf der Welt bist, ist es wert.
Wenn du etwas tust, von dem du überzeugt bist, dass es für dich das Richtige ist, dann bleibe auch dabei. Glaube an deine eigene Fähigkeit, immer das Beste für dich zu geben. Lasse dich nie von fremden Einflüssen von deinem eingeschlagenen Kurs abbringen und fremdbestimmen. Es läuft doch immer gleich ab. Kaum unternimmst du etwas, an das andere noch nicht mal gedacht haben, schon kommen die "guten" Ratschläge. Bekanntlich sind Ratschläge auch Schläge. Plötzlich wissen alle, dass das, was du gerade zu tun gedenkst, erstens gefährlich, zweitens höchst ungesund, drittens sowieso ein Flopp wird, viertens... Hör nicht hin, just do it.
Die Voraussetzung dazu ist, dass du an dein Ziel glaubst. Dazu musst du es "selbst-ver-antwortlich" formuliert haben.
Sollten dennoch mal Unsicherheiten aufkommen, dann kannst du sie durch "Wissen" beheben. Schliesse deine Wissenslücken. Wissen macht sicher, denn Wissen ist Macht.
Unsicher werden nur diejenigen, die sich selbst nicht über den Weg trauen. Vielleicht überprüfen sie mal ihre persönliche LebensPower, kann ja sein, dass durch Stillstand und Nichtgebrauch zuerst die körperliche und dann die geistige Performance gelitten hat.

"Use it or lose it!"

Dieser Zustand lässt sich unabhängig von Alter und Geschlecht beeinflussen. Du hast es in deiner Hand! Kaufe dir noch heute ein paar gute Laufschuhe und beginne mit dem Laufen, 4LL3. Investiere sechs Wochen in einen täglichen Nüchternlauf, und du kannst wieder Bäume ausreissen und noch viel wichtiger ist, dass du wieder an dich glaubst!

5. PowerMind-Tipp

Gib immer etwas mehr als "nur" dein Bestes. Mache es zu deinem Markenzeichen. Investiere bei allem was du tust, immer ein wenig, mehr als verlangt wird. Egal was du gerade tust, ob das nun Geschirr spülen, laufen, Laub rechen, Briefe schreiben, lesen oder was immer sonst ist. Mache dir persönlich die Freude und gib ab heute im Minimum 110%, gib mehr als nur dein Bestes.
Nutze deine Zeit hoch konzentriert aus. Erledige nur eine Sache auf einmal. Also nicht frühstücken, Zeitung lesen, Nachrichten hören, nebenher noch die Steuererklärung ausfüllen und dazu mit deinem Lebenspartner oder deiner Lebenspartnerin über den kommenden Sonntagsausflug reden. Das kommt schief heraus, weil du keines dieser Dinge richtig machst. Du kannst nicht auf verschiedenen Hochzeiten gleichzeitig tanzen, besonders dann nicht, wenn du dich entschlossen hast, bei allem, was du tust, etwas mehr als dein Bestes zu geben.
Achtsamkeit und Konzentration sind das Fundament deines Tuns und Handelns. Sei immer voll bei der Sache und investiere dich in das "Jetzt". Du wirst staunen, was sich dadurch in deinem Leben alles zum Positiven wendet. Du wirst an dieser neuen Dimension garantiert deine Freude haben!

6. PowerMind-Tipp

Habe den Mut zu grossen Visionen. Definiere deine Ziele visionsorientiert. Denke grosszügig, vergiss Barrieren und Grenzen, sie existieren nur in deiner Fantasie! LebensPower basiert auf Sinn, Freude und Erfolg im Leben. Das alles zusammen kann aber nur dann eintreffen, wenn du eine für dich sinnvolle Richtung im Leben einschlägst.

> "Wenn ein Mensch nichts gefunden hat, für das er sterben würde, so ist er auch nicht fähig zu leben."
>
> Martin Luther King

Traue dich, Grosses zu visualisieren!

Überfluss ist ein natürliches Gesetz des Universums. Ein Blick in die Natur lässt die gewaltige Grösse und verschwenderische Vielfalt erahnen. Frage dich, wodurch du diesen natürlichen Überfluss vielleicht verhinderst? Was ist es? Ist es das tief sitzende Mangelbewusstsein? Andreas Ackermann (Mentaltrainer) spricht vom "Armutsbewusstsein". Verharre nicht, paralysiert wie ein Hase im Scheinwerferlicht, in der Opferrolle. Traue dich, wirklich Grosses zu denken und zu visualisieren. Suche dir Ziele, die für dich so mächtig sind, dass es sich sogar lohnen würde, dafür zu sterben, wie Martin Luther King es formulierte. Menschen die wissen wohin sie gehen wollen, solche mit Visionen eben, scheinen ein unerschöpfliches Mass an LebensPower zu haben. Das ist das was erfolgreiche Menschen so charismatisch macht.

7. PowerMind-Tipp

Ursache und Wirkung sind Gesetz!
Gehörst du zu den "Gesellschaftsopfern"? Hast du Misserfolge abonniert? Kann dein Elternhaus "bleibende" Ursache für dein Leben sein?
Nein!
Du alleine trägst die Ursache über Erfolge oder Misserfolge in dir selbst. Der einzige Mensch, der dein Schicksal, dein Glück oder dein Leid bestimmt, bist du. Wie für alles andere in dieser Welt, gilt auch für dich das Gesetz von Ursache und Wirkung.
Menschen, die sich ihre Träume und Wünsche nicht erfüllen können, beherrschen ihr Denken nicht! Sie sind nicht "Meister" ihrer Gedanken. Sie sind unkonzentriert, zweifeln an sich und der Welt, sind Windfahnen und geben meist anderen die Schuld.
Du hast enorme Kraft, ein Riesenpotenzial schöpferischer Urkraft in dir selbst zur freien Verfügung! Du musst es nur nutzen

– trau dich. Alles funktioniert nach dem Gesetz von Ursache und Wirkung. So einfach ist das, Leben funktioniert nicht anders als das Prinzip von Säen und Ernten. Wer positives und schöpferisches Denken annimmt, inszeniert seine Zukunft und letztlich sein Schicksal selbst.

Wohlstand entwickelt sich nur, in dem er zuerst erdacht wird. Danach kann er nach aussen treten und sich "manifestieren". Er ist die Folge von "etwas" – eine Reaktion.

Ein Beispiel:
In der Wüste verbarg sich während Jahrmillionen ein riesiger Schatz, das Erdöl. Die Menschen wussten nichts davon. Sie waren arm. Diesen immensen Schatz mussten sie zuerst entdecken und ihn dann fördern.

Um den grossen Schatz entdecken zu können, galt es zuerst einmal, die Oberfläche zu durchstossen. Danach erst war der Weg ins Innere, in die Tiefe frei. Und erst durch das "Fördern" konnte sich Reichtum manifestieren. Aktion = Reaktion!

Glaube an die unerschöpfliche Kraft deines inneren Reichtums und unterschätze deine Fähigkeiten niemals. Fülle ist ein natürliches Gesetz und Wohlstand ist weit mehr als ein dickes Bankkonto. Zu Wohlstand gehört Lebensfreude, Spass, ein glückliches Familienleben, Gesundheit, LebensPower, ein tolles soziales Netz mit vielen guten Freunden, ein Beruf, der für dich Berufung ist (im Wort Beruf steckt die Silbe "Ruf").

Zu Wohlstand gehört ZEIT!

Sich die Zeit nehmen, den Erfolg feiern, herzhaft lachen, das Leben geniessen, denn dazu ist es schliesslich da.
Ursachen und Wirkungen, Aktionen und Reaktionen sind immer in komplexer Abfolge zu sehen.

8. PowerMind-Tipp

Es ist für dich die Zeit gekommen, vom Suchenden zum Findenden zu werden. Finde in allem, was an dich herantritt, etwas Positives für dich heraus. Schäle jeweils einen Vorteil für dich hervor, mag er noch so winzig klein sein oder unbedeutend wirken. Achte darauf, dass dieser kleine Vorteil nicht zum Nachteil von Dritten ausfallen kann. Es braucht zwar etwas Übung, aber auch du wirst mit der Zeit einen kleinen Vorteil in jeder Sache finden. Kann sein, dass du am Anfang ganz intensiv suchen musst. Suchen und Finden braucht Übung. Gib niemals auf, suche mit grosser Ausdauer und solange, bis du wirklich fündig geworden bist. Du wirst deinen kleinen, für dich positiven Keim finden! Pflanze diese kleinen Keime, pflege sie alle und lasse sie gross werden. Dieses Finden wird zur alltäglichen Selbstverständlichkeit und schliesslich zu deinem persönlichen Markenzeichen werden. Beginnen kannst du bei dir selbst, ddeiner heutigen LebensPower, du wirst sehr schnell herausfinden, wo du noch zulegen kannst.

9. PowerMind-Tipp

Behalte dich immer im Griff und werde niemals ausfällig. Kontrolliere deine Emotionen. Prüfe Herausforderungen, die dir unter die Haut gehen, mit Verstand und der Disziplin des Willens.

Unkontrollierte emotionale Ausbrüche sind totale Energieabsauger. Kontrolliertes Durchstarten fällt je nach Temperament leichter oder schwerer. Stelle dir zwei Fragen:

> Erstens: Von wem habe ich das explosive Temperament geerbt? Bin ich das oder bin ich fremdbestimmt?
>
> Zweitens: Was oder wer ist Auslöser für den Ausbruch? Hänge ich ihm die Schuld an, und gebe ihm damit Macht über mich?

Das heisst natürlich nicht, dass du fortan alles herunterschlukken sollst und dir dadurch Magengeschwüre einhandelst. Kleine Eruptiönchen wirken befreiend, aber achte darauf, was du herauslässt. Entwickle einen Katalog "der positiven Flüche". Es muss ja nicht immer gleich "verdammte Scheisse" oder noch schlimmer heissen. Besser: "Ja, das ist jetzt aber wirklich gut!" "Toll!" "Megagigantisch!" etc.

Laut genug in die Luft geschmettert, erfüllen sie denselben Zweck! Ärgerliche Zusammenstösse produzieren Adreanlin! Führe diese Hormonausschüttung ihrem Urzweck zu, steige in deine Laufschuhe und renne los! Adrenalin ist ein Fluchthormon und baut sich durch körperliche Ausdauerleistung ab. Unverarbeitetes Adrenalin kann hemmend wirken und dich in deiner LebensPower zurückhalten. Lasse dies niemals zu!

10. PowerMind-Tipp

Den angenehmen und den unangenehmen Tatsachen, die dein eigenes Leben betreffen, kannst du künftig direkt ins Auge blikken. Siehe niemals weg und verdränge momentan Unangenehmes nicht. Verdrängte Probleme stehen meist zu ungebetener Zeit plötzlich wieder da. Bewahre in Notsituationen einen kühlen Kopf, gehe die Sache nach gewohnter "Positivsuchmanier" an. Setze deine Atmung ein und achte darauf, dass du mehrmals hintereinander gut ausatmest, so lange bis nichts mehr kommt. Raus damit! Du wirst auf die beruhigende Wirkung des dynamischen Ausatmens nicht mehr verzichten wollen.

Vielleicht bist du nur momentan mit der Nase zu dicht auf dem Papier, du hast den Überblick verloren, du siehst die zu verarbeitende Tatsache nicht als veränderbar, sondern als unum-stösslichen Fakt an. Jetzt ist für dich wirklich eine Pause angesagt, denn du bist auf dem besten Wege, in den negativen Distress zu marschieren. Bist du deiner Umwelt gegenüber blind und abgestumpft geworden, dann nimm dir ein Timeout. Begib dich an einen ruhigen Rückzugsort, ohne Ablenkung, und finde wieder zu dir zurück. Manchmal reicht dazu ein Wochenende, aber je tiefer du hingegen bereits in Richtung Burn-out-Syndrom unterwegs bist, können dir selbst zwei Wochen ausspannen nicht mehr helfen. Vorsicht, die Kante zwischen Distress und Burnout ist scharf, leite dein Bremsmanöver lieber zu früh als zu spät ein. Gönne dir dein Timeout, egal was die anderen sagen. Du bist im Moment der wichtigste Mensch für dich – vergiss das bitte nie!

11. PowerMind-Tipp

Das Burnout-Syndrom greift rapide und in bedrohlichem Ausmass um sich. Der immer schneller werdende Wertewandel, schnelles Wirtschaftswachstum, Globalisierung, Fusionitis, Arbeitsplatzunsicherheit und vieles mehr treibt das Ausbrennen nicht nur in den Reihen der älteren Generation voran, Burnouts etablieren sich zunehmend im mittleren Kader, bereits in der

Altersgruppe von 35 Jahren. Umfassende Anti-Burnout-Strategien hier nun vorzuschlagen, würde den Rahmen dieses Buches sprengen. Dennoch möchte ich kurz darauf eingehen, weil ich der Überzeugung bin, dass das vorliegende LebensPower-Prinzip eine ausgezeichnete Burnoutprophylaxe ist.

Mit dem folgenden Abschnitt möchte ich erreichen, dass das Burnout-Syndrom möglichst früh in seinen Ansätzen erkannt wird, und durch diese Information positiv-aktiv ein Absturz verhindert werden kann.

Wie macht sich ein Einschleichen des Burnout-Syndroms bemerkbar?

Pauschal lässt sich das, wie immer wenn es um Menschen geht, leider nicht beantworten. Alle reagieren unterschiedlich auf das "Ausbrennen". Doch gibt es eine breite Palette möglicher Befindlichkeitsstörungen, auf die du achten kannst. Wenn du nur ein paar wenige aus der unten aufgeführten "Sammlung" zusammen bei dir oder deinem Partner feststellst, dann kann es durchaus sein, dass sich ein Burnout abzuzeichnen beginnt. Vorsicht!

Signale, die mit körperlicher Erschöpfung assoziiert werden.

- Energiemangel
- Chronische Ermüdungszustände (Tagesmüdigkeit)
- Körperliche Schwäche
- Lustlosigkeit, Antriebsschwäche
- Blanke Nerven, keine Geduld

Unterschiedlichste Befindlichkeitsstörungen

- Erhöhte Krankheitsanfälligkeit
- vegetative Beschwerden wie Magen-Darm-, Herz-Kreislauf-Beschwerden
- Schlaflosigkeit
- Schlafstörungen (rotierende Gedankenmühle)
- Fettstoffwechselstörungen z.B. erhöhte Cholesterinwerte LDL-Fraktion

- Rückenbeschwerden, -Schmerzen
- Verspannungen der Skelettmuskulatur (Hals, Schultern)
- Schwächung der Immunabwehr, (leicht ansteckbar)
- Häufige (zunehmend) Kopfschmerzen
- Übelkeit
- Zunehmende Unfälle
- Rasche Gewichtszunahme oder -verlust
- Veränderte Trink- und Essgewohnheiten
- Erhöhter Medikamentenkonsum (z.B.: Antidepressiva, Schlafmittel, Stimmungsaufheller, Schmerzmittel, Magenmittel, Abführmittel, Antacida etc.)
- Aggressivität (unkontrollierbare Ausraster)
- Schnelle Reizbarkeit (blanke Nerven, auch Himmelhoch-jauchzend-zu-Tode-betrübt-Syndrom)
- Selbstmitleid und innere Leere (Rückzug bis zur Isolation)
- Reduktion des sozialen Engagements (Freunde können nicht mehr als Energiequelle akzeptiert werden)
- Dehumanisierung (Einstellung anderen Mitmenschen gegenüber, Mangel an Bewusstheit und Menschlichkeit, Verlust von Einfühlungsvermögen und Mitgefühl)
- Flucht in die Arbeit (viel Aufwand, wenig Ertrag)
- Stille Kündigung zuerst an den Job, dann an den Partner, dann dem Leben gegenüber
- Angstgefühle, geforderte Leistung nicht vollbringen zu können,
- Depressionen
- Selbstmordgedanken

Checke dich durch, und wenn mehrere Punkte bereits manifest sind, zieh heute noch die Notbremse.

Was tun bei Verdacht auf beginnendes Burnout?

Vertraue dich einer Fachperson (z.B.: Psychologen) an, und versuche im gemeinsamen Gespräch, neue Prioritäten festzulegen (Coaching).

Was tun zur Vorbeugung?

Beginne ein ganzheitlich konzipiertes und professionell durchdachtes Aktivprogramm. Das ÄQUILIBRIS-LebensPower-Prinzip ist genau das Richtige für dich, es ist ein hervorragendes Anti-Stress- und Anti-Burnout-Programm. Nur ein Aktivitätsschub in körperlicher und mentaler Hinsicht, gepaart mit einem neu definierten, individuellen Ernährungskonzept, kann dich von der scharfen Abbruchkante zum Burnout zurückhalten.

Vorsicht vor verlockenden Passivmethoden (ich geh doch einfach ein wenig länger in die Sauna und denke dort nach. Ich lasse mich verwöhnen in der XY-Kur usw.), sie dienen oft nur als kurzfristig wirksame Symptombekämpfer.

Nimm dein Leben selbst in die Hand und mache AKTIV das Richtige, auch auf die Gefahr hin, dass du deinen gewohnten Luxusrahmen etwas verändern musst. Gönne dir eine vielleicht lebens- und beziehungsrettende Loslassübung!

12. PowerMind-Tipp

Wenn du das Gefühl nicht los wist, dass sich plötzlich alles gegen dich verschworen hat, nichts mehr so läuft, wie früher, alles harzt, dann wandle dich zum umgekehrten Paranoiker. Ein Paranoiker ist ein Mensch, der ganz genau weiss, dass sich ALLES gegen ihn verschworen hat.

Ich traf einen solchen Menschen zufälligerweise in Wien an einem Meeting. Am Tag der Rückreise, wir beschlossen gemeinsam zurückzureisen, verkündete er, dass jetzt wieder das mit dem Zug käme. Er würde regelmässig jeden Zuge verpassen, das sei bei ihm immer so! Dreimal darfst du raten, mit welchem Zug auch ich zurückgereist bin. Mit dem nächsten, mit welchem denn sonst!

Wie dies zustande kam, ist im Nachhinein bereits witzig. Wir standen, “just in time”, vor dem Hotel und bestiegen soeben ein Taxi zum Bahnhof. Kaum im Taxi, brach Hektik aus. Seine Bahntickets wurden vermisst! Also schnell wieder raus aus dem Taxi, entschuldigende Worte. Das Taxi fuhr ohne uns mit anderen Hotelgästen davon. Kein Problem, es standen noch Taxen vor dem Hotel und zudem hatte ich, wie ich das immer tue, ein kleines Zeitpolster eingebaut. Man weiss ja nie! Das Hotel war ein Riesenkasten, entsprechend lang war der Weg von der Rezeption zum Hotelzimmer. Es dauerte daher seine Zeit, bis mein neuer Freund, völlig ausser Atem, angerannt kam. Von weitem schwenkte er seine Tickets!

Bravo, los gehts! Auf ins nächste Taxi, schnell zum Bahnhof. Denkste! Auf dem Weg zum Taxistandplatz fragte ihn seine Frau so ganz nebenbei nach den Pässen. Er kramte in allen Taschen und fand sie tatsächlich nirgends. Fazit: Die Pässe mussten noch im Hotelzimmer liegen. Gleiches Prozedere wie vorhin. Rein ins Hotel, Zimmerschlüssel verlangen, spurt ins Zimmer, Pässe suchen, Pässe finden, (sie lagen da, wo die Tikkets vorher lagen, er hat sie einfach übersehen...), runter in die Lobby, Schlüssel zurückgeben, smile, smile und fullspeed zum Taxiplatz.
"Taaaaxi, so schnell wie nur möglich zum Bahnhof."

Rotlicht auf Rotlicht, kein einziges stand auf Grün. Mein neuer Freund wurde immer ruhiger, ekelhaft, richtig relaxed wurde er. Sein Kommentar: "Siehst du, ich habe es dir ja gesagt, mir fahren immer alle Züge vor der Nase weg!" – so war es wirklich! Da wurde es mir bewusst, dass ich einen echten Paranoiker kennen gelernt hatte. Anschliessende Gespräche, genügend Zeit hatten wir ja jetzt, und ein interessantes Thema auch, erhärteten diese Vermutung.

Weil ich in jeder Herausforderung – und das war echt eine – immer etwas Positives finde, entschloss ich mich, diese Story in dem Buch hier aufzunehmen. Vielleicht kannst auch du vom Lerneffekt profitieren.

Wenn du selbst ein Paranoiker bist, werde zum umgekehrten Paranoiker.

So funktioniert das:

Du bist genau der ausgesuchte Mensch, für den ausschliesslich nur GUTES getan wird, dem nur das Beste beschieden ist. Die ganze Welt will nur das Beste für dich.
Immer wenn etwas Spezielles auf dich zukommt, das auf den ersten Blick nicht so positiv aussieht, dann sag zuerst einmal:

"Was? Extra für mich? Toll!"

Dir fahren auch nie Züge vor der Nase weg. Du weisst, dass du deinen Zug erwischen wirst. Sollte es trotz allem passieren, dann bedanke dich für die geschenkte Freizeit. Es ist höchst erstaunlich, wie Menschen keine freie Minute Zeit mehr für irgendetwas zu haben scheinen. Sie hetzen von Termin zu Termin. Sie sind unabkömmlich, ausgebucht, haben keine freie Minute. Denke daran, dass du jeden Morgen ganze brandneue 24 Stunden zu deiner Disposition geschenkt bekommst, Tag für Tag!

Achte mal darauf, wie den Menschen mit dem Zeitmangelsyndron, die "dank" eines akuten Leidens ins Spitalbett gelegt werden, die Zeit relativ wird und in welcher üppiger Fülle diese ihnen plötzlich zur Verfügung steht. Mir kommen da gewisse Kuraufenthalte nach herzhaften Eingriffen in den Sinn.

Du hast die Chance, selbst Schwierigkeiten an "Schärfe" verlieren zu lassen, indem du dir Zeit und Raum gibst. Dadurch schaffst du dir Übersicht, die Herausforderung konzentriert und ruhig anzunehmen. Meist läuft es doch so ab: Wir schrauben erst mal unseren "Emotionstacho" auf 100, damit verschleudern wir eine Unmenge Energie die wir dringenst brauchen würden. Ist dann das Energiedepot fast geleert, versuchen wir auf dem letzten Zacken, das Problem irgendwie zurechtzubiegen. Ein Riesenmurks.

Als umgedrehte/r Paranoiker/in nimmst du dir die nötige Zeit und gehst die Herausforderung gelassen an. Entsprechend überlegen sind natürlich auch deine Problemlösungen. Damit machst du nicht nur dir eine Freude, dein Umfeld wird davon profitieren und es dir zu danken wissen.

"Was? Extra für mich? Toll!"

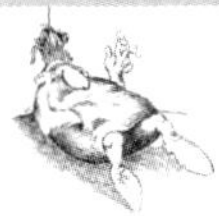

- Installiere positives Denken fest in deinem Alltag und lasse es zum Reflex werden.
- Nimm eine A6-Karte und fasse darauf diese zwölf PowerMind-Tipps mit deinen eigenen Worten stichwortartig zusammen. Schreibe schön (Grossbuchtaben?), damit du alles (auch auf Distanz) gut lesen kannst.
- Klemme oder klebe diese A6-Karte an einen Ort, wo du viel hinblickst. Lerne diese 12 Tipps auswendig.
- Setze täglich ganz gezielt je ein PowerMind-Tipp bevorzugt um, sooft du nur kannst. Nimm den nächsten tags darauf, solange bis du alle durch hast. Beginne erneut von vorne, solange, bis sie zum Reflex geworden sind!
- Nachdem sie in deinem Hirn zum Engramm geworden sind, wird sich deine LebensPower dynamisch in eine gute Richtung wandeln.
- Checke dein Burnout-Syndrom-Risiko. Sei ehrlich zu dir. Beim geringsten Verdacht die Notbremse ziehen! Ohne Rücksicht auf materielle Verluste
- Burnouts ziehen das ganze Umfeld mit. Partnerschaft, Freundeskreis und Business. Mache dich zum exakten Beobachter deines Lebenspartners und deiner Lebenspartnerin. Bei eindeutigen Anzeichen redet darüber, macht Euch gegenseitig auf eueren Verdacht aufmerksam. Rechtzeitiges Eingreifen kann menschliche Tragödien verhindern. Eine verantwortungsvolle Aufgabe!
- Denke daran, LebensPower-Seminare greifen direkt in die Performance von Körper und Geist ein. Diese Performance wird immer wichtiger für uns, wollen wir dem wachsenden Druck im HRM standhalten.

5. Deine neue LebensPower beginnt in deinem Kopf.

> Wenn Body und Mind eine Einheit sind, fühlt sich die Seele wohl.

Diese Einheit und dieses kompetente Body- und Mind- und Soulmanagement kannst auch du bei dir wieder herstellen oder weiter optimieren. Du wirst allerdings nur dann damit Erfolg haben, wenn du dein Leben ganzheitlich angehst.
Achte auf die hochkomplexen Zusammenhänge von

- Ausdauer,
- physischer Kraft,
- lustbetontem richtigem Ernähren und
- mentaler Kompetenz.

Nicht alles, was in diesem Betriebshandbuch steht, muss für dich zutreffend sein. Schnapp die Dinge raus die für dich passen. Du wirst dabei feststellen können, dass sich deine Lebenssicht innerhalb der nächsten 6-10 Wochen positiv verändert. Es lohnt sich dieses Buch danach mehrmals punktuell zu überfliegen. Du wirst dabei feststellen, dass es plötzlich andere Dinge sind die dir zuzusagen beginnen. Mache den Versuch, es ist zu deinem Wohl!

> Beginne innerhalb der nächsten 48 Stunden mit dem Umsetzen.

Bedenke: Mag der erste Schritt noch so klein sein, alles Grosse hat so angefangen. Hauptsache, du tust etwas – und du kommst ins Handeln.

Vom Buch zum Seminar

Bücher lesen ist eine gute Sache. Seminare besuchen ist die Steigerung dazu. In einem Seminar hast du die Möglichkeit, dich mit Gleichgesinnten zu unterhalten, den Referenten persönliche Fragen zu stellen und an einem interaktiven Prozess mitzumachen.

Wir möchten dir zudem den Tipp geben, besuche eines unserer Seminare zusammen mit deiner Lebenspartnerin oder deinem Lebenspartner. Der Profit und ROI (return of invest) wird sich in jedem Fall positiv auszahlen! Ihr werdet gemeinsam eine Zukunft vor euch haben, in der sämtliche positiven Aspekte in der Partnerschaft voller Power und Freude sein werden und ihr werdet feststellen, dass euere Belastbarkeit, sollte sich einmal eine kritische Situation einstellen, in höchstem Masse strapazierfähig sein wird. LebensPower total!

Wir bedanken uns für die Aufmerksamkeit, und solltest du Anregungen für uns haben, freuen wir uns auf deine Reaktion, denn wir arbeiten nach dem Gesetz von Aktion und Reaktion!

"Es gibt immer nur eine vollkommene Strasse, und die liegt vor dir – immer nur vor dir!"

Sri Chinmoy

Wir wünschen dir volle LebensPower®, jetzt gleich.

Dr. med. Marco Caimi und Peter d'Aujourd'hui

5 LESERSERVICE

"Ratgeben kann man nur da, wo man die Lage des anderen aus eigenem Erlebnis kennt."

Hermann Hesse

Adressen für Power-Check-ups

ÄQUILIBRIS REHAB
Dr. med. Marco Caimi
Hirschgässlein 30, CH-4051 Basel
Tel. 0041-61-225 92 55, Fax 0041-61-225 92 49
e-mail: info@aequirehab.ch
www.aequirehab.ch

LEBENSPOWER® SEMINARE und Corporate Health Management:

ÄQUILIBRIS SEMINARE AG
Hirschggässlein 30, CH-4051 Basel
Tel. 0041-61-225 92 77, Fax 0041-61-225 92 49
e-mail: seminare@aequilibris.ch
www.aequilibris.ch oder www.lebenspower.com

Nahrungsergänzung/Substitution:

Über ÄQUILIBRIS SEMINARE AG oder ÄQUILIBRIS REHAB
(Sprechstunde dazu durch Dr. med. Marco Caimi. Anmeldung siehe oben.)

Coaching:

Peter Gugger dipl. Psychologe und Berufsberater
In Böden 149, CH-8046 Zürich
00411-1-371 89 30 mobile: 079/276 37 80
peter.gugger@apraxis.ch oder peter.gugger@ikmp.ch
www.apraxis.ch oder www.ikmp.ch

Personal Training:

Andrea Ritz Coaching
c/o ÄQUILIBRIS SEMINARE AG
Hirschgässlein 30 CH-4051 Basel
Tel. 0041 –61- 225 92 77 Fax 0041-61 225 92 49
e-mail: mcalmi@magnet.ch

Weiterführende Literatur

- Aaken, Ernst van, Dr. med.
  Das van Aaken Lauflehrbuch
  Meyer + Meyer Verlag
  ISBN 3-89124-005-8

- Ackermann, Andreas
  Easy zum Ziel
  Peter Erd Verlag, München
  ISBN 3-813805-25-5

- Ackermann, Rita
  Ab heute tue ich was ich will
  München, Verlag Peter Erd 1997
  ISBN 3-8138-0454-2

- Bach, Richard
  Illusuionen
  Berlin, Ullstein Verlag GmbH
  ISBN 3-548-22117-3

- Bailey, Covert
  The new fit or fat
  Houghton Mifflin Comp./Boston
  ISBN 0-395-60533-4

- Baron Dieter K.
  Optimale Ernährung des Sportlers
  Hirzel Verlag
  ISBN 3-7776-0867-X

- Bartmann, Ulrich
  Laufen und Joggen
  Thieme
  ISBN 3-89373-214-4

- Baumgartner, Peter
  Lebensunternehmer
  Bühlach, Schmid&Barmettler
  Beratung und Verlag AG, 1977
  ISBN 3-905153-55-6

- Betschart, Martin
  Ressourcing – So aktivieren Sie Ihre
  Fähigkeiten!
  St.Gallen/Zürich
  Midas Management Verlag 2000
  ISBN 3-907100-29-8

- Birkenbihl, Vera F.
  Stroh im Kopf?
  mvg-Verlag, München/Landsberg
  ISBN 3-478-03670-4

- Bortz, Walter M.
  Wir alle können länger leben
  Hoffmann und Campe Verlag
  ISBN 3-455-08484-2

- Bruker, M. O., Dr.
  Unsere Nahrung - unser Schicksal
  emu-Verlag
  ISBN 3-89189-003-6

- Burgerstein, Lothar Dr.
  Heilwirkung von Nährstoffen
  Karl F. Haug Verlag, Heidelberg
  ISBN 3-7760-1182-3

- Caimi, Marco Dr. med.
  Die Banalität der Kraft
  Basel, ÄQUIEDITION 2. Aufl.
  2001
  ISBN 3-9521891-0-3

- Caimi, Marco Dr. med.
  Abenteuer Karriere?
  LebensPower statt Burn-Out
  A & O des Wissens, 2001
  ISBN 3-905327-16-3

- Chinmoy, Sri
  Sport & Meditation
  Zürich, Sri Chinmoy-Verlag, 1990
  ISBN 3-7261-0021-0

- Chopra, Deepak Dr. med.
  Die Körperzeit
  Gustav Lübbe Verlag
  ISBN 3-7857-0708-8

- Cooper, Kenneth, Dr.
  Antioxidantien
  München, BLV, Verlagsgesellschaft mbH
  ISBN 3-405-14762-X

- Coué, Emile
  Autosuggestion
  Zürich, Oesch Verlag AG
  ISBN 3-85833-553-3

- Csikszentmihalyi, Mihaly
  Flow, Das Geheimnis des Glücks
  Stuttgart, Klett-Cotta Verlag
  ISBN 3-608-95783-9

- Dietrich, Reinhold
  Entspannung durch meditatives Laufen
  Eigenverlag
  ISBN 3.9500-0945-0

- Fischer, Joschka
  Mein langer Lauf zu mit selbst
  Köln, Verlag Kiepenheuer & Witsch, 1999
  ISBN 3-462-02794-8

- Fixx, J. F.
  Das komplette Buch vom Laufen
  Fischer
  ISBN 3-596-23326-7

- Foen, Tjoeng Lie et al
  Tai Chi Cuan
  Kolibri-Verlags GmbH
  ISBN-3-928288-00-8

- Gerken, Gerd
  Geist: Das Geheimnis der neuen Führung
  Econ Verlag, Düsseldorf
  ISBN-3-430-13159-6

- Gerken, Gerd, Kapellner Rudolf
  Wie der Geist überlegen wird
  Junfermann Verlag

- Hanh, Thich Nhat
  Zeiten der Achtsamkeit
  Freiburg i.Br., Verlag Herder 1996
  ISBN 3-451-04492-7

- Herriel, Eugen
  Zen in der Kunst des Bogenschiessens
  O.W. Barth, München

- Herrmann Ned
  Das Ganzhirn-Konzept für Führungskräfte
  Verlag Carl Überreuter, 1997
  ISBN 3-7064-0282-3

- Hill, Napoleon
  Denke nach und werde reich
  München, Ariston Verlag, 1996
  ISBN 3-7205-1935-X

- Hoffmann, K et al
  NLP & spirituelle Dimensionen
  Paderborn, Junfermann, 1998
  ISBN 3- 87387-357-5

- Jost, Herbert
  Laufen
  Rowohlt
  ISBN 3 499 18655 1

- Kieser, Werner
  Die Seele der Muskeln
  Zürich, Walter Verlag, 1997
  ISBN 3-5t30-30018-7

- Kieser, Werner
  Ein starker Körper kennt keinen Schmerz
  Heyne Verlag
  ISBN 3-453-17424-0

- Kingston, Karem
  Feng Shui - Gegen das Gerümpel des Alltags
  rororo-Sachbuch
  ISBN 3-499-60813-8

- Koch, Richard
  Das 80/20-Prinzip
  Frankfurt/Main, Campus Verlag
  ISBN 3-593-36022-5

- Krishnamurti, Jiddu
  Über die Liebe
  Grafing, Aquamarin Verlag
  ISBN 3-89427-074-8

- LeBow, MD,
  Adipositas. Psychotherapie und Nachbehandlung von Übergewicht bei Erwachsenen.
  Bern, Verlag Hans Huber, 1991

- Mohl, Alexa
  Der Meisterschüler
  Paderborn, Junfermann, 1996
  ISBN 3-87387-306-0

- Neumann Georg
  Ernährung im Sport
  Meyer und Meyer Verlag
  ISBN 3-89124-415-0

- Oppliger, Peter
  Der Güne Tee - Genuss und Heilkraft der Teepflanze
  Miden Verlag
  ISB 3-310-00294-2

- Pauling, Linus
  Das Vitamin Programm
  Goldmann-Verlag
  ISBN 3-442-13648-2

- Rodden-Ram, Roswitha
  Überforderung und Dauerstress
  BLV, Verlagsgesellschaft

- Rossi, Ernest
  20 Min. Pause
  Paderborn, Junfermann Verlag,
  ISBN 3-87387-1

- Saint-Exupéry, Antoine de
  Der kleine Prinz
  Düsseldorf, Karl Rauch Verlag
  ISBN 3-7920-0025-3

- Schenk, C.
  Männer ohne Bauch leben länger.
  Basel, Friedrich Reinhardt Verlag.

- Sprenger, Reinhard K
  Die Entscheidung liegt bei Dir!
  Frankfurt/Main, Campus Verlag
  ISBN 3-593-35806-9

- Sprenger, Reinhard K.
  Mythos Motivation
  Frankfurt/Main, Campus Verlag,
  ISBN 3-593-34499-8

- Walker, Norman W.
  Frische Frucht- und Gemüsesäfte
  Ritterhude, Waldthausen Verlag
  ISBN 3-926453-52-

- Wessinghage Thomas/Feil Wolfgang
  Ernährung und Training fürs Leben
  ISBN 3-934651-02-X

- Zimmermann, Michael, Dr. med.
  Mikronährstoffe in der Medizin
  Heidelberg, Karl. F. Haug Verlag,
  ISBN 3-8304-7019-3

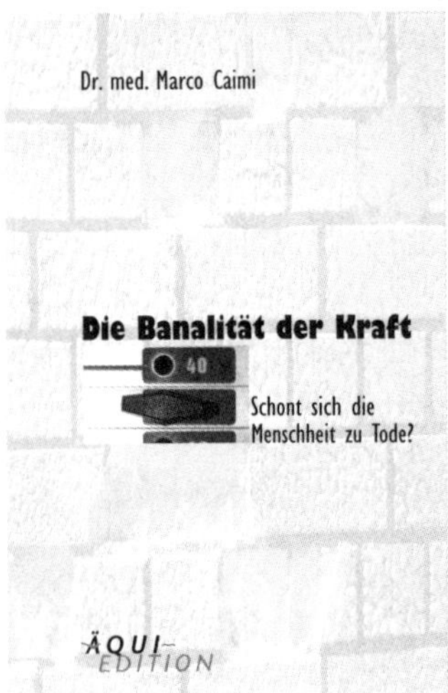

Dr. med. Marco Caimi
Die Banalität der Kraft
Schont sich die Menschheit zu Tode?
205 Seiten, broschiert
2, Auflage, Fr. 44.80, Euro 25.00
ISBN 3-9521891-0-3

Schont sich die Menscheit zu Tode?

Krafttraining als Prävention und die Medizinische Kräftigungstherapie als *hocheffiziente Therapieform* bei Beschwerden des Bewegungsapparates und insbesondere der Wirbelsäule fristen immer noch ein Schattendasein. In der Fitness-Industrie erfolgt die Anwendung meist dilettantisch und kontraproduktiv.
Der Autor geht auf die *sinnvolle und wissenschaftlich korrekte Anwendung* in Training und Therapie der Kraft ein, *räumt mit den falschen Vorurteilen ebenso schonungslos auf* wie er beweist, dass die Erhaltung der Kraft und damit der Selbständigkeit des Menschen bis ins hohe Alter *zum entscheidenden medizinischen und volkswirtschaftlichen Faktor* in einem zunehmend kranken und nicht mehr finanzierbaren Gesundheitswesen wird.

Zum Schluss noch dies ...

Danksagung 2

Ein ganz spezieller Dank gilt dem duden. Er war Trauzeuge, als der Trukfelherteufel dem Schlaffi Sacksagg das du anbot und dadurch zum babylonischen Orthografiewarrwirr beitrug.
Wir entschuldigen uns für alle noch nicht ausgemärzten Dreckfuhler und danken dir für deinen Input.

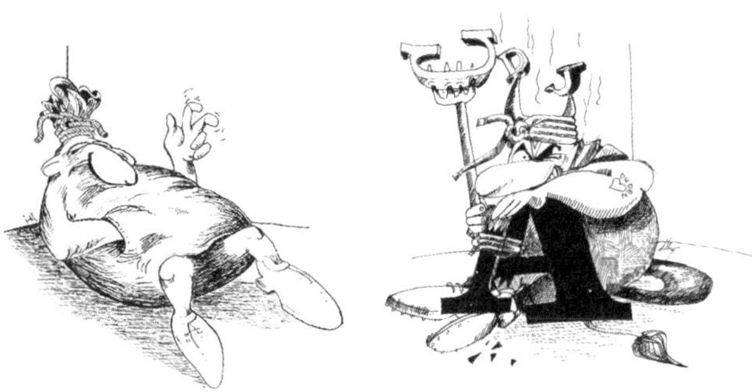

Hinweis
Verleger und Autoren distanzieren sich von jeglichen Ansprüchen und Forderungen, die im Zusammenhang mit den im Buch vermittelten Inhalten stehen. Alles, was Sie tun oder lassen, geschieht in Ihrer vollen Eigenverantwortung.
Wir danken für Ihr Verständnis.

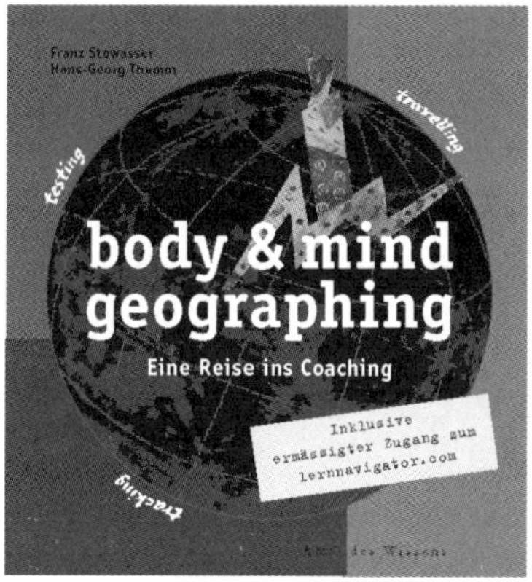

Franz Stowasser, Hans-GeorgThumm
body & mind geographing
280 Seiten, zahlreiche Abbildungen
Fr 68.- DM 78,- öS 558,-

Lernen Sie mehr als Lernen

Mit **body & mind geographing** erfahren Sie mehr als gehirngerechtes Lernen, Sie gehen auf eine körperliche und mentale Reise. Wohin? Natürlich dorthin wo es am interessantesten ist, in die Regionen Ihrer eigenen Wahrnehmung, Ihres eigenen Denkens und Fühlens. Sie begegnen eigenen Aspekten, liebenswerten und vielleicht auch solchen, die Sie ändern möchten. Sie können mit diesem Buch ändern, sich selbst coachen und dabei Ihre Vorstellungskraft.

Jede Situation zum Coaching nutzen, dieses Buch zeigt wie!

Ein Ratgeber für den Einstieg in die individuelle Coachinglaufbahn, er ist gut gegliedert, leicht zu lesen und kommt schnell auf den Punkt.

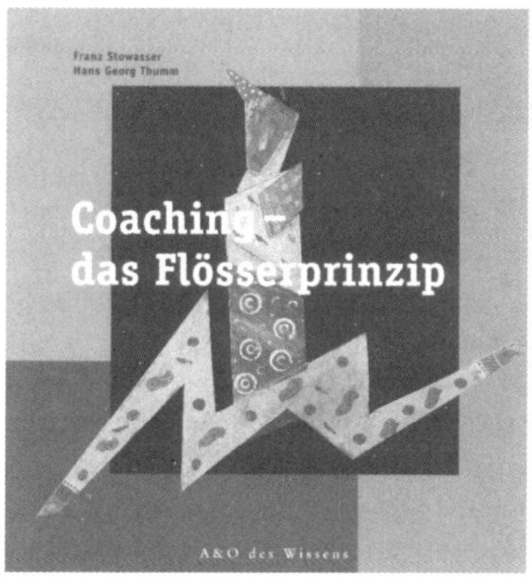

Franz Stowasser, Hans-Georg Thumm
Coaching – das Flösserprinzip
250 Seiten, zahlr. Abbildlungen,
Fr. 54.00 / DM 58,00 öS 423,-

A & O des Wissens
Wissen von heute für den Erfolg von morgen!